全国高职高专临床医学专业“十三五”规划教材
（供临床医学、预防医学、口腔医学专业用）

社区卫生服务

主　编　周建军　史卫红
副主编　郑　锴　张炳智　谭　涛　姚永萍
编　者　（以姓氏笔画为序）
史卫红（江苏医药职业学院）
杨艳旭（天津医学高等专科学校）
李龙飞（黑龙江护理高等专科学校）
张　敏（湖北中医药高等专科学校）
张炳智（雅安市第四人民医院）
周建军（重庆三峡医药高等专科学校）
郑　锴（吉林医药学院）
赵行才（南京市鼓楼区小市社区卫生服务中心）
姚永萍（四川护理职业学院）
唐远航（重庆市卫生和计划生育委员会）
谭　涛（重庆市卫生信息中心）
熊万军（重庆三峡医药高等专科学校）
编写秘书　杨　黎（重庆三峡医药高等专科学校）

中国健康传媒集团
中国医药科技出版社

内容提要

本教材为全国高职高专临床医学专业“十三五”规划教材之一，系根据本套教材的编写指导思想和原则要求，结合专业培养目标和本课程的教学目标、内容与任务要求编写而成。本教材的编写以居民的健康为中心，以促进社区卫生服务工作开展为原则，根据国家对社区卫生服务的基本要求，主要介绍预防、保健、康复、健康教育、计划生育技术指导、常见病及多发病的临床诊疗和康复、传染病防治及亚健康疾病的干预等内容。本教材具有专业针对性强、紧密结合岗位知识和职业能力要求、理论与临床密切联系、对接执业助理医师资格考试要求等特点；本教材为书网融合教材，即纸质教材有机融合电子教材，教学配套资源（PPT、微课、视频、图片等），题库系统，数字化教学服务（在线教学、在线作业、在线考试），为学生提供生动、形象、便捷的学习资源。

本教材主要供全国高职高专院校临床医学、预防医学、口腔医学专业师生使用，也可作为社区卫生服务工作人员参考用书。

图书在版编目（CIP）数据

社区卫生服务/周建军，史卫红主编．—北京：中国医药科技出版社，2018.8（2024.7 重印）

全国高职高专临床医学专业“十三五”规划教材

ISBN 978－7－5214－0124－0

Ⅰ.①社…　Ⅱ.①周…　②史…　Ⅲ.①社区服务－卫生服务－中国－高等职业教育－教材
Ⅳ.①R197.1

中国版本图书馆 CIP 数据核字（2018）第 060824 号

美术编辑　陈君杞

版式设计　南博文化

出版　**中国健康传媒集团**｜中国医药科技出版社

地址　北京市海淀区文慧园北路甲 22 号

邮编　100082

电话　发行：010－62227427　邮购：010－62236938

网址　www.cmstp.com

规格　889×1194mm 1/16

印张　18

字数　364 千字

版次　2018 年 8 月第 1 版

印次　2024 年 7 月第 4 次印刷

印刷　北京印刷集团有限责任公司

经销　全国各地新华书店

书号　ISBN 978－7－5214－0124－0

定价　38.00 元

数字化教材编委会

主　　编　周建军　史卫红

副 主 编　郑　锴　张炳智　谭　涛　姚永萍

编　　者　（以姓氏笔画为序）

史卫红（江苏医药职业学院）

杨艳旭（天津医学高等专科学校）

李龙飞（黑龙江护理高等专科学校）

张　敏（湖北中医药高等专科学校）

张炳智（雅安市第四人民医院）

周建军（重庆三峡医药高等专科学校）

郑　锴（吉林医药学院）

赵行才（南京市鼓楼区小市社区卫生服务中心）

姚永萍（四川护理职业学院）

唐远航（重庆市卫生和计划生育委员会）

谭　涛（重庆市卫生信息中心）

熊万军（重庆三峡医药高等专科学校）

编写秘书　杨　黎（重庆三峡医药高等专科学校）

出版说明

为贯彻落实国务院办公厅《关于深化医教协同进一步推进医学教育改革与发展的意见》(〔2017〕63号)等有关文件精神，不断推动职业教育教学改革，推进信息技术与医学教育融合，加强医学人才培养，使职业教育切实对接岗位需求，教材内容与形式及呈现方式更加切合现代职业教育需求，适应“3+2”等多种临床医学专科教育人才培养模式改革要求，大力提升临床医学人才培养水平和教育教学质量，培养满足基层医疗卫生服务要求的临床医学专业人才，在教育部、国家卫生健康委员会、国家药品监督管理局的支持下，在本套教材建设指导委员会和评审委员会顾问、华中科技大学同济医学院文历阳教授，主任委员、厦门医学院王斌教授等专家的指导和顶层设计下，中国健康传媒集团·中国医药科技出版社组织全国80余所以高职高专院校及其附属医疗机构为主体的，近300名专家、教师历时近1年精心编撰了“全国高职高专临床医学专业‘十三五’规划教材”，该套教材即将付梓出版。

本套教材包括高职高专临床医学专业理论课程主干教材共计20门，主要供全国高职高专临床医学专业教学使用，也可供预防医学、口腔医学等专业教学使用。

本套教材定位清晰、特色鲜明，主要体现在以下方面。

一、紧扣培养目标，满足培养基层医生需要

本套教材的编写，始终坚持“去学科、从目标”的指导思想，淡化学科意识，遵从高职高专临床医学专业培养目标要求，对接职业标准和岗位要求，培养从事基层医疗卫生服务工作(预防、保健、诊断、治疗、康复、健康管理)的高素质实用型医学专门人才，并适应“3+2”等多种临床医学专科教育人才培养模式改革要求。教材内容从理论知识的深度、广度和技术操作、技能训练等方面充分体现了上述要求，特色鲜明。

二、密切联系应用，强化培养岗位胜任能力

本套教材理论知识、方法、技术等与基层医疗卫生服务实际紧密联系，体现教材的先进性和适用性，满足“早临床、多临床、反复临床”的培养要求。教材正文中插入编写模块(课堂互动、案例讨论等)，起到边读边想、边读边悟、边读边练，做到理论知识与基层医疗实践应用结合，为学生“早临床、多临床、

反复临床”创造学习条件，提升岗位胜任能力。

三、人文融合医学，注重培养人文关怀素养

本套教材公共基础课、医学基础课、临床专业课、人文社科课教材内容选择，面向基层（乡镇、村）、全科导向（全科医疗、全民健康），紧紧围绕基层医生岗位（基本医疗卫生服务、基本公共卫生服务）对知识、能力和素养的基本要求。在强化培养学生病情观察能力和应急处置能力的同时，注重学生职业素养的训练和养成，体现人文关怀。

四、对接考纲，满足医师资格考试要求

本套教材中，涉及执业助理医师资格考试相关课程教材的内容紧密对接执业助理医师资格考试大纲，并插入了执业助理医师资格考试“考点提示”，有助于学生复习考试，提升考试通过率。

五、书网融合，使教与学更便捷、更轻松

全套教材为书网融合教材，即纸质教材与数字教材、配套教学资源、题库系统、数字化教学服务有机融合。通过“一书一码”的强关联，为读者提供全免费增值服务。按教材封底的提示激活教材后，读者可通过 PC、手机阅读电子教材和配套课程资源（PPT、微课、视频、动画、图片、文本等），并可在线进行同步练习，实时反馈答案和解析。同时，读者也可以直接扫描书中二维码，阅读与教材内容关联的课程资源（“扫码学一学”，轻松学习 PPT 课件；“扫码看一看”，即刻浏览微课、视频等教学资源；“扫码练一练”，随时做题检测学习效果），从而丰富学习体验，使学习更便捷。教师可通过 PC 在线创建课程，与学生互动，开展在线课程内容定制、布置和批改作业、在线组织考试、讨论与答疑等教学活动；学生通过 PC、手机均可实现在线作业、在线考试，提升学习效率，使教与学更轻松。此外，平台尚有数据分析、教学诊断等功能，可为教学研究与管理提供技术和数据支撑。

编写出版本套高质量教材，得到了全国知名专家的精心指导和各有关院校领导与编者的大力支持，在此一并表示衷心感谢。出版发行本套教材，希望受到广大师生欢迎，并在教学中积极使用本套教材和提出宝贵意见，以便修订完善。让我们共同打造精品教材，为促进我国高职高专临床医学专业教育教学改革和人才培养做出积极贡献。

中国医药科技出版社

2018 年 5 月

全国高职高专临床医学专业“十三五”规划教材

建设指导委员会

刘圆月（益阳医学高等专科学校）
江秀娟（重庆三峡医药高等专科学校）
孙　静（漯河医学高等专科学校）
苏衍萍（泰山医学院）
杨林娴（楚雄医药高等专科学校）
杨留才（江苏医药职业学院）
杨智昉（上海健康医学院）
李士根（济宁医学院）
李济平（安庆医药高等专科学校）
张加林（楚雄医药高等专科学校）
张兴平（毕节医学高等专科学校）
张爱荣（安庆医药高等专科学校）
陈云华（长沙卫生职业学院）
罗红波（遵义医药高等专科学校）
周少林（江苏医药职业学院）
周鸿艳（厦门医学院）
庞　津（天津医学高等专科学校）
郝军燕（江苏医药职业学院）
秦红兵（江苏医药职业学院）
徐宛玲（漯河医学高等专科学校）
海宇修（曲靖医学高等专科学校）
黄　海（江苏医药职业学院）
崔明辰（漯河医学高等专科学校）
康红钰（漯河医学高等专科学校）
商战平（泰山医学院）
韩中保（江苏医药职业学院）
韩扣兰（江苏医药职业学院）
蔡晓霞（红河卫生职业学院）

全国高职高专临床医学专业“十三五”规划教材

评审委员会

前言

QIANYAN

2006年，国务院通过了《关于发展城市社区卫生服务的指导意见》。随着医疗卫生改革的推进，社区卫生服务已成为我国基层卫生工作的重要组成部分，也是解决老百姓“看病难、看病贵”问题的突破口及重要途径。社区卫生服务机构也在实践中探索了很多符合我国国情的经验做法、成功模式。

2017年，国家提出“实施健康中国战略”。社区卫生服务作为基层群众“健康守门人”，怎样更好地为人民群众提供全方位、全周期健康服务；如何提供优质的基本医疗服务与基本公共卫生服务，并开展中医药特色服务；社区卫生服务提供者如何实践“健康守门人”的职责。编写本教材目的是，为临床医学、预防医学、公共卫生管理等专业的学生和社区卫生工作人员提供一本内容较为完整的、有较强的实践指导意义的教材。

本教材为全国高职高专临床医学专业“十三五”规划教材之一，系根据本套教材的编写指导思想和原则要求，结合专业培养目标和本课程的教学目标、内容与任务要求编写而成。本教材的编写是以居民的健康为中心，以促进社区卫生服务工作开展为原则，根据国家对社区卫生服务的基本要求，主要介绍预防、保健、康复、健康教育、计划生育技术指导、常见病及多发病的临床诊疗和康复、传染病防治及亚健康疾病的干预等内容，其特色主要体现在以下几个方面。

第一，贯彻理论知识“必需、够用、实用”原则。

第二，引用了国家最新的社区卫生服务政策、制度、规范，如《国家基本公共卫生服务规范（第三版）》《国家基本公共卫生服务项目绩效考核指导方案》《关于推进家庭医生签约服务的指导意见》、分级诊疗制度等。

第三，采用创新性的编写模式。每章均设有“案例讨论”模块，引入相关的临床案例，使学生理论联系实际，培养学生分析和解决实际问题的能力；还设有学习目标、考点提示、本章小结、习题等模块，可强化学习内容，增强教材的趣味性和可读性。

第四，本教材为书网融合教材，纸质教材有机融合电子教材，教学配套资源（PPT、微课、视频、图片等），题库系统，数字化教学服务（在线教学、在线作业、在线考试），为学生提供生动、形象、便捷的学习资源，可满足大数据时代读者的阅读习惯。

本教材由多年从事教学一线的骨干教师与相关专业专家联合编写。在编写本教材过程中，得到各参编院校的大力支持，以及相关专家、同行的帮助，在此表示衷心感谢！

需要说明的是，随着国家对社区卫生服务工作的愈加重视，社区卫生服务相关的政策、知识、技术必将不断发展，本教材的编写在尽可能吸收最新内容的同时，也难免出现相对滞后性，请读者在阅读和学习过程中以最新内容为准。社区卫生服务工作所需的知识十分宽泛，加之我们的知识、能力有限，难免存在疏漏和不妥，敬请读者提出宝贵意见，以便使之不断更新和完善。

编　者

2018 年 3 月

目录

MULU

第一章　社区与社区卫生服务

扫码“学一学”

学习目标

1. **掌握**　社区与社区卫生服务的定义及社区卫生服务的内容。
2. **熟悉**　社区卫生服务的任务、服务模式及组织实施。
3. **了解**　社区卫生服务的性质及发展现状；分级诊疗的含义。
4. 学会在我国农村开展社区卫生服务的基本方法。
5. 具有开展社区卫生服务的“六位一体”的意识。

随着我国社会、经济和科学技术的发展，我国医疗卫生体系的建设也进入了逐步完善的阶段。新体系的建设是从全人群多维健康着眼，对人的生命周期采取从促进健康、合理治疗到康复的全面保健措施，组织发动全社会支持和参与，以达到延长健康寿命、提高和维护人的生活质量的目标。发展社区卫生服务是从完善体系建设的角度实现人类综合保健目标的重要措施。

案例讨论

[案例]

某社区是A市中心城区的综合社区，下辖22个居委会。该社区人口老龄化趋势十分明显，2006年底，60岁以上的老年人占户籍总人口的29%，是全市人口老龄化最明显的社区。2007年初，该社区为了充分利用卫生资源，以及满足社区老年人的健康需求，在社区卫生服务中心增设了老年健康特色服务，2008年该社区在A市成为示范性社区卫生服务中心。

[讨论]

1. 什么是社区卫生服务？
2. 社区卫生服务包含哪些内容？
3. 社区卫生服务提供的服务方式有哪些？

第一节　社区与社区卫生服务的概念与特点

扫码“看一看”

一、社区

（一）概念

1881年，德国学者F. Tonnies曾将社区定义为“是以家庭为基础的历史共同体，是血缘共同体和地缘共同体的结合。”1978 年世界卫生组织（WHO）在关于初级卫生保健国际会议报告中指出：“所谓社区，是以某种经济的、文化的、种族的或某种社会的凝聚力，使人们生活在一起的一种社会组织。”我国著名社会学家费孝通教授给社区下的定义为：“社区是若干社会群体（家庭、氏族）或社会组织（机关、团体）聚集在某一地域里所形成的一个生活上相互关联的大集体”。实际上，社区的划分往往因需要的不同而弹性界定，所以要确切而完整地定义社区是困难的。社区包括了社会有机体最基本的内容，是宏观社会的缩影。从广义上说，社区是有相似社会、经济、文化背景的人群居住的区域；是具有共同兴趣和利益的团体；是一个社会系统。在卫生服务研究中所说的社区，通常是指长期在同一地区居住和生活的整个人群。他们在社会、经济、文化等方面有着一定的内在联系，在健康问题上有相似或共同的影响因素。

（二）特点

1. 生活在一个相对固定的区域 以地理的范围来界定社区的大小疆界是一般人最能接受的社区的定义。但是，并非所有的社区都有明确的地理划分。如果界定的区域不合适，将会对社区资料的收集造成一定的困难。

2. 有一定数量的人口 社区由人所组成，不论何种类型的社区，因人聚居与互动，方能满足彼此的需求。但人数多少才能形成一个社区，目前并无定论。社区太大、人数过多，将使彼此互动困难；但人数太少就一定不可能形成利益互惠与生活维持的团体。

3. 有一定的生活服务设施 如学校、医院、文化市场、商业、交通、通讯等。社区经由不同的社会系统发挥功能，满足居民生活必需，建立社区规范。

4. 有共同的生活方式和文化背景

5. 有相应的管理结构 如街道、居委会、乡镇、村的管理机构。

知识链接

社区发展史

早在社会学者形成社区这一概念之前，社区这种人类社会生活的重要现象就已存在。人类总是合群而居的，人类社会群体的活动离不开一定的地理区域，具有一定地域的社区就是社会群体聚居、活动的场所。从某种意义上说，社区是农业发展的产物。在远古游牧社会中，居民逐水草而居，并无固定的住地。严格说来，那时的游牧氏族部落只是具有生活共同体性质的一种社会群体，不是今天所说的社区。其后，随着农业的兴起，从事农业生产的人口需要定居于某个地区，于是出现了村庄这样一种社区。随着社会经济、政治、文化的发展，在广大乡村社区之间又出现了城镇社区。自工业革命以来，人类社区进入了都市化的过程，不但城市社区的数量日益增多，而且城市社区的经济基础与结构功能都不同于以往的社区，其规模日益扩大，出现了许多大城市、大都会社区。

（三）社区的分类

社区是多种多样的，可以划分成不同的类型。根据社区的生产力水平高低，可以划分为发达社区、不发达社区；根据社区所发挥的主要社会功能，可以划分为居住社区、商业社区、工业社区、政治社区等；根据社区的地理环境，又可以分成平原社区、山区社区、岛屿社区等类型。尽管社区分类多样，但最基本的划分方法，就是把社区分为乡村社区和城市社区。

乡村社区中，人们从事的经济活动主要是农业。随着社会的发展，许多乡村社区也开展了工业生产和商业活动，成为新型的“城市化”的乡村社区。

与乡村社区相比，城市社区经济、政治活动集中，以工业、商业、服务业为主。人们的居住和工作场所非常集中，人口密度往往比乡村社区大得多。较大的城市社区通常有明显的功能特征，社会结构非常复杂，往往形成不同的功能分区，如居住区、商业区、旅游区、港口区、自然保护区、科技园区等。

（四）社区的功能

1. 经济功能　组织和管理生产经营活动、提供多种服务。

2. 政治功能　贯彻国家方针政策、组织社区的人们进行选举；维护居民合法权益、建立各类组织、推进民主法制进程。

3. 文化功能　人们在社区进行健身和学习，还有举办体育比赛、文艺活动，举办各种各样的讲座和培训。

4. 管理功能　维护治安秩序，调解民事纠纷，管理流动人口及计划生育管理社区水电修理、卫生清洁，以及打击违法犯罪、维护社会稳定。

二、社区卫生服务

改革开放以来，我国城市卫生事业有了很大发展，服务规模不断扩大，科技水平不断提高，医疗条件明显改善，疾病防治能力显著增强，为增进人民健康发挥了重要作用。同时，在城市卫生事业发展中还存在优质资源过分向大医院集中，社区卫生服务资源短缺、服务能力不强、不能满足群众基本卫生服务需求等问题。随着经济社会发展和人们对基本医疗保障和健康服务的不断需求，社区卫生服务必将作为深化城市医疗卫生体制改革的重要举措，作为构建新型城市卫生服务体系的基础，着力推进体制、机制创新，为居民提供安全、有效、便捷、经济的公共卫生服务和基本医疗服务。

（一）社区卫生服务的概念

社区卫生服务是社区发展的重要组成部分，随着社会的发展、医学的进步，人们对防病治病的认识逐步深化，医疗保健从个体向群体转变，寻求群体防治疾病的措施和方法，社区卫生服务正是适应这种需要而产生的。社区卫生服务指在一定社区中，由政府领导、社区参与、上级卫生机构指导，以基层卫生机构为主体、全科医师为主干、合理使用社区资源和适宜技术，以人的健康为中心、家庭为单位、社区为范围、需求为导向，以妇女、儿童、老年人、慢性病患者、残疾人等为重点，以解决社区主要卫生问题，满足基本医疗卫生服务需求为目的，融预防、医疗、保健、康复、健康教育、计划生育技术指导为一体的，有效、经济、方便、综合、连续的基层卫生服务。

社区卫生服务的内容通俗地说是“六位一体”的综合性基层卫生服务，具体可分为基本公共卫生服务和基本医疗服务两部分。基本公共卫生服务包括健康教育、疾病预防与控制、妇幼保健、计划生育技术指导以及老年保健等。基本医疗服务诊断、治疗一般常见病、多发病，对诊断明确的慢性病进行治疗和健康指导，对康复期出院患者进行后续治疗，指导残疾人、精神病患者进行康复训练等。社区卫生服务的最终目的是保护居民健康（健康管理）和提高居民生活质量，它是社会经济发展和社区文明建设的必要条件和重要组成部分，是维护社会发展人力资源生产和再生产的基本保障，也是体现国家和民族兴旺发达的一个重要标志。

（二）社区卫生服务的特点

1. 初级保健 初级卫生保健是依靠切实可行、学术上可靠又受社会欢迎的方法和技术，通过社区的个人和家庭的积极参与普遍能享受的，并本着自力更生及自决精神在发展的，各个时期群众及国家能够负担得起的一种基本的卫生保健。

2. 综合性服务 健康已经被赋予了新的内涵，因此社区卫生服务必须是综合的、全方位的，并且是多部门参与的。社区卫生服务，就其服务对象而言，不分性别和疾病类型，既包括患者，也包括非患者；就其服务内容而言，涉及生理、心理和社会文化各个方面；就其服务范围而言，包括个人、家庭和社区；就其服务方式而言，预防、治疗和康复相结合。

3. 持续性服务 社区医疗保健服务人员主动关心社区内所有成员，对各种健康问题，无论新、旧、急性或慢性，从健康危险因素的监测，到机体最初出现功能失调、疾病发生、发展、演变，康复的各个阶段，包括患者住院、出院或请专科医师会诊等不同时期，提供连续性的服务。

4. 协调性服务 社区医生的职责是向患者提供广泛而综合性的初级医疗保健服务，这种服务不可能包罗万象，不可能代替各专科医疗。社区医生应当掌握各级各类医疗机构和专家，以及家庭和社区内外的各种资源的情况，并与之建立相对固定的联系，以便协调各专科的服务，为居民提供全面深入的医疗服务。

5. 可及性服务 可及性包括地理位置可及、价格可及和技术可及，即居民能在住所和工作场所附近得到社区卫生服务、有残疾人或老年人设施、医疗价格便宜的适宜技术。社区医生既是医疗卫生服务的提供者，同时也充当其服务对象的朋友和咨询者的角色，并且是社区成员之一。社区居民在任何时间都能够在自己的社区内得到经济而周到的医疗保健服务。

第二节 社区卫生服务的任务与服务内容

一、社区卫生服务的任务

社区卫生服务是具有公益性质的，是社区发展的重要组成部分。社区卫生服务机构大多数由中央政府、地方政府、社会公共基金会、慈善组织、社区自治组织举办，少数由私人举办，并通过法律的约束和社会健康保险制度的规范，形成一个有序竞争的“内部市场”。社区卫生服务机构以公共卫生服务和健康管理为主，不向医院模式发展。这就决定了社区卫生服务应承担以下几个方面的任务。

1. 以三级预防为主导，提高人群健康水平 社区卫生服务的首要任务是开展以预防为主导的一系列健康教育、健康促进活动，以提高社区人群健康水平，改善生活质量。积极开展有关健康和疾病的调查研究，早期发现、早期确诊疾病，并及时采取正确的治疗和干预措施。

2. 以精神文明建设为动力，创建健康示范社区 社区卫生服务应与精神文明建设一起抓，倡导积极健康向上的文化风尚，创建自然环境优美、社会心理环境良好、人群身体强健、道德高尚的现代化文明社区。

3. 以医疗卫生改革为契机，努力加强区域性卫生规范和城镇职工、城市居民基本医疗保险的实施 社区卫生服务的任务主要是解决社区主要卫生问题，满足基本医疗卫生服务。

二、社区卫生服务的服务内容

社区卫生服务的服务内容包括开展预防、保健、健康教育、计划生育技术指导以及常见病、多发病、诊断明确的慢性病的治疗和康复等综合性卫生保健服务。

（一）预防

在社区卫生调查和社区诊断的基础上，针对社区主要健康危险因素、慢性非传染疾病，实施干预措施；负责辖区内儿童计划免疫接种，传染病的预防和控制；提供心理咨询、精神卫生、合理营养、饮食卫生、居住和环境卫生等公共卫生技术指导与咨询服务。

因此，社区预防包括：传染病和多发病的预防；卫生监督和管理；慢性病控制。

（二）保健

社区保健工作是一种全程服务，从出生到死亡，重点是妇女、儿童和老年人。负责社区妇女、儿童保健，生殖健康保健及优生优育工作；提供眼、口腔等保健服务；对老年人群提供保健和急诊自救的指导。

（三）康复

社区康复是指患者或残疾者经过临床治疗后，为促进患者或残疾者的身心进一步地康复，由社区继续提供的医疗保健服务。社区康复不同于医疗康复，它体现了医疗与预防保健于一体，身心全面兼顾，连续性、协调性的全科医疗服务的基本原则。社区康复的宗旨是充分利用社区资源，在社区或家庭通过康复训练使患者或残疾者的疾病好转或痊愈，生理功能得到恢复，心理障碍得到解除。

（四）医疗

社区医疗是社区卫生服务机构为居民提供的最基本的服务之一。进行常见病、多发病以及诊断明确的慢性病患者的诊疗及护理，做好院前急救工作，为需要的患者安排会诊和转诊，提供医疗咨询服务。根据需要开设家庭病床以及临终关怀服务。社区医疗应特别强调使用适宜技术、中医中药等，以适应广大人民群众的需求，减轻人民负担和控制医疗费用的迅速上涨。

（五）健康教育

健康教育是公民素质教育的重要内容。健康教育是通过有组织、有计划、有系统的社会教育活动，如建立社区健康教育网络，编制健康教育宣传材料等多种形式，广泛开展以提高群体健康知识知晓率和卫生习惯形成率为目的的健康教育与健康促进。促使人们自觉地采纳有益于健康的行为和生活方式，消除或减轻影响健康的危害因素，预防疾病，促进健康，提高生活质量。社区健康教育需建立组织机构，由社区领导和社区卫生服务机构负责，组织各有关部门和社会团体、社会各有关人士参加。

（六）计划生育技术指导

计划生育是我国的一项基本国策，社区卫生服务可为晚婚晚育、优生优育、计划生育提供方便、有效的技术指导和宣传教育。

（七）其他

根据社区居民的需求，不断拓宽社区卫生服务范围，提供适宜的基层卫生服务。

第三节 社区卫生

一、社区卫生服务组织实施的基本原则

1. 坚持社区卫生服务的公益性质，注重卫生服务的公平、效率和可及性 社区卫生服务机构不以营利为目的，以社区、家庭和居民为服务对象，以妇女、儿童、老年人、慢性病患者、残疾人、贫困居民等为服务重点，以主动服务、上门服务为主，开展健康教育、预防、保健、卫生监督、康复、计划生育技术服务和一般常见病、多发病的诊疗服务。

2. 坚持政府领导，部门协同，公有制为主导，引进竞争机制 鼓励社会参与，多渠道发展社区卫生服务。社区卫生服务机构的发展由政府进行统筹，主要由一级、部分二级医院和国有企事业单位所属医疗机构等基层医疗机构进行转型或改造改制设立，不足部分应引入竞争机制，鼓励社会力量参与发展社区卫生服务，按照平等、竞争、择优的原则，采取公开招标进行补充和完善。

3. 坚持实行区域卫生规划 立足于合理配置和充分利用现有卫生资源、辅以改扩建和新建，健全社区卫生服务网络，努力提高卫生服务的可及性，做到低成本、广覆盖、高效益，方便群众。

4. 坚持公共卫生和基本医疗并重，中西医并重，防治结合，保健、治疗和康复综合服务，促进健康。

5. 坚持因地制宜，探索创新，积极推进 把社区卫生服务与社区发展相结合，纳入社区发展规划，统一部署，组织实施，保证社区卫生服务可持续发展。

二、社区卫生服务的组织管理

社区卫生服务组织管理是指社区卫生服务组织按照管理学的基本理论、基本原则和原理，设计社区卫生服务组织的管理机构、建立其体制和运行机制，合理运用组织职能和管理功能，在社区卫生服务组织体系框架内开展的各项管理活动。社区卫生服务组织管理是社区卫生服务管理体系中的一个系统，包含的基本含义有：①它是一个开放的系统，受社区内外多方面因素的影响和制约，如社区的经济条件、居民的需求层次、医学科学技术的发展水平和医疗保障制度等。因此，社区卫生服务组织管理不可能有一个固定模式。如要在不同地区、不同需求层次和不同条件和环境下形成理想的社区卫生服务组织管理模式，就需要不断地加以探索、调整和变革，也就是不断地与外部环境发生联系，从而不断地改革和发展。②它是一个社会技术系统，既包括结构和技术方面，也包括社会和管理方面。社区卫生服务的适宜技术是构成社会技术系统的重要组成部分。③它是一个综合系统，是实现科学管理的工具。社区卫生服务组织的主要作用是通过权力和责任的协调与分配，调动各层次的积极性，统一社区卫生服务组织全体成员的思想意识，实现社区卫生服务组织的共同目标。

目前大多数城市社区卫生服务形成了“政府领导，社区参与，上级机构指导”的组织管理格局。一般由市、区政府成立社区卫生服务领导小组，由分管市长、区长任组长，组织协调卫生、财政、民政、劳动保障、物价、人事、教育等有关部门参与，支持社区卫生服务。街道办事处组织成立社区卫生服务管理委员会，具体负责实施并协调街道社区卫生服务工作。国家卫生和计划生育委员会是行业主管部门，由其成立社区卫生服务指导中心，组织协调市、区两级的卫生防疫部门、妇幼保健部门、计划生育部门、上级医院等负责卫生服务技术指导工作以及信息管理、培训人才、协调双向转诊及考核评估等事宜，见图1-1。

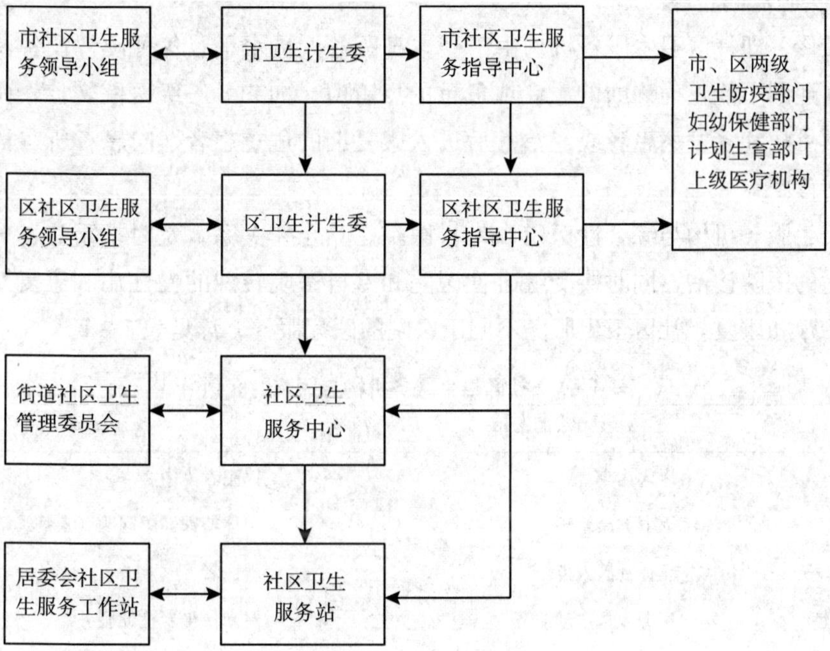

图1-1　社区卫生服务管理模式示意图

三、社区卫生服务的实施

社区卫生服务是有别于综合性医院、专科医院以及专业预防保健机构的基层卫生服务。它的特点是贴近居民、就近就医、防治结合、综合服务，充分体现积极主动的服务模式。主要服务方式如下。

（一）主动上门服务

在做好健康教育宣传的基础上，与居民订立健康保健合同；在社区卫生调查和社区诊断的基础上，对重点人群开展慢性病干预。对合同服务对象和慢性病干预对象定期上门巡诊，及时处理发现的健康问题，为其提供保健服务。

（二）开设家庭病床

社区家庭病床是社区卫生服务中心对适合在家庭进行检查、治疗和护理的患者，在其家庭建立的病床。根据居民的需求，选择适宜的病种，开设家庭病床，进行规范的管理和服务。

（三）方便就近诊疗

为社区居民就近提供一般常见病、多发病的诊治服务。向社区居民公布联系电话，提供预约和家庭出诊服务，做到方便快捷。

（四）医疗与预防结合

社区卫生服务机构除了为社区居民提供计划免疫接种、妇女保健、儿童保健等专项预防保健服务外，全科医生和社区护士等社区卫生服务专业人员还应在诊治疾病中，建立并充分发挥居民健康档案的作用，向居民提供家庭保健指导；向患者讲解疾病的转归和发展趋势，以及如何进行预防和日常的保健措施，耐心地接受居民的健康咨询，将健康教育和卫生保健知识的传播有机地融入医疗服务之中，帮助社区居民形成良好的卫生习惯和健康的生活方式。

（五）实施双向转诊

双向转诊，即社区卫生服务机构由于受本身医务人员水平、各种硬件设备及技术水平的限制，在遇到不能正确诊断的患者或危重的患者时，向二、三级医院转诊，而在二、三级医院的常见病和多发病患者或经治疗后进入康复期的危重患者，向患者所在社区的卫生服务机构转诊。

社区卫生服务机构与综合性医院和专科医院建立合作关系，及时把重症、疑难杂症患者转到合适的医院诊治，同时接受综合性医院和专科医院转回的慢性病和康复期患者，进一步进行治疗和康复。社区卫生服务不同于医院的医疗服务，详见表1－1。

表1－1　社区卫生服务机构与医院的区别

	社区卫生服务机构	各级医院
服务理念	以人为本	以患者为中心
关注重点	人群健康管理	个体特殊健康问题（疾病诊治）
服务对象	全体社区人群	就医者
服务主动性	医务人员主动服务	对就诊患者被动服务
服务范围	深入家庭、社区	医院内为主
服务内容	“六位一体”	医疗为主
服务连续性	连续服务，关注生命全过程	时点（门诊）、时段（住院）
服务参与性	服务双方主动参与	服务对象被动参与

社区卫生服务机构应根据社区居民的需求变化，不断探索新的服务方式，以满足居民的卫生保健需要。

第四节　农村社区卫生

我国是一个农业大国，人口的绝大多数分布在农村。开展农村社区卫生服务，有利于保护和增进农村社区居民的身心健康、提高农村社区的凝聚力和促进社会文化的进步。同时，这也是全面建设小康社会的内在需求和构建和谐社会的具体体现。

一、农村社区卫生服务的含义

农村社区卫生服务，也称全科医学服务模式，是整个农村卫生服务体系的最基层。是指农村社区卫生服务机构通过预防、医疗、保健、康复、健康教育、计划生育等全方位的医疗服务手段为农村社区居民提供从身体、精神到心理上人人享有卫生保健的医疗服务方式。这种医疗服务是多方面的、连续的综合性服务，明确以个人（包括患者和健康人）为服务对象，以家庭为单位，以农村社区为范围，具有实施农村卫生服务的政策和措施。农村社区卫生服务是农村初级卫生保健深化发展的必然，是我国卫生服务的主流方向，有利于解决农村社区居民的主要卫生问题，包括增进健康、预防疾病、医治病伤和康复保健等，符合人们在物质生活得到逐步满足后对保健水平的新要求，既方便了农村社区居民生活，又符合以预防为主的治疗方针。

二、开展农村社区卫生服务的意义

社区是基层群众共同利益的代表，具有“内控制”的特点，能够唤起人们的自觉性、责任心和参与感。目前我国农村人口占全国总人口的80%以上，农村社区居民对卫生服务的需求巨大。只有通过提供以农村社区为范围的服务，才能全面了解农村社区全体居民健康问题的性质、形态和就医行为，从而有效地维护他们的健康；才能合理使用有限的卫生资源，充分发挥以乡镇卫生机构为中心的枢纽作用，最大限度地满足农村社区居民追求健康生活的要求；才能有效地控制各种疾病在农村社区中流行，提高基层医生的服务能力和服务效益。具体说来表现为以下几个方面。

1. 发展农村社区卫生服务是构建社会公共卫生安全体系的重要保障　我国人口众多、幅员辽阔，是一个突发公共卫生事件频繁的国家。尽管新中国成立以来，我国曾在控制一系列危害巨大的传染病方面取得了举世瞩目的成就，但总体情况还不能令人满意。有些疾病和流行模式在我国依旧存在，尤其是农村表现得更加明显。同时，随着经济的发展和人口流动的加快，农村社区卫生服务在面对突发公共卫生事件中具有不可替代的作用。一个完整的公共卫生系统应该覆盖城市和农村，如果农村子系统不健全，任何先进的城市疫病防线都是形同虚设。因此，必须进行公共卫生体制改革，明确农村社区卫生服务在整个体系中的定位，加大对农村社区卫生服务的投入，建立深入到村级的医疗和卫生体系。只有这样，才能使预防为主的社会公共卫生安全体系有一个切实可行的落脚点。

2. 开展农村社区卫生服务是农村卫生改革的必然趋势　农村卫生改革20多年来，以合作医疗为主体的健康保障体制改革以及初级卫生保健为核心的卫生计划，既有成功的经验，也有失败的教训。在目前，卫生服务的改革是农村卫生改革的首要问题，所以在农村引入并推进社区卫生服务，与合作医疗制度、乡村一体化管理充分结合，能更好地推动农村卫生的改革。在农村卫生改革中农村社区卫生服务与合作医疗制度、乡村一体化管理三者是相互依存，互为补充的关系。全科医疗以其方便、快捷、综合、连续的服务方式为农村居民提供医疗保健服务；合作医疗制度使农村居民的基本医疗得到保障，减轻费用负担，降低因病致贫、因病返贫的风险；乡村一体化管理协调乡村卫生组织关系，最大限度地发挥两者的社会服务功能，对农村医疗市场进行了有力的整合。可以说只有三者有机结合，才能充分发挥出整体优势，使农村卫生改革工作健康、稳定而持续发展。

3. 优化农村卫生资源配置，保证卫生服务的可及性　开展农村社区卫生服务，构建新型农村卫生服务体系，优化农村卫生资源，使广大农民卫生保健条件得到改善，确保农村居民卫生服务的可及性；组织医学专家定期进社区，采取城市医院医生晋升高级职称前下社区服务等措施，在一定程度上调整存量卫生资源；社区服务机构与大医院建立分级医疗、双向转诊机制，合理分工，密切协作，优势互补，可以大大提高卫生资源效能；社区医生通过开展“综合、连续、主动”服务，与广大农村居民建立新型医患关系。

4. 有利于实现农村初级卫生保健目标 初级卫生保健依然是实现“人人享有卫生保健”的策略。随着社会的文明进步，“人人享有卫生保健”的内涵也在不断丰富和延伸，开展以个人为中心、家庭为单位、社会为范围、需求为导向，突出预防保健功能的综合医疗卫生服务是提高农村居民健康水平的有效手段，是改善农村卫生环境、促进农村精神文明建设的保证措施。集医疗、保健、预防、康复、健康教育、计划生育指导“六位一体”的社区卫生服务，与初级卫生保健新的发展纲要提出的目标是完全一致的。

5. 支持和促进新型农村合作医疗 农村卫生服务体系是新型农村合作医疗的重要支撑点，把符合要求的社区卫生服务机构作为新型农村合作医疗的定点机构，把符合规定的社区卫生服务项目纳入基本医疗保险支付范围。当参保人员在社区卫生服务机构和大中型医院就诊时，可实行不同的医药费用自付比例，引导参保人员在社区卫生服务机构诊治一般常见病、多发病和慢性病。因此，积极开展农村社区卫生服务，向农民提供便捷的综合性卫生服务，有助于推动新型农村合作医疗的健康发展。

三、农村社区卫生服务的工作内容

社区卫生服务是融预防、医疗、保健、康复、健康教育和计划生育技术服务“六位一体”的卫生服务。概括起来，我国当前农村社区卫生服务的主要内容，包括公共卫生服务和基本医疗服务两大部分。

（一）公共卫生服务

（1）卫生信息管理 根据国家规定收集、报告辖区有关卫生信息，开展社区卫生诊断；建立和管理居民健康档案；向辖区街道办事处及有关单位和部门提出改进社区公共卫生状况的建议。

（2）健康教育 普及卫生保健常识；开展重点人群及重点场所健康教育；帮助居民逐步形成有利于维护和增进健康的行为生活方式。

（3）传染病、地方病、寄生虫病预防控制 负责疫情报告和监测；协助开展结核病、性病、艾滋病、其他常见传染病及地方病、寄生虫病的预防控制；实施预防接种，配合开展爱国卫生工作。

（4）慢性病预防控制 开展高危人群和重点慢性病筛查；实施高危人群和重点慢性病病例管理。

（5）精神卫生服务 实施精神病社区管理；为社区居民提供心理健康指导。

（6）妇女、儿童、老年保健 提供婚前保健、孕前保健、孕产期保健、更年期保健；开展妇女常见病预防和筛查；开展新生儿保健、婴幼儿及学龄前儿童保健；协助对辖区内托幼机构进行卫生保健指导；指导老年人进行疾病预防和自我保健；进行家庭访视，提供针对性的健康指导。

（7）社区康复 了解社区残疾人等功能障碍患者的基本情况和医疗康复需求；以躯体

功能、日常生活活动能力及心理适应能力为重点；提供康复治疗和咨询。

（8）计划生育技术咨询指导。

（9）协助处置辖区内的突发公共卫生事件。

（10）政府卫生行政部门规定的其他公共卫生服务。

（二）基本医疗服务

一般常见病、多发病的诊疗、护理和诊断明确的慢性病治疗；社区急危重症的现场应急救护；家庭出诊、家庭护理、家庭病床等家庭医疗服务；疑难病症的转诊服务；政府卫生行政部门批准的其他适宜医疗服务等。

四、农村社区卫生服务模式的特点

与城市社区卫生服务模式相比，农村社区卫生服务模式的特点如下。

1. “三位一体”有机结合　农村社区卫生服务、农村合作医疗制度和乡村一体化管理进行有机的结合，三者之间相互配合，形成良性互动。一方面，借助合作医疗可以进行社区筹资，为社区卫生服务提供资金支持。另一方面，社区卫生服务的开展，有利于节约合作医疗基金，促进合作医疗可持续发展。在社区卫生服务提供体系建设上，由于有乡村一体化管理协调乡村两级卫生机构发展，加强两者相互合作的关系，保证社区卫生服务正常开展。

2. 与农村传统文化相适应　在农村，农民有请医生上门服务的习惯，医生也有登门服务的传统，与城市坐堂行医形成鲜明对比。这给农村开展社区卫生服务提供了有利的氛围，奠定了群众基础。农村社区有其独特的一面，大家相互熟悉，受同样风俗习惯和文化的支配，形成居住分散，但关系紧密的社区群落。更为重要的是，农村的传统文化、风俗习惯影响、制约着人们的观念和行为，诸如妇女在家分娩、老人不愿意住院治疗、不愿死在医院等，都体现了传统文化对人们行为的影响。在农村开展社区卫生服务，如果能积极适应这种传统文化，会有助于社区卫生服务的开展。

3. 以三级卫生网和乡村医生为基础　县、乡、村三级卫生网是富于中国特色的卫生服务提供体系，为中国农村的卫生事业作出了举世瞩目的贡献。

在农村开展社区卫生服务，把原有的网络加以改革和调整，以满足社区卫生服务的特点和要求，可以履行社区卫生服务的职能。另外，在社区卫生服务开展以前，乡村医生可以说是“准社区医生”，他们走乡串户、进入家庭，为农民群众防病治病，由于彼此相互熟悉，形成了良好、稳定的医患关系。乡村医生的这些特点与全科医生的服务模式有很大的一致性，只是其服务形式不规范、服务内容简单，服务层次偏低。由于乡村医生具有出门行医的工作特点，能和社区患者保持良好的关系，这些符合社区卫生服务的要求，相对于城市社区来说，乡村医生在开展农村社区卫生服务方面更有优势。

第五节　社区卫生服务的模式

社区卫生服务是利用社区资源对社区人群进行预防、保健、治疗、康复和必要的社会服务的基层卫生服务。在城市社区卫生服务发展过程中，世界各国在服务机构和服务方式上呈现不同模式。

一、国外社区卫生服务模式

（一）美国和加拿大模式

在美国和加拿大，社区卫生服务工作包括：家庭医疗服务、围产保健、儿童保健、营养指导、精神与生理卫生及老年保健等。社区医疗中心与附近的综合医院和专科医院联系密切，医院派出医生从事社区医疗服务工作，同时接受社区医生介绍的住院患者或需要进行某种特殊检查的患者。

美国的社区医疗中心由董事会管理，从事社区医疗工作的既有专职医生，也有医学院校的实习医生。美国的社区保健服务以家庭为中心、社区为基础，重视家庭保健，把家庭其他成员动员起来参与保健。同时，还强调服务的综合性，让有同样情况的家庭互相交流，并注意提供服务的文化背景。

加拿大实行全民公费医疗。因此，社区医生由医疗行政部门管理。社区医疗由专职医生和附近医院的兼职医生承担。加拿大人看病时通常是先找家庭医生和普通医生，根据这些医生的建议，患者才能得到绝大多数专科医生以及许多辅助性专科医护人员的服务。

同时两国的医疗服务中心均有一定比例的社会工作者参与，他们主要负责患者和社区间及其私人医生间的联系、有关财务问题和保险公司的协调等。

（二）德国、法国、奥地利模式

德国、法国、奥地利的社区卫生保健部门包括专科医院、私人诊所。一般的社区医院无论是公立的还是私立的，多为专科医院。社区卫生保健服务由专科医生和全科医生提供。作为服务主体，专科医生和全科医生一般都是私人性质的。德国、奥地利开业医师除为患者治疗疾病外，还负责健康咨询、转诊、开药和决定患者能否工作。

法国有公立医院和私立医院约4200所，其中私人诊所是分布最广的医疗保健机构，约占20.3%，而且每年还有增长趋势。患者看病时的选择主要取决于医院的技术水平和患者自己的需要。法国的社区卫生服务包括所有医院外治疗，不仅包括医生、牙医和辅助医疗人员所提供的治疗，还包括生物学和分析性的实验室检查等服务。

（三）英国模式

英国是社区卫生的发源地。经过长期的运作和不断完善，已经形成国家卫生服务（National Health Service，NHS）和全科医学、全科医生、全科医疗、初级保健护理等系统的社区卫生服务体系。

英国的社区卫生中心规模小于我国大城市的街道医院，但远大于我国的城市卫生服务站，使用面积一般在600～800m^2。根据NHS的规定：每一位英国居民都在自己选择的全科医生处注册，与该全科医生建立稳定的医疗保健关系。该全科医生负责对居民进行预防、保健及医疗服务，并协调和指导有关护士提供相应的卫生服务、健康指导。居民就诊一般先找全科医生（急诊除外），全科医生解决不了的专科问题才转往医院。

（四）澳大利亚模式

澳大利亚一般根据地理位置、居住人口及交通等情况划分社区，以社区为基本单位设置卫生服务机构。所设机构主要有：社区卫生服务中心、康复中心、儿童保健中心、老年保健中心、精神卫生中心、产前检查诊所、护理之家等。上述服务机构根据服务职能的不同决定是否设置床位。有的地方将社区卫生服务中心设在综合医院或专科医院内，使社区卫生服务成为医院工作的一个重要组成部分。澳大利亚社区卫生服务工作人员由多学科的专业人员组成，主要有护士、通科医生、心理医生、精神卫生医生及社会工作者等。通科医生除少部分人受聘于社区服务机构，大部分以私人开业或联合开业的形式服务到每个家庭，为所在地的每个居民提供医疗卫生服务。

知识链接

澳大利亚的社区卫生服务

澳大利亚的社区卫生服务发展是一个政治过程，其经济保障是政府的“社区卫生服务项目”和其他政府部门的专项拨款。社区卫生服务机构并不是以全科医学服务为必备内容，而是根据当地居民的社区卫生服务需要，根据获得的政府社区卫生服务项目资金，来开展相应的服务。社区卫生服务主要面对社会弱势群体，是政府改善社会公平的作为。这些服务机构基本不收取患者费用，主要靠项目资金来购买资料、支付工资、开展业务活动。全科医生以个体行医的方式服务于社区居民，政府通过对全科医生资质和能力的评价，给予提供者编码，医生则可少收或不受患者费用，从 Medicare 得到费用补偿。社区卫生服务中心没有方便就医或降低成本的功能，而主要是改善社区的健康公平性。

（五）以色列模式

以色列社区卫生服务机构有两种：一种是社区保健服务中心；另一种是家庭医疗服务站。其社区服务模式分混合服务模式和预防模式。混合服务模式主要开展三级预防工作、常见疾病的治疗、针对社区内健康的个人及患病者的服务工作；预防模式重点开展初级预防、全民健康教育和健康促进以及健康社区活动。

二、我国社区卫生服务模式

我国在计划经济时代就形成了比较健全的三级服务网络。在《中共中央、国务院关于卫生改革与发展的决定》中作出“改革城市卫生服务体系，积极发展社区卫生服务体系，积极开展社区卫生服务，逐步形成功能合理、方便群众的卫生服务网络”的重要决策。不少城市积极试点探索，在实际操作中，各地区形成了不同的模式，主要有以下几种。

（一）四级网络模式

四级网络模式是目前大城市社区卫生服务的主要模式，指在三级医疗网络健全的城市，区医院成立医疗中心或社区卫生服务临床指导中心，一级医疗机构转型成为社区卫生服务中心，根据需要在居委会下设社区卫生服务站，通过站点进入家庭，形成“区医疗中心——街道社区卫生服务中心——居民委员会社区卫生服务站——家庭”的四级网络模式。

（二）三级网络模式

三级网络模式又称医院派出式，是目前中等城市社区卫生服务的主要模式。该模式以二、三级医院或企业医院为主体，达到标准的卫生所为补充，进行合理设置。设置规模一般是一个医疗卫生单位在所负责的范围内设置一个社区卫生服务中心，根据需要在若干个居委会设立服务站，形成“二、三级医院社区卫生服务科——社区卫生服务站——家庭”

的三级网络模式。该模式有利于居民得到更好的医疗服务（医院专家进入社区），双向转诊更易于实现。

（三）二级网络模式

二级网络模式又称家庭病床式，是中国较早开展的卫生服务模式，该模式是由二、三级医疗机构开设家庭病床科，制定家庭病床患者准入标准和合同，由家庭医生建立家庭病床，制定治疗方案。家庭医生和护士定期看护家庭病床患者，根据需要制定医护方案。该模式有利于患者得到更好的服务，顺利实现双向转诊，加强家庭保健。缺点是难以达到"六位一体"综合服务的要求，对整个社区居民可及性差，可以作为一种补充模式。

（四）资源互补模式

资源互补模式主要是依托有条件的企事业单位卫生机构，和地方卫生资源形成互补，共同承担区域内的社区卫生服务。市卫生局将企事业单位医疗机构纳入区域卫生规划，将企事业单位卫生资源与当地整合，成立社区卫生服务中心/站，为单位职工和当地居民提供服务。对于企事业单位卫生资源丰富的地区，可以实行该模式，避免重复建设。但要注意"六位一体"服务的到位，尤其是对非单位职工的居民。

（五）联合服务模式

联合服务模式又称集团模式。在卫生资源丰富、机构种类繁多的地区成立医疗集团，以一家机构为中心，多家机构联合，组建社区卫生服务网络，共同承担区域内的社区卫生服务。集团成员可来自综合医院、专科医院、基层医院、急救中心、防保机构、护理院、保健中心等，机构之间实行双向转诊、会诊、医师推荐、业务指导，按照各自特点，全方位提供社区卫生服务。

第六节　社区卫生服务的发展

一、社区卫生服务发展的历程

中国社区卫生服务发展的雏形可以追溯到1981年中美两国专家在上海市进行的卫生服务调查，但直到1988年，美国全科医学专家Dr Rajakumar建议中国开展全科医学后，我国的卫生服务工作才有了实质性的进展。1997年全国卫生工作会议作出的《中共中央、国务院关于卫生改革与发展的决定》，为社区卫生服务的开展和发展奠定了政策基础。

1999年，卫生部、国家计委、教育部、民政部、财政部、人事部等10部委联合发布《关于发展城市社区卫生服务的若干意见》，制定了发展社区卫生服务总体目标的基本原则，要求各地构筑面向21世纪的、适应社会主义初级阶段国情和社会主义市场经济体制的现代化城市卫生服务体系，到2000年基本完成社区卫生服务的试点和扩大试点工作，部分城市应基本建成社区卫生服务体系的框架；到2005年各地基本建成社区卫生服务体系的框架，部分城市建成较为完善的社区卫生服务体系；到2010年在全国范围内建成较为完善的社区卫生服务体系，成为卫生服务体系的重要组成部分，使城市居民能够享受到与经济社会发展水平相适应的卫生服务，提高人民健康水平。

2006年，国务院下发《关于发展城市社区卫生服务的指导意见》。坚持为人民健康服务的方向，将发展社区卫生服务作为深化城市医疗卫生体制改革、有效解决城市居民看病难、看病贵问题的重要举措，作为构建新型城市卫生服务体系的基础，着力推进体制、机制创新，为居民提供安全、有效、便捷、经济的公共卫生服务和基本医疗服务。到 2010 年，全国地级以上城市和有条件的县级市要建立比较完善的城市社区卫生服务体系。主要目标是社区卫生服务机构设置合理，服务功能健全，人员素质较高，运行机制科学，监督管理规范，居民可以在社区享受到疾病预防等公共卫生服务和一般常见病、多发病的基本医疗服务。东中部地区地级以上城市和西部地区省会城市及有条件的地级城市要加快发展，力争在两三年内取得明显进展。建立社区卫生服务机构与预防保健机构、医院合理的分工协作关系。调整疾病预防控制、妇幼保健等预防保健机构的职能，适宜社区开展的公共卫生服务交由社区卫生服务机构承担。疾病预防控制、妇幼保健等预防保健机构要对社区卫生服务机构提供业务指导和技术支持。实行社区卫生服务机构与大中型医院多种形式的联合与合作，建立分级医疗和双向转诊制度，探索开展社区首诊制试点，由社区卫生服务机构逐步承担大中型医院的一般门诊、康复和护理等服务。

2009 年，中共中央国务院下发《关于深化医药卫生体制改革的意见》。意见指出：完善以社区卫生服务为基础的新型城市医疗卫生服务体系。加快建设以社区卫生服务中心为主体的城市社区卫生服务网络，完善服务功能，以维护社区居民健康为中心，提供疾病预防控制等公共卫生服务、一般常见病及多发病的初级诊疗服务、慢性病管理和康复服务。转变社区卫生服务模式，不断提高服务水平，坚持主动服务、上门服务，逐步承担起居民健康“守门人”的职责。

2011 年，我国发布了《国家基本公共卫生服务规范（2011 年版）》（以下简称《规范》）。《规范》包括 11 项内容，即城乡居民健康档案管理、健康教育、预防接种、0 ~ 6 岁儿童健康管理、孕产妇健康管理、老年人健康管理、高血压患者健康管理、2 型糖尿病患者健康管理、重性精神疾病患者管理、传染病及突发公共卫生事件报告和处理以及卫生监督协管服务规范。在各项服务规范中，分别对国家基本公共卫生服务项目的服务对象、内容、流程、要求、考核指标及服务记录表等作出了规定。《规范》中针对个体服务的相关服务记录表应纳入居民健康档案统一管理，考核指标标准由各地根据本地实际情况自行确定。

2017 年，原国家卫生计生委在《国家基本公共卫生服务规范（2011 年版）》基础上，组织专家对《规范》内容进行了修订和完善，形成了《国家基本公共卫生服务规范（第三版）》，包括 12 项内容，即居民健康档案管理、健康教育、预防接种、0 ~ 6 岁儿童健康管理、孕产妇健康管理、老年人健康管理、慢性病患者健康管理（包括高血压患者健康管理和 2 型糖尿病患者健康管理）、严重精神障碍患者管理、肺结核患者健康管理、中医药健康管理、传染病及突发公共卫生事件报告和处理、卫生计生监督协管。在各服务规范中，分别对国家基本公共卫生服务项目的服务对象、内容、流程、要求、工作指标及服务记录表等作出了规定。《国家基本公共卫生服务规范（第三版）》针对个体的相关服务记录表应纳入居民健康档案统一管理，工作指标标准由各地根据本地实际情况合理确定。

近几年，社区卫生发展迅速。截至 2017 年 6 月底，全国 95% 的地级以上城市、86% 的市辖区和一批县级市开展了城市社区卫生服务，全国共设置社区卫生服务中心（站）3.5 万个，以社区卫生服务中心为主，社区卫生服务站为辅，医疗诊所、医务室为补充的社区卫生服务体系框架，正在大、中型城市逐步形成。

知识链接

北京市和上海市的社区卫生服务形式

我国社区卫生服务从1997年开始，经过十多年的运作，在广度和深度方面都有了很大的发展。北京市构架“政府领导，部门协调，街道搭台，卫生唱戏，社会参与”的社区卫生服务格局，积极探索、试点和推广适合老年健康保健服务的“社区医疗保健合同”制度。上海市在医疗、预防、保健、康复、健康教育和健康促进等方面开展了数十种社区卫生服务形式，在为老年人建立健康档案的基础上，为老年人提供了综合性、连续性和协调性的卫生保健服务，取得了明显的社会效益和经济效益；特别是2009年国务院出台的医疗卫生改革方案为社区卫生服务发展带来了前所未有的机遇。卫生部门最近几年的工作总结也认为最大的亮点就是社区卫生服务。

二、社区卫生服务发展的意义

1. 社区卫生服务是实现“人人享有卫生保健”的重要基础 WHO已明确：21世纪人人享有卫生保健的总目的是提高卫生的公平性，确保所有人群利用可持续的卫生系统和服务，使所有人获得更长的期望寿命和提高生活质量。社区卫生服务是第一线的保健，80%以上的常见病、多发病可在社区解决，社区卫生服务体现社会公平、经济实惠、人民需求、自助互助、因地制宜、优质低耗，实现社会大卫生的精神。

2. 社区卫生服务是提供基本卫生服务，满足人民群众日益增长的卫生服务需求，提高人民健康水平的重要保障 社区卫生服务覆盖广泛、方便群众、能使广大群众获得基本卫生服务，也有利于满足群众日益增长的多样化卫生服务需求。社区卫生服务强调预防为主、防治结合，有利于将预防保健落实到社区、家庭和个人，提高人群健康水平。

3. 社区卫生服务是深化卫生改革，建立与社会主义市场经济体制相适应的城市卫生服务体系的重要基础 社区卫生服务可以将广大居民的多数基本健康问题解决在基层。积极发展社区卫生服务，有利于调整城市卫生服务体系的结构、功能、布局，提高效率，降低成本，形成以社区卫生服务机构为基础，大中型医院为医疗中心，预防、保健、健康教育等机构为预防、保健中心，适应社会主义初级阶段国情和社会主义市场经济体制的城市卫生服务体系新格局。

4. 社区卫生服务是完善城镇职工基本医疗保险制度的迫切要求 社区卫生服务可以为参保职工就近诊治一般常见病、多发病、慢性病，帮助参保职工合理利用大医院服务，并通过健康教育、预防保健，增进职工健康，减少发病，既保证基本医疗，又降低成本，符合“低水平、广覆盖”原则，对职工基本医疗保险制度长久稳定运行起重要支撑作用。

5. 社区卫生服务是加强社会主义精神文明建设，密切党群干群关系，维护社会稳定的重要途径 社区精神文明建设的目标是使社区各项活动文明化。社区卫生服务通过健康教育和健康促进，提高人们自我保健能力，养成文明的、科学的、健康的生活方式，是防病强身的法宝，是防止现代文明病、生活方式病的诀窍。社区卫生服务通过多种形式的服务为群众排忧解难，使社区卫生人员与广大居民建立起新型医患关系，有利于加强社会主义精神文明建设。积极开展社区卫生服务是为人民办好事、办实事的德政民心工程，充分体现全心全意为人民服务宗旨，有利于密切党群干群关系，维护社会稳定，促进国家长治久安。

6. 社区卫生服务是实现医学模式转变的最佳途径　社区卫生服务为医学教育改革提供良好的土壤。社区卫生服务的模式应是以人的健康为中心，社区卫生服务对象和内容的扩大正好顺应了医学模式的转变。

三、分级诊疗

分级诊疗，就是按照疾病的轻重缓急及治疗的难易程度进行分级；根据卫生机构的规模、水平确定不同的医疗服务任务，将大、中型医院承担的一般门诊、康复和护理等分流到基层医疗机构。形成“健康进家庭、小病在基层、大病到医院、康复回基层”的新格局。大医院由此可“减负”，没有简单病例的重复，可将主要精力放在疑难危重疾病方面，有利于医学水平的进步。基层社区卫生机构负责诊治辖区居民的常见病、多发病；及时监控居民的大病征兆，让居民在大病初期能得到尽早的治疗。如果病情较重，再由社区医生负责向上一级医院转诊，康复期也可以重回社区卫生服务机构治疗。基层医疗机构可获得大量常见病、多发病患者，大量的病例也有利于基层医疗机构水平的提高，从而更好地为人们的健康服务，步入良性循环。

按照国际惯例，医疗卫生服务体系通常被分为基层医疗卫生服务体系、二级医疗卫生服务体系和三级医疗卫生服务体系三个层次。世界各国公认，以社区为基础的正三角形医疗保健体系是理想的保健体系。其宽大的底部是可以被群众广泛利用的、立足于社区、提供基本医疗保健和公共卫生服务的门诊机构（全科医疗诊所与社区健康中心），基层卫生保健服务由全科医生、诊所等承担，医院主要提供住院服务；中部是二级医院、慢性病医院和其他能处理需要住院的常见健康问题的机构；顶部是利用高技术处理疑难危重问题的少数三级医院。

本章小结

要　点	内　容
社区的定义	若干社会群体或社会组织聚集在某一地域里所形成的一个生活上相互关联的大集体
社区卫生服务的特点	初级保健、综合性、持续性、协调性、可及性
社区卫生服务的内容	预防、保健、健康教育、计划生育技术指导以及常见病、多发病、诊断明确的慢性病的治疗和康复等
社区卫生服务的方式	主动上门服务、开设家庭病床、方便就近诊疗、医疗与预防健康结合、实施双向转诊
我国社区卫生服务的模式	四级网络模式、三级网络模式、二级网络模式、资源互补模式、联合服务模式

习　题

一、选择题

【A1/A2 型题】

1. 人类最基本的权利是

　A. 生存　　B. 发展　　C. 健康　　D. 劳动　　E. 尊严

2. 由综合医院转向社区卫生服务机构的患者不包括

A. 诊断明确可在社区进行治疗的患者　　B. 康复患者
C. 疑难重症患者　　D. 随访观察的患者
E. 以上都不是

3. 我国卫生工作的重点是以下哪项卫生工作
A. 农村　　B. 城市　　C. 街道　　D. 环境　　E. 社区

4. WHO 认为一个代表性的社区，其人口（单位：万人）和面积（单位：万平方公里）的要求分别是
A. 1~5，0.05~0.1　　B. 5~10，0.1~0.5
C. 10~30，0.5~5　　D. 30~50，5~10
E. 30~50，15~20

5. 目前我国城市社区一般指
A. 城镇　　B. 区　　C. 市
D. 街道居委会　　E. 以上都不是

6. 社区卫生服务以哪类人为主要卫生人力
A. 全科护士　　B. 流行病学专家
C. 全科医生　　D. 牙医
E. 公共卫生专家

7. 社区卫生服务是指哪种定向的卫生服务
A. 街道　　B. 政府　　C. 医院　　D. 社区　　E. 以上都不是

8. 社区卫生服务以哪类卫生机构为主体
A. 医疗　　B. 基层　　C. 二级　　D. 三级　　E. 以上都不是

9. 社区卫生服务主要为社区群众提供的服务不包括
A. 基本医疗服务　　B. 病后康复服务
C. 预防保健服务　　D. 专科服务
E. 以上都不是

10. 社区卫生服务的专项内容是
A. 预防“早死”　　B. 慢性非传染性疾病控制
C. 改变不良的生活方式与行为　　D. 防治传染病
E. 以上都不是

11. 社区卫生服务指的是
A. 治疗常见病和多发病　　B. 治疗小伤小病
C. 负责特殊人群的基本医疗服务　　D. 以上都不确切
E. 治疗疑难重症

12. 以下哪项是社区卫生服务的特点
A. 初级保健　　B. 高级服务　　C. 卫生宣传　　D. 营养卫生　　E. 以上都不是

13. 社区卫生服务的综合性，在服务对象上表现为
A. 社区内全体人群，包括患者和非患者　　B. 妇女儿童
C. 老年人　　D. 精神病患者和残疾人
E. 慢性病患者

14. 社区卫生服务的协调性指
   A. 协调社会环境和自然环境
   B. 协调预防和康复服务
   C. 协调个人和社区
   D. 协调家庭和社区内外各类资源和各专科服务
   E. 以上都不是
15. 以下哪项是社区卫生服务的目的
   A. 解决社区卫生问题，满足基本保健
   B. 解决居民常见病、多发病的治疗
   C. 送医送药上门，全心全意服务
   D. 建立家庭病床，方便居民
   E. 解决居民疑难重症
16. 以下哪项是社区卫生服务的主体
   A. 全科医生和基层卫生机构
   B. 全科医生、专科医生和基层卫生机构
   C. 全科医生、专科医生和三级医院
   D. 全科医生、专科医生
   E. 全科护士
17. 以下哪项不属于社区卫生服务的一体化内容
   A. 预防、保健
   B. 医疗、康复
   C. 计划生育技术指导
   D. 家庭病房
   E. 以上都不是
18. 由社区卫生服务机构转向综合医院的患者不包括
   A. 诊断不明确的患者
   B. 治疗效果欠佳的患者
   C. 疑难重症患者
   D. 康复患者
   E. 以上都不是
19. 社区卫生服务中，针对慢性病最重要的服务是
   A. 开展慢性病的社区防治
   B. 慢性病普查
   C. 慢性病专科门诊
   D. 建立慢性病患者健康档案
   E. 以上都不是
20. 社区卫生服务中建立健康档案的具体内容包括
   A. 个人档案、家庭档案和社区健康档案
   B. 个人健康记录和周期性健康记录
   C. 个人健康状况和社区健康状况
   D. 家庭功能评估，家庭主要疾病和环境影响等
   E. 以上都不是

二、思考题

1. 简述社区卫生服务的概念及特点。
2. 简述社区卫生服务的模式是什么？
3. 简述社区卫生服务的内容包括哪些？
4. 简述我国社区卫生服务的发展趋势。

扫码“练一练”

（郑　锴）

第二章　社区卫生服务的调查方法

扫码“学一学”

学习目标

1. **掌握**　社区卫生服务的常用调查方法、问卷调查设计的基本原则。
2. **熟悉**　社区卫生服务常用的统计指标。
3. **了解**　社区卫生服务调查设计的内容。
4. 学会计算社区卫生服务中常用的统计指标。
5. 具有实事求是、科学严谨的研究精神。

社区卫生服务调查在进行社区诊断、开展社会服务过程中发挥着重要作用。通过社区卫生服务调查可以了解社区人群的疾病和健康状况、分布特征及变动趋势，发现影响社区人群健康的主要危险因素，明确并推测该人群中现在和将来要出现的健康问题，从而为制定适宜的社区卫生服务干预策略和方法提供科学依据。

案例讨论

[案例]

区域医疗联合体系（以下简称“医联体”）建设，是当前我国深化医药卫生体制改革的一项重要举措。

为了解医联体服务模式下慢性病患者社区首诊意愿及其影响因素，进一步提高医联体建设成效，为完善分级诊疗服务体系建设提供参考意见，2016 年 6 月，首都医科大学邓明、张柠两位学者采用多阶段抽样方法，从北京朝阳医院医联体和清华大学附属北京市垂杨柳医院医联体中，抽取 341 例慢性病患者进行了自编问卷的面对面访谈式调查。结果显示，66.6% 的慢性病患者有社区首诊意愿。57.8% 的慢性病患者对医联体有一定的了解。受教育程度、职业、医疗保险类型是慢性病患者社区首诊意愿的影响因素。

[讨论]

1. 在社区卫生服务中常用的调查研究方法有哪些？
2. 本项研究中采用了哪种调查方法？应该如何设计？
3. 如何设计调查问卷？需要注意哪些事项？

第一节　社区卫生服务的调查研究方法

在社区卫生服务中，常需要通过科学研究方法来探索社区内卫生状况、人群健康状况，影响人群健康的各种因素，评价各种卫生措施的效果等。按照研究过程中是否进行人为干预，可以采用现场试验研究和调查研究。有时也采用专家评议、文献研究等方法。调查研究方法是社区卫生服务最常用、最主要的研究方法。

一、社区卫生服务调查研究类型

调查研究是指在某一特定现场的人群中，采用一定的工具和手段收集研究所需资料的过程。所要研究的问题及因素是客观存在的，没有人为干预，这是调查研究的主要特点。在社区卫生服务中可以根据研究目的、研究条件的不同选择恰当的调查研究方法。

通常，从不同角度可以将调查研究进行分类：按调查的结果分为定性调查和定量调查；按调查目的分为描述性研究和分析性研究；按调查时间序列分为现况调查法、回顾性调查、前瞻性调查；从收集资料的方法分为观察法、访谈法、信访法等；按调查的范围分为普查、抽样调查等。

二、社区卫生服务常用的调查研究方法

（一）按调查时间序列分类

1. 现况调查　又称为横断面研究或横断面调查。通过横断面调查，可以了解某一特定时间断面上特定人群中疾病或卫生服务的现状及其与之相联系的各种因素（如某病的患病率、人体的各种生理生化或病理指标、卫生资源状况等）的分布情况。

2. 回顾性调查　回顾性调查是从某种拟研究的疾病出发，选定患有某病和未患该病的人群，分别调查其既往暴露于某个或某些危险因素的情况，以判断暴露的危险因素与某病的关联强度的一种调查研究方法。流行病学中的病例对照研究方法就是典型的回顾性调查研究方法。这里的暴露是指研究对象接触过某种欲研究的因素或具有某种特征或行为，如曾接触过工作场所中的某种有毒有害物质或者有吸烟、饮酒行为等。

3. 前瞻性调查　选择暴露及未暴露于某因素的两类人群进行追踪观察，比较两者发病的差异，从而判定暴露因素与发病有无关联及关联强度的调查研究方法，也称为队列研究。

（二）按调查范围分类

1. 普查　又称全面调查。是对全体观察对象进行调查，一般用于了解总体在某一特定时点上的情况。获得资料全面，但费时费力，实施难度大。理论上只有普查才能获得总体参数，没有抽样误差，但系统误差较大。

2. 抽样调查　是一种非全面调查，它是从全部调查研究对象中，抽取有代表性的一部分单位进行调查，并据此对全部调查研究对象作出估计和推断的一种调查方法。这种方法相对于普查，省时省力，容易实施，但是存在抽样误差。抽样调查是社区卫生服务中最常用的调查方法。

抽样的方法可以分概率抽样和非概率抽样两大类。在概率抽样中，每一个对象被抽中的概率是已知的，而在非概率抽样中则是未知的。一般情况下应该用概率抽样的方法获取样本，以便通过统计学分析方法用样本结果推论总体。但在某些情况下，并不需要将结果外推到样本范围以外或者并不知道总体的大小、范围，也就无法进行概率抽样。因此，某些情况下也需要采用非概率抽样方法。

（1）概率抽样　常用的有单纯随机抽样、分层抽样、系统抽样、整群抽样等。

1）单纯随机抽样：根据调查目的选定总体，首先对总体中所有观察单位编号：1、2、3…N（N为总体中观察单位的总数），遵循随机的原则，采用不放回的方法，从总体中抽取n个观察单位组成样本。具体操作可采取随机数字表或计算机软件提供的随机数字来

进行。

单纯随机抽样是最基本的抽样方法，是理解和实施其他抽样方法的基础。

优点：当总体内观察单位数与样本例数都不大时容易实施，均数（或率）及其标准误的计算也比较简便。

缺点：当总体例数较多时，实施抽样比较困难，因为编号、抽样、调查的实施等都有许多实际问题，因此有时难以办到。

适用范围：只适用于总体内个体间差异均匀的小型调查或实验研究。

2）系统抽样：又称等距抽样或机械抽样，把容量为 N 的总体按某一顺序编号，1，2，…N，并分成 n 个部分，N 为 n 的整数倍，定义 $k=n/N$，k 则为每个部分的观察单位数，即抽样间隔。第一部分中观察单位的编号为 1、2…k，从中随机抽取序号为 r 的观察单位，依次用相等的间隔，机械地从每一部分中各抽一个观察单位，即抽第二部分中的 $r+k$ 号观察单位，依次抽取，最后抽 n 部分中的 $r+(n-1)k$ 号观察单位，共抽得 n 个观察单位组成样本。

优点：易于理解、简便易行，容易得到一个按比例分配的样本。一般情况下，其抽样误差小于简单随机抽样。

缺点：当总体的观察单位按顺序有周期性或单调递增（或减）趋势时，则系统抽样将产生明显的偏性。

适用范围：事先对总体内的个体分布有所了解，并且该分布应是随机的，在分层抽样中，每层可独立使用系统抽样。

3）分层抽样：把总体按不同的特征（如年龄、性别等）先分为若干类型或组别，统计学上称为层，再在各层中随机抽样，从每层中随机抽取一定数量的观察单位，将各层所抽得的观察单位合起来组成样本，称为分层抽样。可以分为等比例抽样和不等比例抽样。

优点：由于分层后各层内的个体同质性增强，使得抽样误差比较小；由于各层特点不同，在不同层里抽样的比例可以不同，便于对不同的层采用不同的抽样方法；而且为了对各层情况有清晰的了解，还可对不同层独立进行分析。

适用范围：对总体内各层的个体情况有所了解；层内变异小而层间变异大时，效果较好。

4）整群抽样：是先将总体按某个特征划分为若干个群（如按地区分为 K 个群），每个群包括若干个观察单位，再从 K 个群中抽取 k 个群组成样本。这称为整群一级抽样，如果再从抽得的各个群中的观察单位进行随机抽样，可以称为整群二级抽样。

优点：便于组织，节省经费。

缺点：当样本含量一定时，各群间差异较大，所以抽样误差较大。

适用范围：适用于群内变异大而群间变异小的总体。

5）多阶段抽样：以上四种抽样方法各有优缺点，在实际中常常是将四种基本的常用抽样方法综合运用于多阶段抽样中。

扫码“看一看”

（2）非概率抽样　这种方法不遵循随机化原则，研究者以自己的方便或主观愿望，任意选择研究对象，这类抽样一般不能用样本推论总体，不能估计抽样误差的大小。但是该方法简便易行、花费小，能及时得到有用的资料，没有概率抽样的复杂性。常用的非概率抽样有方便抽样、定额抽样、立意抽样、滚雪球抽样等。

1）方便抽样：又称“偶遇抽样”“便利抽样”，研究者选择那些最容易接近的人作为研究对象，如在街头路口把行人作为调查对象，任选若干位行人进行访问调查；在剧院、车站、码头等公共场所，任意选择某些人进行调查。此法虽在抽样的准确性上有所失，但却节约了时间和费用。常用于探测性调查，或调查前的准备工作。目的在于确定调查表是否设计得当，并不用于数据分析；也可用于调查收尾时补缺，任意选择就近的对象调查。方便抽样是非概率抽样中最简便、费用和时间最节省的一种方法。

2）定额抽样：又称“配额抽样”，先将要研究的人群按某种特征划分成几组，然后，按照一定的比例，从每组人群中任意选择一定量的样本作为研究对象。该方法有些类似于分层抽样，但又有区别，分层抽样是按随机原则在层内抽选样本，而定额抽样则是由调查人员在配额内主观判断选定样本。由于抽样前预先进行了分层处理，抽得的样本代表性比单纯的方便抽样要好。一般适用于总体比较小的研究，抽样建立在研究者对总体非常熟悉的基础上。

3）立意抽样：又称“目的抽样”“判断抽样”，是指根据调查人员的主观经验从总体样本中选择那些被判断为最能代表总体的单位作样本的抽样方法。例如：要了解社区居民对医疗保健的需求，可对经济收入中等的成年人调查，了解一般人的需求；以经济收入高者、儿童或老年人为调查对象，了解特殊人群的需求。该抽样方法具有简便易行，符合调查目的和特殊需要，可以充分利用调查样本的已知资料，被调查者配合较好，资料回收率高等优点，在商业性调研中较多用。

同时该类抽样也有以下缺点：结果受研究人员的倾向性影响大，一旦主观判断偏差，则很易引起抽样偏差；不能直接对调查总体进行推断。

4）滚雪球抽样：又称“裙带抽样”“推荐抽样”，选择并调查几个具有所需要的特征的人员，这些人员被用来作为提供情况的人选，并依靠他们再选择合乎研究需要的人员，通过后者又可选择更多合乎研究需要的人员，以此类推下去，样本就像滚雪球一样越来越大。

主要用于调查十分稀有的人物特征，如同性恋者、无家可归者或名字不能公开的，可利用政府或社会服务的人员等。该方法主要优点是可以大大地增加接触总体中所需群体的可能性，且经费相对较低，可行性较强。

3. 典型调查　又称案例调查，是在对事物作全面分析的基础上，有目的的选定典型的人或事、典型的单位进行调查，如调查一个或几个工作先进的社区卫生服务机构，用于总结成功的经验和方法等。典型调查的关键是选择典型单位，典型单位是指客观存在的、对同类事物的特征表现得最充分、最完整的单位。由于典型往往是同类事物特征的集中表现，抓好典型，有利于对同类事物特征深入了解。典型调查还可以与普查方法相结合，分别从广度和深度说明问题。但由于典型调查没遵循随机抽样的原则，因此不能对总体进行估计。

（三）按调查结果分类

1. 定性调查　以人群为对象的研究，收集相关资料阐述事物的特点及其发生和发展的规律，与定量研究相结合，揭示事物的内在本质。这种调查关注事物的过程，而不是事物的结果。是对少数特殊人群的研究，样本量很少，其结果不能外推。大多数定性研究需要研究者与研究对象保持较长时间的密切接触，建立信任后在轻松自然环境中收集资料。调查结果一般是对某一件事情进行具体描述，很少用概率统计方法分析。

定性调查是社区卫生服务常用的调查方法。社区卫生服务人员把收集的文字、声音、图像等定性资料进行归纳，从而获取社区卫生服务的重要信息。社区卫生服务中常用的定性调查法如下。

（1）观察法　是指通过对事件或研究对象的行为进行直接的观察来收集数据的方法，是收集非言语行为资料的主要技术。观察法可以分为非参与性观察和参与性观察两种。

非参与性观察是指观察者不参与观察对象的群组活动，仅仅是一个旁观者；而在参与性观察中，观察者要深入到观察社区的日常生活中，将自己视为社区的成员之一，通过仔细的体验和观察，获取第一手的资料。

该法对观察者的要求很高，须掌握地方方言及较高的调查技巧，其调查结果一般是定性的，很难定量分析。

（2）深入访谈法　是一种非结构式访谈，根据访问提纲，通过与研究对象的深入交谈了解其对某些问题的想法、感觉与行为。该方法具有较大的灵活性与开放性，访谈人员如掌握了一定的技巧，可以获得较为真实和深入的资料。具体步骤见图2－1。

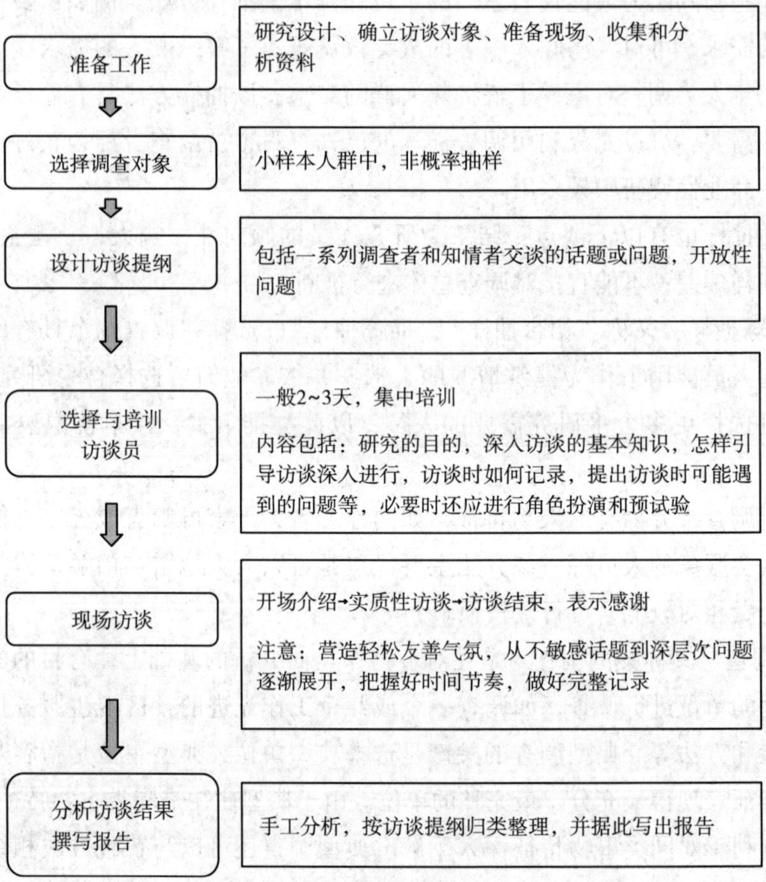

图2－1　深入访谈的基本步骤

（3）专题小组讨论法　是通过召集若干同类人员组成小组，对某一研究议题进行讨论，得出深入结论的定性研究方法。要进行周密的设计，一般采取非概率抽样方法来选择调查对象。每个小组的人数以8～10人为宜，便于参与者间相互交流。每个专题小组还需要1个协调人、1～2个记录者和1～2个辅助者。协调人是组织者，其作用是营造气氛、围绕主题引导讨论，调动每个参与者的积极性，因此，需要具备一定的领导才能和交际技巧。

（4）选题小组讨论法 是一种为了寻找问题，并把所发现的问题按其重要程度排列出来的一种程序化的小组讨论方法。也就是要在一个由具有各种不同既得利益、不同思想意识和不同专业水平的人组成的小组中发掘问题并排出先后次序。通过选题小组讨论的方式发现存在的问题和确定初选指标，是一种效率较高和较为有效的方式。现已被广泛应用于政府工作、社会服务、教育等诸多行业的评估工作。目前在卫生领域的研究中，该方法被用于发现运作过程中的问题、确定优先领域、筛选评价指标等。

具体步骤分为：列出和陈述问题、讨论所列问题、重要性评判。

该方法的优点在于：每个人都有平等表达意见的机会；每个人都要积极参与，提出自己的看法；受他人的影响较小；每一个讨论都有一个肯定的结果。

2. 定量调查 通过现场调查收集人群发生某种事件的数量指标，如患病率、就诊率、生长发育标准等，或者探讨各种因素与疾病和健康的数量依存关系的研究称之为定量研究。主要采用问卷作为收集资料的工具，所以又称为问卷调查。根据收集资料时具体方法的不同，可分为访谈法和自填法两类。

（1）访谈法 是通过有目的的谈话来收集资料的过程，这种谈话可以是面对面的访谈，也可以是电话访谈，常用的是面对面访谈。问卷调查中的访谈是由调查者按照事先设计的调查表或问卷对调查对象逐一进行询问来收集资料的过程，因此，这种访谈又称为“问卷访谈”或“结构式访谈”。

1）面对面访谈：由调查者到调查现场找到被调查者，根据问卷内容询问被调查对象，根据其回答填写调查问卷，完成调查。

优点：访谈法对调查对象文化程度要求不高，文盲和不愿用文字回答问题者，均可以用这种方法来收集资料。调查员可以进行必要的说明，解释问卷中引起误解或不理解的内容，并可在访谈中随时纠正和完善被访谈者对问题的回答。问卷回收率较高。比较容易控制访谈的环境，有效地防止第三者对访谈的影响。可以在问卷中列入较为复杂的问题。

缺点：需要大量、复杂的组织工作，非常耗费时间和人力、物力。如果访谈员的素质不高或没有接受足够的培训，就可能出现访谈偏误。一般没有匿名保证，有时被调查者可能因此拒答或不真实地回答。

2）电话访谈：通过电话联系被调查者，按照调查问卷进行访谈。该法比面对面访谈节约人力和经费。但其问卷完成率可能会较低，因为被调查者如果不愿接受调查，可以挂断电话而不给解释的机会。因此，电话访谈一般适用于调查目的单一，问题简单，短时间内即可完成的调查。例如，为评估社区卫生服务工作，需要了解服务对象的满意度、健康知识知晓率等，只需问几个简单问题，就可以用电话访谈，能很快得到结果。

（2）自填法 调查人员将设计好的问卷通过某种途径交给被调查者，由被调查者自己独立填答问卷的方法。一般包括现场自填法和信访法。

1）现场自填法：一般是将调查对象集中到调查现场，由研究者把问卷直接发给调查对象由其自己填写，调查者一直在填表现场，直到调查对象填写完毕把问卷收回为止。此种方法由于被调查者相对集中，可以短时间内完成较大量的调查，又由于调查人员在场，及时回收问卷，所以其既具有信访法节省时间、人力、经费的好处，又具有访谈法的灵活性和高问卷回收率的优点，但此法一般只适用于在调查对象较易集中、具有一定文化程度、能自己填答问卷的人群中进行，如大、中学生。

2）信访法：由调查者将问卷邮寄给调查对象，或通过网络发送给调查对象，调查对象再按照要求填写完毕后寄（发）回给调查者的方法。该法优点：不需要直接接触调查对象，不涉及交通费用，不需要现场组织工作，不需要培训调查员，从而比较节省时间和费用。调查对象可以根据自己在时间和地点上的方便来回答问题，可以避免现场自填时间紧张、时间冲突和周围环境的影响。信访法有较高的匿名保证，信访调查的范围可以很广，适用于对调查对象居住较为分散的调查。该法缺点：由于没有调查人员，被调查者遇到问题时无法得到准确的解释，只能依靠有限的填表说明，因而缺乏灵活性。无法控制填写问卷的环境，如代笔、代答、共同回答、讨论回答等一般研究者无从判断，有时对填表者的回答很难分辨真假。由于缺乏有效的督促，问卷的回收率、有效率通常较低。如果回收率过低，很难保证样本的代表性。

（四）按调查目的分类

1. 描述性研究 是指利用已有的资料或专门调查得来的信息，描绘或叙述疾病、健康状况或社区卫生服务在社区人群、时间、空间中的分布情况，了解分布的趋势及其规律，从而为制定适宜的社区卫生发展对策提供科学依据。描述性研究在揭示因果关系的探索过程中是最基础的步骤，也是分析性研究的基础。描述性研究可分为四种类型：现况研究、筛检、生态学研究、纵向研究。在社区卫生服务中最常用的是现况研究。

现况研究，是根据专门设计的方案所获得的资料或已有的资料，按照不同的地区、不同的时间和不同的人群特征进行分组，将居民的疾病或健康状况的分布特点真实地描述出来，为下一步的分析性研究提供线索的一种方法。例如，为了解某城市某社区中老年人慢性病患病情况，可以在该社区老年中开展抽样调查，了解糖尿病、高血压、高脂血症、恶性肿瘤等慢性病的患病率、知晓率、治疗率、健康危险因素等情况，为探索该社区老年人群慢性病的预防控制方法和策略提供参考依据。

2. 分析性研究 在社区卫生服务调查中，对由描述性研究提出的病因或流行因素的假设进行分析，估计它们对疾病作用的大小并提出可能的干预策略，称为分析性研究。分析性研究中的队列研究和病例对照研究在社区卫生服务研究中应用最为广泛。有无对照研究是分析性研究与现况研究的主要区别点之一。

（1）队列研究 是选定暴露和未暴露于某种因素的两种人群，追踪其各自的发病结局，比较两组发病结局的差异，从而判定暴露因子与发病有无因果关联及关联大小的一种观察性研究方法。又称为群组研究、定群研究、前瞻性研究、发病率研究、随访研究。该研究方法是一种“从因到果”的研究方法。主要用于检验病因假设，评价预防效果，研究疾病的自然史。

队列研究的原理：从图 2－2 可以看到，研究者调查的人群是样本人群，根据因素的暴露情况，分为两组，即暴露组（暴露队列）和没有暴露组（比较队列）。通过对两个组的发病率进行比较，如果暴露组的发病率明显高于对照组，则提示暴露因素与疾病之间有关系，进一步根据因果关系推断的原则，确定是否存在因果关系。

队列研究的主要优点：较适用于常见病；由“因”至“果”观察，一般不存在回忆偏倚；可以直接获得对危险因素的不同暴露状况人群的发病率或死亡率，直接分析危险因素的病因作用；检验病因假说的能力较强。样本量大，结果比较稳定。一次调查可观察多种结局。暴露因素的作用可分等级，便于计算“剂量－反应关系”。

队列研究主要缺点：在研究中不太可能再提出新的病因假设；统计学对罕见病研究的效率不高；容易产生各种各样的失访偏倚；研究耗费的人力、物力、财力和时间较多。

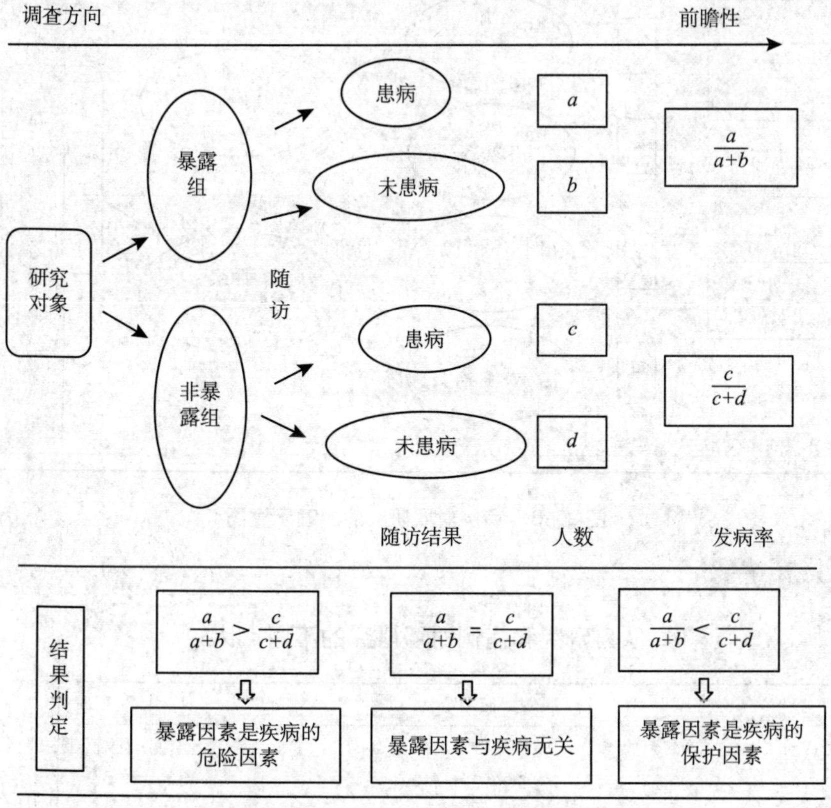

图2-2　队列研究的原理

（2）病例对照研究　亦称病例历史回顾性研究，是选定患有某病和未患某病的人群，分别调查其既往暴露于某个（或某些）危险因素的情况和程度，以此研究暴露因素与某病有无关联及其关联程度的一种研究方法。是一种“从果推因”的研究方法。

病例对照研究的原理：通过图2-3可以看到，该方法是以目前确诊的患有某特定疾病的患者作为病例，以不患有该病但具有可比性的个体作为对照，通过询问、实验室检查或复查病史，收集既往各种可能的危险因素的暴露史，测量并比较病例组与对照组中各因素的暴露比例，经统计学检验，若两组差别有统计学意义，则可认为因素与疾病之间存在统计学关联。这是一种回顾性由结果探索病因的研究方法。

病例对照研究主要优点：简便，省力（人力、物力），省经费，效率高；可同时研究一种疾病与多种因素间的关系；可初步验证已明确的病因假设，亦可广泛探索众多因素与某种疾病的关系，用于建立病因假设。特别适用于少见病的病因或危险因素研究，因其以较小的样本可得出有价值的结果。

病例对照研究主要缺点：不能直接计算疾病的率，只能估计相对危险度，虽可为进一步的研究提供线索，但不能直接得出因果关系的结论；易发生各种偏倚，尤其是回忆偏倚；不适于研究人群中所研究因素暴露比例很低的因素；选择研究对象时常难以为病例选择到适宜的对照。

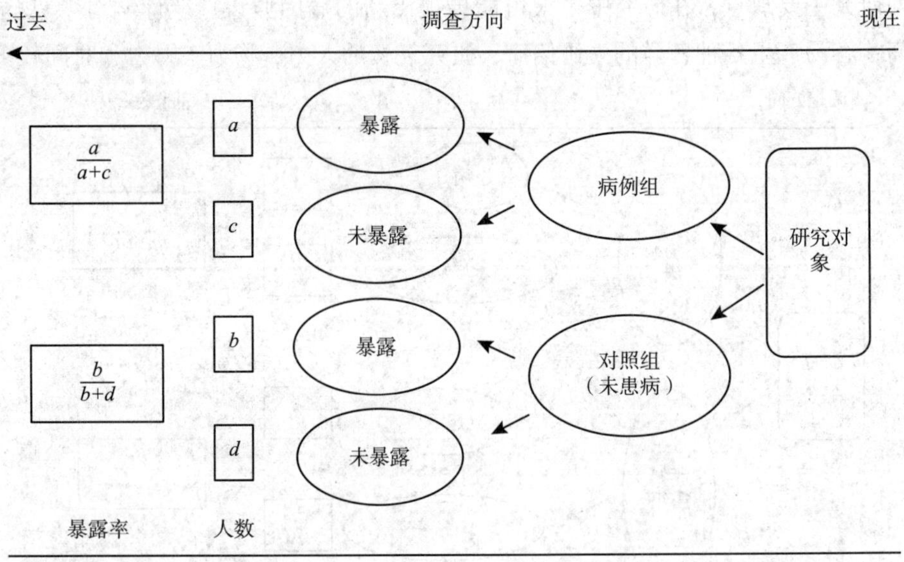

图2－3　病例对照研究的原理示意图

知识拓展

队列研究和病例对照研究的不同点比较

比较项目	病例对照研究	队列研究
观察起点	以疾病为起点（从果到因）	以暴露为起点（从因到果）
研究目的	提出假设	验证假设
研究因素特点	一果多因	一因多果
适用疾病	少（罕见病）	常见病
分析效能	用比值比（OR）估计相对危险度（RR），提供病因线索	使用相对危险度直接估计因果关系及联系的强度
实施条件	相对省时、省钱	费时、费力、费钱
产生的偏倚	回忆偏倚较大	失访偏倚较多

第二节　社区卫生服务的调查设计

一、调查设计的含义

调查设计是根据研究目的，采用科学的方法，有组织、有计划地收集资料并进行统计分析的全过程。

调查设计包括专业设计和统计设计。专业设计主要根据研究目的确定研究的技术路线，解决调查题目的有用性和独创性，是调查题目先进性的前提和基础；专业设计为统计设计提供专业上可能产生偏倚的原因，以减少或控制混杂偏倚。统计设计主要包括资料搜集、整理与分析过程的统计设想和科学安排，从而保证调查结果的科学性、有效性和可重复性。

调查设计是调查研究的总体计划和安排，既是调查研究顺利进行的基础，也是统计分析的前提。

二、调查设计的内容

完整的调查设计包括资料搜集、整理和分析的全过程，从步骤上包括调查准备阶段的设计、调查实施阶段的设计、调查总结阶段的设计等三个环节。三个阶段的内容应紧密联系、前后呼应、形成整体，以保证既能取得准确可靠的资料，又能节省人力、财力和时间。在调查设计中，调查表的制定、调查方法（包括抽样方法）的选择、样本含量的估计等环节是关键。

（一）明确调查目的，选定调查指标

首先根据研究工作的需要明确调查目的，即通过调查要阐明什么问题、解决什么问题。每次调查应紧紧围绕一个中心，不要分散调查目的，以免调查内容庞杂，不能达到预期效果。

调查目的必须具体到指标，调查目的是选定调查指标的依据。选定研究指标时应考虑以下要求。

1. 具体　指标不具体会使调查资料无法分析出预期结果，事倍而功半。

2. 精选　要根据调查目的，选择最能说明问题的主要指标，贪多求全势必增加人力、物力和时间成本，而且影响资料的质量。

3. 客观　尽量不用或少用主观指标。

4. 精确性高　精确性包含准确度与精密度。准确度反映了观察值与真值的接近程度，主要由系统误差引起；精密度反映了观察值与其均值的接近程度，主要由随机误差引起。

5. 特异度、灵敏度高　灵敏度反映其鉴别真阳性的能力；特异度反映其鉴别真阴性的能力。

（二）确定调查对象和观察单位

根据研究目的确定调查对象，即划清调查总体的同质范围。调查总体或样本由观察单位组成。观察单位也称个体，可以是一个人、一个病例、一个家庭、一个群体。如欲了解某社区卫生服务中心医生的文化程度，该地区全体医生就是调查对象。每一个医生是一个观察单位。

（三）选择调查方法与技术

应根据调查目的、调查对象的范围和具备的调查条件合理确定调查方法。

1. 根据研究目的确定调查方法　目的在于了解总体特征时，可采用现况调查方法；研究事物之间相互关系和探讨病因时，可采用病例对照研究或队列研究方法。

2. 根据调查对象范围确定调查方法　调查总体不大时可采用全面调查、一阶段单纯随机抽样调查和系统抽样调查；调查总体较大时可采用整群抽样调查或多阶段抽样调查。

3. 根据具备的调查条件及总体的特征确定调查方法　总体观察单位间变异程度很大时可采用分层抽样调查。实际工作中，大规模的调查常常是在多阶段抽样中，将四种基本的常用抽样调查方法结合使用。

4. 当研究中涉及某些敏感性问题时，应使用敏感性问题的随机应答技术　所谓敏感性问题是指具有高度私人机密性或大多数人认为不便在公开场合表态及陈述的问题，如吸毒、卖淫、酒后驾驶、逃税、灰色收入、婚前性行为、性病、艾滋病、考试作弊、同性恋等。

采用通常的调查方法来调查敏感性问题，会产生无应答偏倚或故意说谎偏倚，得不到真实的结果。采用随机应答技术调查敏感性问题，可以很好地克服以上偏倚。

（四）确定样本大小

估计样含量，即在保证研究结论具有一定的科学性、真实性和可靠性的前提下，确定某研究所需的最小观察例数。常根据研究指标的类型（计量/计数资料）、容许误差的大小、总体参数、以往研究等因素进行样本含量大小的估算。

（五）编制调查表（问卷）

把调查项目按调查时提问的逻辑顺序列成表格就是调查表。对调查表的设计是调查工作中十分关键而困难的一环。它是调查目的的具体体现，调查表设计的是否合理，直接关系调查资料是否准确、完整、科学。

1. 调查项目一般分为分析项目、备查项目和其他项目

（1）分析项目　是直接用于整理计算调查指标所必需的内容。一项对某社区居民慢性病影响因素的调查中，分析项目有：调查对象的年龄、性别、身高、体重、收缩压、舒张压，是否患心血管疾病，近半年对蔬菜、水果、禽类、猪牛羊肉类、水产品、蛋类、豆制品、乳制品、腌熏食品的平均摄入频率，是否饮酒，现在是否吸烟、以前是否吸烟、是否被动吸烟，是否基本没有球类和快跑运动，是否基本没有散步、慢跑等中轻度运动等。

（2）备查项目　为了保证分析项目填写得完整、准确，便于对其进行核对、更正或补充而设置备查项目，通常不直接用于分析。例如，在上述调查中，备查项目列出心血管疾病的诊断依据，有助于核对诊断；列出调查者和调查日期，有助于查询调查情况和明确责任。

（3）其他项目　大型调查表的前言：说明调查目的，希望取得被调查者的合作，对调查内容保密的承诺，以消除被调查者的思想顾虑，等等。常在几百字以内，简明扼要。

表底附注：标明某些易曲解或有歧义的项目的含义和统一填写的标准。

2. 拟制调查表的基本原则

（1）项目的表达语言要精练、准确。

（2）需要的项目一项都不少，不需要的项目一项都不列。

（3）项目的编排要有逻辑性，先易后难，隐私的问题列于后面。

（4）尽量用客观、定量的研究指标。

（六）问卷的信度和效度评价

问卷是通过询问（面对面、电话或邮寄）的方式，了解调查对象的属性、具备的知识、对某些问题的态度以及行为的一种工具。和其他工具一样，如一种试验方法，对它的真实性和可靠性（即效度和信度）也需要进行评价。

（七）制定资料的收集计划

从研究的角度讲，收集资料就是利用各种方法，收集或积累有关资料。这是一项十分严谨而又复杂的工作，资料的及时性、准确性、客观性是研究课题成功的基本保证。

1. 制定调查人员培训方案　培训内容应包括：调查的目的、意义及培训与试调查的作用，以提高科研认识和增强责任心；认真学习和详细解释调查表的项目与问题，使每一名调查员完全熟悉和充分理解每项调查内容、每个调查问题；统一每个项目的解释标准、调查时间，特殊项目需统一询问语气及技巧等，提高调查员的现场调查技能。

2. 确定资料的收集方式 根据调查内容、调查项目和调查条件确定恰当的资料收集方式，如直接检测、访谈、电话调查、信访、集中调查等。

（八）制定资料的整理与分析计划

对资料进行整理分析是将杂乱无章的粗糙资料去粗取精、去伪存真的精细加工过程，以揭示事物内部的规律性和本质。

1. 问卷的接受与核查 认真地管理好收回的问卷，完整记录、对问卷进行完整性核查和逻辑核查。

2. 数据的计算机录入 对调查资料在输入计算机阶段需要反复检查、核对，以确保资料的完整、准确和可靠。

3. 资料的分组 先区别资料的类型，定量资料按量的大小分组，定性资料按性质或类别分组。

4. 统计学分析 根据调查目的、资料类型、适用条件选用合适的统计分析方法，应用先进的统计软件进行分析。在调查设计阶段就应明确采用哪些卫生统计学分析方法，符合参数统计条件时采用哪些方法？不符合参数统计条件时又采用哪些相应的方法？

（九）制定调查的组织措施

调查的组织措施贯穿于调查的全过程。调查研究是一项社会性很强的研究工作，调查的组织措施十分重要，它是调查研究得以顺利实施的重要保障。需要制定好组织领导、宣传发动、时间进度、人员培训、分工协调、经费预算、调查表格的印制、试点调查、现场安排、调查质量控制、调查表的回收、资料的检查核对、数据的上机输入、统计计算分析、结题报告的撰写等方面的组织措施计划，以书面或文件形式发到有关人员手中。

三、问卷设计技术

（一）问卷分类

问卷可分为结构问卷和非结构问卷两类。

非结构问卷只列出问题的内容和提问的方向，未将具体问句写在问卷上，这种问卷多用于试测或深入访谈。

结构问卷是将全部题目的问句及备选答案都列在问卷上，并且有结构上的严密安排，结构问卷的优点是：答案标准化，便于资料的统计学分析；容易填答，效率高；备选答案可帮助被调查者正确理解问题含义。

（二）问卷的基本结构

问卷的基本结构一般包括六个部分，即题头、说明信、指导语、调查内容、编码和结束语。

1. 题头 问卷名称，对问卷进行编号，注明调查地点、调查日期、调查员的姓名等以便于资料的登记。

2. 说明信（卷首语） 卷首语是一封给被调查者的短信，主要是简单向被调查者介绍此次问卷调查的主要目的、意义、调查方的身份、填写要求、匿名保证，及向被调查者的合作表示衷心感谢等，用于拉近和被调查者的关系，赢得被调查方的信任与合作。最后的落款应该写明问卷设计的真实单位或课题组名称、地址、联系电话。函调问卷上要注明回寄调查表的时限。编写说明的原则是篇幅不宜过长、文字简洁、平易近人，使调查对象感到亲切。

3. 指导语 用来指导被调查者填写问卷的一组说明，可以先在卷首语中总体概括阐述，再在问卷正文部分每种题型之前给出具体的答题指导。问卷比较简单，问题较明确时该部分也可以省略。

指导语应该明确答题的具体要求和注意事项，应该简明易懂。对于复杂、困难的内容，还可以举例说明。如吸烟调查问卷，首先应该明确吸烟的定义，吸烟即累计吸烟量超过200支以上者。

4. 调查内容 问卷的构成主要包括各类问题，问题的回答方式及其指导语，这是调查问卷的主体，也是问卷设计的主要内容。问题的类型按其内容，可分为4类。①事实的：如年龄、性别、职业等；②行为的：如是否干过某事，是否常干某事等；③态度的或感情的：如赞成、不赞成，喜欢、不喜欢，愿意、不愿意等；④原因的或理由的：如为何这样、为何去干等。

问卷中的提问方式分为封闭式和开放式两种。

（1）封闭式问题 对所提问题的可能答案全由研究设计者提供，调查对象只需作出选择（即选择题），回答被封闭在研究设计者提供的范围之内。其优点是：答案标准化，易于回答，节约时间，拒答率低，记录、汇总、分析方便。其缺点是：调查对象容易随意选答而失真，不能获得封闭答案以外的信息。

因此，在设计封闭式问题时应注意：不要使调查对象找不到适合自己的答案；以调查对象只能选到一种答案为宜。

（2）开放式问题 对所提出的问题不提供答案，由调查对象对问题不加限制地自由回答。适用于答案太多无法一一列出；或者研究设计者对答案知晓较少的情况，如在预调查时可采取开放式提问。优点是能够调动被调查者的主观能动性，使调查者获取丰富的和事先未知的信息。缺点是健谈者容易离题，懒惰者怕动脑筋而拒答；花费的调查时间长，答案不统一，不易归纳、整理和分析，也不便相互比较。

5. 编码 在完成问卷条目的设计后还须进行条目的编码工作。编码是将调查问卷中的调查项目以及备选答案给予统一设计的代码。编码既可以在问卷设计的同时就设计好，也可以等调查工作完成以后再进行。

6. 结束语 一般放在问卷的最后面，用于简短地对被调查者的合作表示感谢，也可征询一下被调查者对问卷设计和问卷调查本身的看法和感受。

7. 作业证明的记载 调查者的姓名、调查日期、调查时间等。

（三）问卷编写中的注意事项

（1）调查表说明要简单明了、打动人心。

（2）提问题时必须持中立立场，不能加以暗示和诱导。心理诱导在问题中包含对应答者反应的期望，应答者往往依诱导而回答问题，此时测量到的结果是不真实的。

（3）问题的语言要精确、具体，尽量不使用专业术语、缩写词等，以便使每个人都能准确理解问题含义。尽量不用双重否定的句子等。

（4）避免用不确切的词。问题指向明确，避免过于笼统，含混不清。避免在一个问题中混杂两个甚至更多个变量。

（5）问题数目要适当。问卷中问题的数目通常以回答者在20～30分钟以内能够答完为度。问题太多，易造成被调查者厌倦心理，影响调查的顺利进行。

（6）问题的排序由浅入深。问卷中问题排序的目的是便于回答者思考，减少拒答的可能性。这些规则有：①容易回答的问题在前，难回答的问题在后；②问题按一定的逻辑顺序排列，同类问题、有关联的问题放在一起；时间也应按一定顺序排列；③敏感的问题、自由回答的问题放在后面。④封闭性问题放在前面，开放性问题放在后面。

（7）预调查。进行较大样本的调查问卷时，最好设计出来后先进行小范围预试验，了解问卷的不足，及时进行修改；同时对调查问卷的效度进行评估。

第三节　社区卫生服务常用的统计指标

统计指标在社区卫生服务需求评估、计划设计、实施干预及效果的评价、社区居民健康状况评价等方面发挥重要作用。例如，人口期望寿命、总死亡率、婴儿死亡率、孕产妇死亡率等指标可以反映一个地区或国家人群整体健康水平。目前，社区卫生服务的统计指标可以分为：人群生命统计指标、人口统计指标、社会经济指标、卫生状况指标、卫生服务指标、卫生行为指标等类别，其中人群生命统计指标是反映社区卫生服务质量的主要指标。

一、社区常用的生命统计指标

（一）疾病统计指标

1. 发病率　在一定期间内，某病新病例出现的频率。发病率是一个非常重要的发病强度指标。用于描述疾病的分布，分析某种疾病对人群健康威胁的严重程度、发生的原因及评价预防或干预的效果。计算公式为：

$$发病率=\frac{一定期间内某人群中某病新病例数}{同时期暴露人口数}\times k$$

$$k=100\%、1000‰,或10000/万\cdots\cdots$$

在计算发病率时，理论上应以可能发生该病的人口，即暴露人口作为分母。例如，计算麻疹的发病率时，应以易感人群作为分母，而不应包括已经获得麻疹免疫的人在内。但这种资料一般不易获得，而且发病率低时影响不大，因此当得不到确切的暴露人口数据时，可用平均人口代替。

发病率可以按照不同的年龄、性别、职业等计算发病专率。在比较不同时期及不同地区的发病率时，如果人口构成比差异较大则应进行标准化处理。

2. 罹患率　较短时间内（以小时、天、周为单位）一定人群中某病新病例出现的频率。罹患率与发病率一样，是表明发病强度的指标，但它通常用于较小范围及短期间的流行，如食物中毒、传染病暴发等。观察时间可以小时、日、周、旬、月为单位。在计算和利用该项指标时，要注意暴露人口的准确性。

$$罹患率 = \frac{观察期内某病新病例数}{同时期暴露人口数} \times k$$

$$k = 100\% 或 1000‰$$

3. 患病率 是指某特定时间内一定人群中某病新旧病例所占的比例，又称现患率。通常用于描述病程较长或发病时间不易明确的疾病的患病情况，不适用于急性疾病。计算公式为：

$$患病率 = \frac{特定时间内某人群中某病新旧病例数}{同时期观察人口数} \times k$$

$$k = 100\%、1000‰，或 10000/万……$$

按观察时间长短不同，患病率分为时点患病率和期间患病率。观察期不超过一个月时，可计算时点患病率；观察时间通常超过一个月时，可计算期间患病率。

知识拓展

患病率和发病率有何不同？

①患病率的分子包括新旧病例；②患病率是横断面调查所得的疾病频率，反映某时期人群中该病的负荷，对制定卫生保健规划有指导作用；③患病率适用于慢性病，不适用于急性病或病程较短的疾病；④患病率反映某病在该人群中的静态，而发病率则是反映动态；⑤发病水平一般只受暴露因素作用强度的影响，而影响患病水平的因素较复杂。其中医疗水平对患病率的影响较大，对病死率高的疾病如恶性肿瘤，医疗水平高则延长存活时间，但又不能将其彻底治愈，将导致患病率升高；对病死率低的疾病，医疗水平高则缩短病程，使患病率降低，所以患病水平高低不一定表明发病水平。

4. 感染率 是指在调查时受检查人群中某病现有感染的人数所占的比率，通常用百分率表示。感染率的性质同患病率相似，用途广泛。在传染病和寄生虫病调查中，可以用感染率研究疾病的感染状况和防治工作的效果，也可为制定防治措施提供依据。计算公式为：

$$感染率 = \frac{调查时某病感染人数}{调查时受检人数} \times 100\%$$

（二）死亡统计指标

1. 死亡率 是指某人群在一定时间内死于各种原因的人数在该人群中所占的比例。死亡率是测量人群死亡危险最常用的指标。其分子为死亡人数，分母为该人群年平均人口数。常以年为单位。

$$死亡率 = \frac{某年各种原因死亡总数}{同年该人群的平均人口数} \times k$$

$$k = 100\%、1000‰，或 10000/万……$$

死于各种原因的死亡率是一种未经过调整的死亡率，称为粗死亡率。它是衡量人群因病、伤而发生死亡危险大小的指标，可以综合反映一个国家或地区在不同时期的居民健康状况和卫生保健水平。

2. 死亡专率　是按不同的疾病、年龄、性别、职业、种族等分类计算的死亡率。某病死亡专率是用来衡量某病对人群危害程度的指标。计算死亡专率时分母必须是与分子相对应的人口数，即分母必须是产生分子的总体。例如，计算某地 50 岁以上胃癌的死亡率，分母应该是该地 50 岁以上平均人口数。

3. 婴儿死亡率　是指年内婴儿（周岁内）死亡数占年内活产数的比值，一般以千分率表示。它是反映社会经济及卫生状况的一项敏感指标。它不受人口构成的影响，可以直接对不同国家和地区进行比较。计算公式为：

$$\text{婴儿死亡率}(‰)=\frac{\text{全年婴儿死亡数}}{\text{同年活产婴儿数}}\times 1000‰$$

因为婴儿处于人类生命的脆弱阶段，其生存质量很容易受到传染病、先天畸形、营养状况、医疗照顾、卫生条件及母亲的文化素质等因素的影响。因此婴儿死亡率是世界各国广泛应用的一个评价婴儿群体、围产保健，乃至整个居民健康状况和物质文化水平的敏感指标。

4. 新生儿死亡率　是指全年新生儿（出生后 4 周内）死亡人数与全年活产婴儿数之比。引起新生儿死亡的原因以先天畸形、产伤、早产、破伤风和窒息等为主，而出生 28 天以后的婴儿主要死因是肺炎、传染病、营养不良等。计算公式是：

$$\text{新生儿死亡率}(‰)=\frac{\text{某年新生儿死亡数}}{\text{同年活产婴儿数}}\times 1000‰$$

5. 5 岁以下儿童死亡率　是指全年 5 岁以下儿童死亡人数与全年活产婴儿数之比。这是联合国儿童基金会用来衡量儿童健康水平的主要指标。计算公式是：

$$\text{5 岁以下儿童死亡率}(‰)=\frac{\text{某年 5 岁以下儿童死亡人数}}{\text{同年活产婴儿数}}\times 1000‰$$

6. 孕产妇死亡率　是指全年孕产妇死亡人数与年活产婴儿数之比，以十万分率表示。孕产妇死亡包括怀孕或分娩 40 天内死亡的妇女、因宫外孕而死亡的妇女，不包括意外死亡。该指标可以用于评价妇女保健工作，并且间接反映一个国家的卫生文化水平。计算公式为：

$$\text{孕产妇死亡率}=\frac{\text{某年孕产妇死亡人数}}{\text{同年活产婴儿数}}\times 100000/10\text{ 万}$$

7. 病死率　也称某病病死率，表示一定时期内，患某种疾病的人群中因该病而死亡的人数所占比例。病死率通常用于急性病，如各种急性传染病、脑卒中等，以衡量疾病对人生命威胁的程度。同时，病死率也受疾病严重程度和医疗水平的影响。

病死率不同于死亡率，只是一个比值，并非真正的率。病死率的分母是同期患该病的人数，而死亡率的分母是同年该人群的平均人口数，差异很大。有些疾病可以病死率很高而死亡率不高，如 SARS、狂犬病等。

$$\text{病死率}=\frac{\text{某时期内因某病死亡人数}}{\text{同期确诊患该病的人数}}\times 100\%$$

（三）疾病防治效果指标

常用于衡量疾病防治效果的指标有治愈率、有效率或生存率，对其计算方法如下。

$$治愈率=\frac{治愈患者数}{受治患者数}\times 100\%$$

$$有效率=\frac{治疗有效人数}{受治患者数}\times 100\%$$

$$n\ 年生存率=\frac{随访满\ n\ 年的某病存活人数}{随访满\ n\ 年的该病病例总数}\times 100\%$$

（四）残疾失能指标

描述残疾失能的指标很多，最常用的是病残率。

病残率是指某一人群中，在一定期间内，每百万（或千、万、十万）人中实际存在的病残人数。

$$病残率=\frac{病残人数}{调查人数}\times k$$

$$k=100\%、1000‰,或\ 10000/万\cdots\cdots$$

病残率越高提示该地区需要投入越多的卫生资源来进行病残患者的康复保健工作。

（五）人口统计指标

1. 出生率 某地某年平均每千人口中的出生数，是反映一个国家或地区人口生育水平的基本指标。了解出生率的动态有助于开展计划生育、妇幼卫生工作。

$$出生率=\frac{某地某年活产总数}{该地同年平均人口数}\times 1000‰$$

2. 人口自然增长率 每年平均每千人口中自然增加的人数。是表示人口增长的基本指标。正值表示人口增加，负值表示人口减少。该值的绝对值越大表示人口增加或减少的速度越快。

$$人口自然增长率=出生率-死亡率$$

3. 生育率 某地某时期内出生的活产婴儿数与同期15～49岁育龄妇女人数之比（通常时间为一年）。表示不同时期、不同地区妇女或育龄妇女的实际生育水平。生育率受各年龄妇女生育水平、已婚比例、育龄群年龄结构等因素的影响。计算公式为：

$$生育率=\frac{某地某年活产婴儿数}{该地同年育龄妇女数}\times 1000‰$$

4. 平均期望寿命 又称预期寿命，假若当前的分年龄死亡率保持不变，同一时期出生的人预期能继续生存的平均年数。它表明了新出生人口平均预期可存活的年数，是衡量一个国家、民族和地区居民健康状况、社会、经济发展和人民生活质量的一个重要指标。因不受人口年龄构成的影响，各地区平均期望寿命可直接进行比较。世界卫生组织数据显示，截至2015年，全球人均期望寿命最长的是日本人，达83.7岁；中国人平均期望寿命为76.1岁。

二、社区常用的卫生服务需要指标

卫生服务需要是居民实际健康状况的客观反映。目前常用指标有两周患病率、慢性病患病率、年人均患病天数、年人均休工天数、年人均卧床天数、年人均休学天数等，以及两周患病疾病构成比、慢性病构成比等。

（一）疾病频率指标

1. 两周患病率　是指被调查人口中近两周患病人数或人次数所占比例。常以百分率或千分率表示。计算公式为：

$$两周患病率=\frac{两周内患病人(次)人数}{调查总人数}\times k$$

$$k=100\% 或 1000‰$$

知识链接

如何理解“两周患病率”指标中的“患病”？

在我国卫生服务调查中所定义的“患病”是从居民对卫生服务需要角度考虑的，并非严格意义上的由客观医学检查确认的“患病”，包括被调查者的自身感受的“不适”和调查员（医务人员）客观判断的患病、受伤和中毒，有以下三种情况之一者，均认为“患病”：①自觉身体不适，去医疗卫生单位就诊确认有病、伤或中毒，接受了治疗；②自觉身体不适，未去医疗单位诊治，但自服药物或采取一些辅助治疗；③自觉身体不适，未去就诊治疗，也未采取自服药物或辅助疗法，但因身体不适休工、休学或卧床一天及以上者。

2. 慢性病患病率　从卫生服务需要角度，慢性病患病率是指调查前半年内调查的慢性病病例数与调查总人数之比。当反映居民健康状况时，该指标是指调查前半年内调查的慢性病病例数与调查总人数之比。该指标是反映不同地区健康状况、疾病负担和卫生服务需要量的重要指标。

$$慢性病患病率=\frac{调查前半年内慢性病病例数}{调查总人数}\times k$$

$$k=100\% 或 1000‰$$

卫生服务总调查中的“慢性病”是指以下两种情况有其一：①被调查者在调查的前半年内经过医务人员明确诊断有慢性病；②半年以前经医生诊断有慢性病，在调查的前半年内时有发作，并采取了治疗措施，如服药、理疗等。

（二）疾病严重程度指标

在卫生服务调查中，常通过询问被调查者在过去的某个时期内患病伤持续天数和因病伤卧床、休工、休学天数来间接了解疾病的严重程度、对劳动力产生的影响力，并推算因病伤所造成的经济损失。常用指标如下。

1. 两周卧床率

$$两周卧床率=\frac{调查前两周内卧床人(次)数}{调查总人数}\times k$$

$$k=100\% 或 1000‰$$

2. 两周活动受限率

$$\text{两周活动受限率}=\frac{\text{调查前两周内活动受限人(次)数}}{\text{调查总人数}}\times k$$

$$k=100\%\text{ 或 }1000‰$$

3. 两周休工（学）率

$$\text{两周休工(学)率}=\frac{\text{调查前两周内休工(学)人(次)数}}{\text{调查总人数}}\times k$$

$$k=100\%\text{ 或 }1000‰$$

三、社区常用的卫生服务利用指标

（一）门诊服务利用指标

门诊服务利用指标用来反映居民对门诊服务的需求水平和满足程度。常用指标如下。

1. 两周就诊率

$$\text{两周就诊率}=\frac{\text{调查前两周内就诊人(次)数}}{\text{调查总人数}}\times k$$

$$k=100\%\text{ 或 }1000‰$$

2. 两周患者就诊率

$$\text{两周患者就诊率}=\frac{\text{调查前两周内患者就诊人(次)数}}{\text{两周患者总例数}}\times k$$

$$k=100\%\text{ 或 }1000‰$$

3. 两周患者未就诊率

$$\text{两周患者未就诊率}=\frac{\text{调查前两周内未就诊人(次)数}}{\text{两周患者总例数}}\times k$$

$$k=100\%\text{ 或 }1000‰$$

（二）住院服务利用指标

可用于了解居民对住院服务的利用程度，分析住院原因、住院医疗机构与科别、辅助诊断利用及需住院而未住院的原因等，为确定医疗卫生机构布局、制定相应卫生资源规划提供参考依据。反映住院服务利用的主要指标如下。

1. 住院率

$$\text{住院率}=\frac{\text{调查前 1 年内住院人(次)数}}{\text{调查总人数}}\times k$$

$$k=100\%\text{ 或 }1000‰$$

2. 人均住院天数

$$\text{人均住院天数}=\frac{\text{总住院天数}}{\text{总住院人数}}$$

3. 未住院率

$$\text{未住院率}=\frac{\text{需住院而未住院人数}}{\text{需住院患者数}}\times k$$

$$k = 100\% \text{ 或 } 1000‰$$

（三）预防保健利用指标

评价计划免疫、健康教育、传染病控制、妇幼保健等预防保健服务利用情况时常用的指标有预防接种覆盖率、儿童体检率、产前检查率及次数、婴儿出生体重、产后访视率及次数、住院分娩率等。

本章小结

要点	内容
社区卫生服务常用调查方法	现况调查、回顾性调查、前瞻性调查；普查、抽样调查；定性调查（观测法、专题小组讨论法、选题小组讨论法、深入调查法）、定量调查
抽样调查	概率抽样（单纯随机抽样、系统抽样、分层抽样、整群抽样、多阶段抽样）、非概率抽样（方便抽样、立意抽样、滚雪球抽样）
调查设计的三个环节	调查准备阶段、调查实施阶段、调查总结阶段
调查统计指标	发病率、罹患病、患病率、生育率、平均期望寿命等

习　题

一、选择题

【A1/A2 型题】

1. 按照调查时间序列，在社区卫生服务中的调查方法不包括

A. 现况调查　　B. 立意抽样调查　　C. 前瞻性调查

D. 回顾性调查　　E. 以上都包括

2. 某社区全科医生欲了解目前所在社区老年人总体的健康状况、慢性病患病情况，首选的调查方法是

A. 回顾性调查　　B. 典型调查　　C. 前瞻性调查

D. 现况调查　　E. 抽样调查

3. 普查是指

A. 全面调查　　B. 抽样调查　　C. 个案调查

D. 典型调查　　E. 小组访谈

4. 下列调查方法中不属于概率抽样调查法的是

A. 分层抽样调查　　B. 系统抽样调查　　C. 方便抽样调查

D. 滚雪球抽样调查　　E. 单纯随机抽样

5. 下列属于概率抽样方法的是

A. 方便抽样　　B. 定额抽样　　C. 整群抽样

D. 目的抽样　　E. 以上均不是

6. 如果想了解省里社区卫生服务满意度较高的几家社区卫生服务机构的成功经验，并向全省推广，首选的调查方法是

A. 全面调查　　B. 典型调查　　C. 随机抽样调查
D. 目的抽样调查　　E. 访谈

7. 分层抽样的优点不包括

A. 抽样误差比较小　　B. 在不同层中抽样的比例可以不同
C. 便于组织，节省经费　　D. 可对不同层独立进行分析
E. 层级越多越好

8. 定性调查是社区卫生服务常用的调查方法，常用的方法有

A. 电话访谈法　　B. 面对面访谈法　　C. 选题小组讨论法
D. 自填式问卷法　　E. 概率抽样法

9. 队列研究是一种

A. 描述性研究法　　B. 现况研究法　　C. 分析性研究法
D. 实验研究法　　E. 回顾性调查法

10. 队列研究的优点不包括

A. 简便、省力（人力、物力）、省经费
B. 由“因”至“果”观察，一般不存在回忆偏倚
C. 可直接分析危险因素的病因作用；检验病因假说的能力较强
D. 效率高较适用于常见病
E. 队列研究较病例队列研究样本例数少

11. 不属于病例对照研究的缺点的是

A. 不能直接得出因果关系的结论
B. 易发生各种偏倚，尤其是回忆偏倚
C. 选择研究对象时常难以为病例选择到适宜的对照
D. 特别适用于少见病的病因或危险因素研究
E. 样本较多

12. 完整的调查设计从步骤上包括哪些环节

A. 准备阶段的设计、实施阶段的设计、总结阶段的设计
B. 明确调查目的、选定调查指标、选择调查方法与技术
C. 确定调查对象和观察单位、选择调查方法与技术、确定样本大小
D. 编制调查表、制定资料的收集计划、制定资料的整理分析计划
E. 以上均不是

13. 拟制调查表的基本原则不包括

A. 语言要精练、准确
B. 尽量用主观、定性的研究指标
C. 项目数量根据需要确定，不宜过多
D. 项目的编排要有逻辑性
E. 先提问敏感性问题

14. 下面不属于问卷基本结构的是

A. 题头　　B. 指导语　　C. 问题及选项
D. 访谈提纲　　E. 调查者姓名

15. 拟制调查表的基本原则错误的是
A. 表达语言要精练、准确
B. 项目数量根据需要确定
C. 项目的编排要有逻辑性
D. 尽量用主观、定性的研究指标
E. 以上均正确

16. 某问卷中的问题，“你对本社区卫生服务中心的糖尿病管理服务是否满意？①不满意②不确定③不满意”，属于哪种类型问题
A. 开放型问题　　B. 封闭型问题　　C. 混合型问题
D. 无法判断　　E. 敏感性问题

17. 用于描述疾病的分布，分析某种疾病对人群健康威胁的严重程度的常用指标是
A. 罹患率　　B. 发病率　　C. 死亡率
D. 生存率　　E. 病死率

18. 两周患病率中的“患病”与患病率中的“患病”的含义是否相同
A. 相同　　B. 不相同　　C. 无法确定
D. 部分相同　　E. 不知道

19. 可以反映居民对社区卫生服务中心门诊服务的需求水平的指标是
A. 两周就诊率　　B. 两周休学率　　C. 慢性病患病率
D. 人均住院天数　　E. 死亡率

20. 综合衡量一个国家、民族和地区居民健康状况、社会、经济发展和人民生活质量的一个重要指标是
A. 婴儿死亡率　　B. 出生率　　C. 平均期望寿命
D. 孕产妇死亡率　　E. 发病率

二、思考题

1. 社区卫生服务调查设计有哪些主要内容？
2. 社区卫生服务调查中常用的概率抽样方法有哪些？
3. 社区卫生服务调查的统计指标有几类？各有哪些？

扫码“练一练”

（杨艳旭）

第三章 社区诊断

扫码“学一学”

学习目标

1. **掌握** 社区诊断的概念和应用。
2. **熟悉** 社区诊断的分类和意义及社区诊断工作步骤。
3. **了解** 社区诊断的基本内容。
4. 学会运用社区诊断分析社区中主要健康问题及影响因素。

社区诊断是以社区为范围的健康照顾的重要内容，社区诊断与社区卫生服务的需求评价是制订社区卫生服务计划的基础和依据。为更好地发展社区卫生服务，在社区真正推行以患者为中心、以需求为导向的服务模式，以社区人群健康促进为目的，就需要对社区的基本状况及目前存在的主要卫生问题进行了解，并对其进行需求评价、做出社区诊断。根据社区人群存在的主要健康问题制定正确的防治保健策略，以满足社区公共卫生发展的需要和居民日益增长的卫生需求，达到预防疾病、促进健康、提高生活质量的目的。

案例讨论

[案例]

某社区居民区流行病学抽样调查被医生诊断过患有不良生活方式病的顺位：高血压 116 人（9.57%），冠心病 47 人（3.88%），糖尿病 31 人（2.56%），肥胖 22 人（1.82%），肿瘤 8 人（0.66%），脑卒中、慢性阻塞性肺疾病各 7 人（0.58%）。高血压危害知晓率仅为 37.90%，知晓其发生与哪些因素有关率为 13.41%，高血压患者定期检测血压率为 5.36%。高血压患者数 116 人，有家族史者 530 人，BMI≥24 者 254 人、血压为正常高限者 56 人，酗酒者 188 人。各高危人群呈现一个共同特征，即在 36～60 岁年龄组分布较 6～17 岁、18～35 岁、61 岁以上年龄组多。引人注意的是，有家族史的高危人群呈现低年龄化倾向，6～17 岁组 161 人（30.4%），18～35 岁组 150 人（28.3%）；另外，呈现出男多于女的特点。

[讨论]

1. 调研的结果提示主要的卫生问题是什么？
2. 从哪些方面着手制定防治保健策略？

第一节　社区诊断概述

一、社区诊断的概念

社区诊断亦称作社区卫生需求评价，是社区卫生工作者运用社会学、人类学和流行病学的研究方法，收集社区居民健康状况、社区卫生状况、社区卫生资源、社区居民需求以及卫生服务提供与利用情况等各方面资料，发现社区存在的健康问题，并确定需优先解决的主要健康问题的过程。

社区诊断是研究特定时间与特定范围内人群的健康状况，以及疾病与影响健康的因素之间的关系；是开展社区卫生服务非常重要的工作环节。它借用“诊断”这个临床名词，通过一定的定性和定量的调查研究方法和手段，收集社区健康问题及其影响因素的有关资料，通过科学、客观的分析，诊断本社区内疾病与健康问题的分布情况，明确本社区居民存在的主要健康问题及其影响因素，为制定切实可行和富有成效的社区卫生服务计划，实施有效管理、进行科学评价提供依据。

二、社区诊断的目的

社区诊断是制定卫生政策、合理利用卫生资源的重要依据。一般来说，社区诊断的目的主要包括五个方面。

1. 确定社区的主要健康问题及排列顺序，辨明社区的需求。

2. 分析社区健康问题产生的主要原因及影响因素。

3. 了解和评价社区卫生服务供给能力及社区解决问题的能力。

4. 根据社区居民的意愿、资源的可利用情况和社区居民关心的程度，确定本社区综合防治的健康优先问题与干预重点人群及相关影响因素。

5. 为制定符合社区需要的卫生计划提供必要的参考资料，为卫生计划执行情况和社区综合防治效果的评价提供基础数据。

知识拓展

卫生需求评价与社区诊断

卫生需求评价和社区诊断从概念与实施方法来讲，在国际上是非常相近的两个术语，基本工作步骤大致相同，只是有时评价的内容范围有所不同，例如，可以做国家卫生服务的需求评价，但不会说国家的社区诊断。卫生服务的需求评价则只是卫生需求评价中的一部分。在本章中若不加限定，所说的需求为广义的需求，即同时涵盖需要与需求的概念。为了做好社区诊断工作，应该处理好需要、需求和供给三者之间的平衡关系。

三、社区诊断与临床诊断的异同

比较分析社区诊断与临床诊断的异同，具体表现在观念、方法和内容上，见表3－1。

表 3-1 社区诊断与临床诊断的比较

项目	临床诊断	社区诊断
对象	个体（患者）	社区（人群与环境）
问题表现	症状、体征	事件、反应、健康问题、健康状况
基本方法	病情分析、临床推理	人口统计方法、流行病学方法、卫生统计方法、行为测量法
资料来源	询问病史	社区文献资料、健康档案记录
	体格检查	日常医疗活动日志、居民反映情况
	实验室检查	社区调查、社区筛检
目的结果	确定个体健康问题	发现社区主要健康问题和可利用资源
	找出病因	找出社区健康的主要影响因素
行动措施	制订个人综合服务计划	确定优先解决问题的顺序 制订社区卫生计划
评价	随访症状、体征、化验等指标的改变	观察健康状态的动态变化

第二节　社区诊断的内容

案例讨论

[案例]

某社区卫生服务站所辖如果中老年人比例较高，则社区卫生服务工作的重点就应围绕如何提高老年人生活质量开展；如果社区中中青年比例较高，则社区卫生服务的重点就应当是围绕如何解决上班族疲劳综合征及亚健康状态和建立健康的生活方式等疾病前的一级预防工作。

[讨论] 家庭结构和职业因素对社区健康问题是否有影响？

一、社区诊断的主要内容

社区诊断的基本内容应包括 3 个方面：一是发现社区的主要健康问题，二是找出影响社区健康的主要原因，三是提出解决社区主要健康问题的计划与方案。具体内容如下。

（一）社区健康及卫生需求状况

明确目标人群的生物学和社会学特征，主要包括社区人口学资料（人口数量与结构，人口自然增长率等）；常见病、多发病的发病率、患病率及其构成；主要疾病的死亡率（孕产妇死亡率、新生儿死亡率、婴儿死亡率、年龄别死亡率）及其死因构成；门诊与住院的需求及利用；就诊主要卫生问题的构成与顺位；高危人群的主要危险因素；社区居民的生活方式、不良行为以及居民的健康信念与就医习惯等。

（二）社区资源与能力

社区资源与能力即社区解决健康问题、满足需求的能力。社区卫生服务的资源不仅仅来源于医疗卫生机构，还可来源于政府和社区其他组织。社区内可用于解决健康问题的资源，主要包括以下几个方面。

1. 社区自然环境 包括社区的地理位置、地貌、范围、绿化、江河湖泊、耕地、生活水源、一般气候、生活环境和工作环境、卫生条件和卫生设施等。

2. 社区人文环境 包括当地的传统习俗、文化遗产、宗教信仰、教育水平，领导观念、管理模式，公众的精神面貌、公共秩序、文化娱乐，社会治安等。

3. 经济资源 指社区整体的经济状况及其发展趋势、卫生经费占国民生产总值的百分比、收入分配的公平性、交通状况、公共设施、当地的经济产业结构、主要的经济来源、消费意识、消费水平、发展潜力等。经济资源的丰富程度及分布状况直接影响社区卫生服务的提供、利用和质量。

4. 人力资源 包括各类卫生专业技术人员和卫生相关人员如行政人员、社区志愿者、街道居委会成员等。其中，卫生人员的数量、质量以及工作效率对社区健康水平起着决定性的作用，常用每千人口中各类卫生专业技术人员数来表示。

5. 机构资源 包括卫生机构和非卫生机构两个方面，如诊所、医院、政府机构、工厂、宗教团体、学校、社会福利机构、幼儿园、养老院、文化娱乐场所等。了解这些机构的功能及其对居民的可用性和可及性等信息，有助于为社区提供连续性、协调性的卫生保健服务。

6. 社区行动能力 指社区内可动员的所有人力、物力、财力、技术等。社区卫生服务不仅是卫生部门的事，也是全社会的责任。社区卫生服务应善于开发领导层，积极争取有利于发展的政策环境和社区有关部门的理解与支持，动员社区群众的积极参与。

二、社区诊断的分类及意义

社区诊断是一个综合的、多视角的人群调查过程与调查系统。影响人们健康的因素是十分复杂的，只有真正掌握影响健康的主要和次要因素，才能够制定对策，进而改变人们不利于健康的行为生活方式。根据 PRECEDE—PROCEED 模式，社区诊断包括以下几类。

（一）社区诊断

社区诊断主要是评估目标社区或人群的生活质量，并确定影响生活质量的主要健康问题；了解目标社区或人群的社会、文化、经济环境，与健康问题相关的政策，以及社区资源；动员社区以及目标人群参与健康教育项目。

1. 评估的主要内容 包括社区特点、社区经济状况、人口学特征等方面。

2. 对实际工作的指导意义 了解对所服务的社区情况与社区的特点，则可以了解社区所需的服务内容、决定社区卫生服务机构今后的服务方式。

> **考点提示**
>
> 社区诊断主要是评估目标社区或人群的生活质量，并确定影响生活质量的主要健康问题；了解目标社区或人群的社会、经济、文化环境，与健康问题相关的政策，以及社区资源；动员社区以及目标人群参与健康教育项目。

（二）流行病学诊断

流行病学诊断是在社区诊断已经确定影响生活质量的主要健康问题之后，运用流行病学方法，进一步明确健康问题的严重性与危害，从而明确社区的主要健康问题、健康问题的主要危险因素，并最终确定应优先干预哪个健康问题的分析过程。

1. 评估的主要内容 包括居民疾病现患情况、死因顺位和死因构成、疾病负担状况、卫生服务需求、社区特殊健康问题、群众满意度等方面。

2. 对实际工作的指导意义 根据流行病学的调查，可以明确社区主要健康问题及其分布，以及有关的影响因素，此外，可以了解居民最关心的也是最需要解决的就医问题，从而决定社区卫生服务机构今后的工作重点。

（三）行为与环境诊断

行为诊断是指对导致疾病和健康问题发生和发展的危险行为生活方式的诊断。环境既是影响健康的重要因素，也是影响人们行为生活方式的重要因素。进行行为与环境诊断的目的是确定影响健康状况的行为与环境因素，以及确定应该优先干预的行为生活方式以及环境因素。

1. 评估的主要内容 包括社区居民关于慢性病的认知、态度、行为现状，常见与慢性病有关的危险因素分布现状（如饮酒、吸烟、不参加体育锻炼、超重、不合理膳食结构、高血脂、高血压、生活与工作的紧张度、性格特征等），自然环境和工作生活环境等方面。

行为诊断主要是区分引起疾病或健康问题的行为与非行为因素；区别重要行为与不重要行为；区别高可变性行为与低可变性行为。

2. 对实际工作的指导意义 通过居民健康行为及环境的调查，可以为下一步社区中开展健康教育奠定基础，同时可以了解影响居民的危险因素，从而采取相应的干预措施。

（四）教育与组织诊断

教育与组织诊断的任务是分析影响健康相关行为和环境的因素，从而为制定教育干预策略提供依据。

1. 评估的主要内容 包括教育与文化环境、影响健康相关行为的主要因素、卫生人员的现状及慢性病防治工作中需要依靠的主要组织、机构等方面。

2. 对实际工作的指导意义 对于健康教育诊断来讲，其核心是确定影响目标人群健康问题的主要健康相关行为，以及确定影响该健康相关行为发生、发展的主要的倾向因素、促成因素和强化因素。

知识链接

影响健康相关行为的主要因素

倾向因素：倾向因素先于行为，又称为动因因素或前置因素，是产生某种行为的动机、愿望，或是诱发某行为的因素。倾向因素包括知识、态度、信念和价值观、行为动机与意向等。

促成因素：促成因素又称为实现因素，是指促使某种行为动机或愿望得以实现的因素，即实现某行为所必需的技术和资源，包括保健设施、医务人员、诊所、医疗费用、交通工具、个人保健技术；行政的重视与支持、法律政策等也可归结为促成因素。在教育过程中只强调目标人群主观的倾向因素而不为其创造客观的条件，行为和环境改变的目标是难以实现的。

强化因素：强化因素又称为加强因素，是激励行为维持、发展或减弱的因素。强化因素既包括正向的强化因素、负向的强化因素，又可以表现为躯体强化因素、心理强化因素、经济强化因素和社会强化因素。

（五）管理与政策诊断

管理与政策诊断的核心是评估开展社区教育的资源与环境，包括组织资源、外部力量以及政策环境。

1. 评估的主要内容　包括现有的社区卫生政策、社会经济发展政策、政策的受益面及覆盖面、卫生资源可用性、社区卫生服务的组织与管理能力等方面。

2. 对实际工作的指导意义　评估组织与管理能力，了解社区中其他可利用的资源，完善组织与政策，从而调动一切可以调动的力量，为社区居民提供更优质的服务。

第三节　社区诊断的工作步骤

扫码“看一看”

完整的社区诊断工作一般分七个步骤进行，如图 3－1 所示。

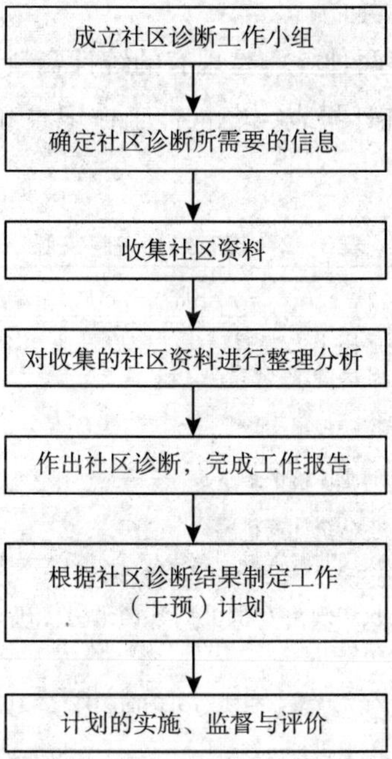

图 3－1　社区诊断基本工作步骤

一、确定社区诊断的目的及工作方案

成立相应的工作小组，确定此次社区诊断的目的、任务和方法及需要的信息和资料，界定所调查的社区及人群，提出工作组织与工作方案，并做好相应的培训和准备工作。

二、收集社区资料

（一）社区诊断所需的资料信息

社区诊断的内容涉及许多方面，故需收集相应的资料信息。资料的收集应根据主要卫生问题的特点及干预项目的性质来确定，防止盲目地收集所有资料。社区卫生服务中需要收集的资料如下。

1. 社区健康状况资料　如患病率、发病率、疾病别发病率、死亡率、死亡原因、平均期望寿命等。

2. 卫生服务利用资料　指卫生服务的需要及利用率，如就诊人数、住院人数、住院率、平均住院日及其影响门诊和住院利用的因素等。

3. 卫生资源情况资料 指卫生服务的覆盖率、公平性、可及性，如卫生费用的数量与来源、卫生技术人员的数量与结构、医疗卫生机构的数量与分布。

4. 行为、生活方式资料 指滥用药物、不良行为与生活方式、就医习惯、健康危险因素、自我保健意识与能力、健康信念模型等。

5. 相关人口学信息 如社区的人口数、性别、人口结构、文化程度、职业特点、重点人群和高危人群的特征。

6. 社区背景信息 如地理位置、自然资源、风俗习惯以及交通情况；社区内的政府机构、各类团体分布情况等。

7. 社会和经济指标资料 包括收入、就业、生活秩序、生活环境与条件、业余文化生活等方面。

（二）资料的来源

社区卫生服务的资料来源有两种：一是现有的统计资料，二是专题调查资料。

1. 现有的统计资料 包括统计报表、经常性工作记录和既往作过的调查，简单归纳如表 3－2。

表 3－2　现有统计资料来源

可能的资料来源	内容	注意事项
社区卫生服务中心、服务站，其他基层卫生机构	居民个人健康档案、家庭健康档案、社区健康档案	资料的连续性、完整性、准确性、时效性
卫生计生委或医院	疾病现患率	资料分母的定义与范围
企事业单位、学校	健康体检记录	诊断标准
疾病控制中心	生命统计资料 疾病监测资料	标准的一致性 覆盖人口面和代表性
科研院所	疾病现患及危险因素的调查、研究结果	标准的统一
政府行政部门	有关政策、组织、机构的文件	日期、有效期、保密与否
公安局	出生、死亡资料	死因诊断依据
公安局、统计局	人口学资料	标准化与可比性
交通管理局	交通事故登记资料	分类与标准

应首先对现有资料进行质量评价，经确定为可靠、可用的资料后再进行数据分析，得出项目所需的信息。

其优点是方便、易得，但缺点是资料的完整性、准确性、针对性较差。

2. 社区专题调查资料 专题调查是指针对社区的某一问题进行专门的调查，通过对社区进行定性调查和定量调查，可以获得社区居民健康状况调查资料、危险因素调查资料、社会经济状况调查资料等，可分为定性调查和定量调查。

（1）定性调查　常用的方法主要有参与性观察法、深入访谈法、专题小组讨论法和选题小组讨论法等。其特点是研究结果不能以数据来表示，主观性强，不能推论一般，但能获得深入的信息，可以表明某种趋势，对所研究问题具有探索性意义。

（2）定量调查　常用的方法有问卷访谈法、现场自填法和信访法等，其特点是结果可以用数据来表示，较为客观，说服力强，能够推论一般，但不能得出深入的信息资料。

由于社区诊断的被调查对象主要是人群，所以在社区诊断中定性调查与定量调查相结合运用、相互补充，得到较为完善的信息。

专题调查的优点是可以对特定的问题及其影响因素进行深入细致的研究，针对性强、准确性好；缺点是现场调查需要消耗大量的人力、物力和财力。

三、对收集到的社区资料进行整理、分析

首先应对来自不同渠道的资料进行整理、评价，剔出不合格的数据。然后再将符合要求的资料运用卫生统计和流行病学方法进行统计、分析、归纳、综合，以发现社区存在的问题，综合分析卫生问题的原因。

（一）数据收集

对于已收集的调查问卷，访谈记录或录音等，均必须有专人保管、专人检查，看是否达到指定的要求。如调查问卷应没有缺项，访谈记录或录音应完整等。对不符合要求的调查资料应退回重新收集整理，不符合要求的调查资料的数量控制在总数的10%以下。

（二）数据处理

1. 数据资料的质量评价 对收集到的社区诊断资料，在开始分析之前应先评价数据的可靠性，并通过对数据的整理、逻辑检错、垃圾数据处理等手段，把数据变为可供分析的数据库。根据不同数据的来源，制定不同的质量评价内容。

（1）现有调查资料 应用现有调查资料时应注意评价：①本次社区诊断的目的与原收集资料的目的是否一致；②不同年代的资料所选择的诊断标准是否一致；③现有资料的完整性，收集的资料有无指标缺失或数据缺失等先天缺陷；④数据覆盖的人口面和代表性等。

（2）专项调查资料 定性资料的评价应重点查看访谈对象的态度与合作程度、访谈环境、主持人访谈技巧及记录的质量，以此来评价访谈资料的质量。定量资料在应用时应从调查表设计、调查员质控、被调查者应答态度和调查环境控制四个方面进行评价，以确定收集到的数据质量是否合格、可靠。

2. 数据资料的处理 对于定性调查资料，一般是将定性资料与数据进行半定量转化后再分析，或是将相同与类似的定性资料和数据进行合并与归类后再进一步的分析。对于定量调查资料，一般是利用计算机建立数据库。在建立数据库时，有两个人分别录入数据，然后互相对照校正确保数据录入的准确性。

（三）数据分析

对定性调查的数据，常用描述法、排序法、积分法等进行分析研究。对定量调查的数据，目前国内常用SPSS和SAS统计分析软件包对数据进行分析。

（四）影响因素分析

在实际工作中，对卫生问题的影响因素进行全面、综合的分析时常用原因树法和鱼骨图法。原因树法是一种常用的问题原因分析方法，其一般是采用专家咨询的方法来共同探讨某一问题的原因。

四、做出社区诊断，完成诊断报告

（一）确定社区健康优先问题

社区在一定时期内所面临的卫生问题是多方面、多层次的。由于卫生资源的有限性，不可能同时解决众多的卫生问题，满足人们多方面的需求。为此，必须根据一定的原则来

确定需要优先解决的健康问题，并对其施加必要的干预措施，以达到预期目标。

1. 确定优先问题的原则 根据对普遍性（影响范围大）、严重性（最危险的）、有效性（原因清楚，对干预的敏感程度高）、可行性（技术、经济、人力、物质资源）以及紧迫性、可干预性、效益性等方面的综合考虑，来决定优先卫生问题。

（1）普遍性 所确定的需优先解决的卫生问题在社区人群中普遍存在，具有共性的特点，通常是以某种卫生问题的发生频率的高低来表示。如使用某种疾病的发病率和患病率高来表示该病受累人群比例大、与该病相关的危险因素分布广、该行为与疾病的结局关系密切。

（2）严重性 该卫生问题对社区居民的健康状况影响较大，造成的后果也较为严重。如某病致残、致死率高；慢性病所致的生活自理能力丧失、生活质量下降、家庭负担过重等。

（3）紧迫性 该卫生问题已引起政府和社区居民的强烈关注，是必须在近期内得到解决的问题。如对儿童进行脊髓灰质炎疫苗的强化免疫。

（4）可干预性 该卫生问题能够通过某些特定的措施加以解决或改善，如通过健康教育、首诊测血压制以及定期测量血压，可以改变社区居民的不良生活习惯和增加高血压患者知晓率，以达到控制高血压和降低心脑血管疾病发生率的目的。

（5）效益性 是指在相对固定的资源条件下，解决该卫生问题所取得的社会效益、经济效益和健康效益，即具有较高的成本效益，如新生儿乙肝疫苗接种被认为具有较高的成本效益。

2. 确定优先问题的依据 对人群健康影响（造成损失）的程度，发病率、住院人数（率）、就诊人数（率）、平均住院天数、致残率、失能率、死亡率、死因构成比、经济损失指标、生活质量指标、医疗保险费支出，以及个人、集体、社会因病而损失的时间和经济收入等指标。

3. 确定优先问题的方法 可使用选题小组讨论方法或德尔斐专家咨询法确定重点卫生问题及其优先顺序。确定重点问题与优先顺序时可使用类似表 3－3 的评分表，其中每项均按 1～5 分或 1～10 分计分，总分越高，优先顺序越靠前。

表 3－3 确定优先问题评分表

评价指标	卫生问题 1（人群的高吸烟率）	卫生问题 2	卫生问题 3
受影响人群数量（人群数量越大，得分越高）	3	4	5
对受影响人群健康的影响程度（分值越高，越严重）	4	4	2
可能的干预措施效果（效果好，得分高）	3	4	2
服务的供给能力（越弱得分越高）与政府优先考虑的问题的匹配度（匹配越好，得分越高）	4	3	3
是否具备处理此问题的专业能力，是否有培训工作基础	3	5	4
合计分数	22	25	18

具体界定表 3－3 的指标评价内涵时要依据调查得到的各种数据，如死因构成比、疾病发病率、患病率等。

（二）确定目标人群

目标人群可分为三级。一级目标人群是他们的行为使其自身或其他人处于发生疾病的危险中，防治项目考虑通过干预策略改变其行为的人群；二级目标人群是影响一级目标人群采取健康行为的人群；三级目标人群是政策制订者、各级政府官员、专业人员等，他们可以通过制订政策、法律等，促进健康行为。

（三）确定主要的健康危险因素

危险因素是指与健康结局有联系的个体或人群特征及暴露的环境因素，它可以被直接观察、直接或间接测量，与发生不良结局的概率（危险性）增加有联系。在因果关系中，经常存在一果多因或一因多果的现象，需加以注意。危险因素可以是不良结局的原因，也可以是不良结局的指征；既可以是病因因素（如高血压与脑卒中），也可能仅仅是疾病的促进因素，或仅是统计学上有联系的预测因素（如吸烟与 COPD）。

任何卫生问题的原因都是多因素的，因此，需要掌握目标人群的主要危险因素，如饮酒、吸烟，社区人群的健康信念、求医行为等；此外，要明确社区的环境状况，包括安全饮用水的普及情况、家庭居住环境、环境污染情况以及各种学习环境等自然环境和教育水平、经济水平、家庭结构与功能、社区的休闲环境等人文社会环境。了解病因类型，确定主要危险因素并进行干预，特别是对行为的干预应成为社区卫生服务的重点工作。

（四）撰写社区诊断报告

通过社区卫生状况调查，将所获得的信息进行分析总结，发现社区存在的主要卫生问题和主要危险因素，做出诊断，形成社区卫生诊断报告。报告中应包括的内容主要有开展社区诊断的背景、目的、意义，主要社区卫生问题及其问题的大小、严重程度、影响范围，问题的原因以及这些原因中的可控因素和不可控因素，解决该问题的资源与可行性等。

1. 社区诊断报告的基本内容　社区诊断报告的内容因不同的社区情况和不同的调查目的应有所不同，但其基本内容应包括以下几个方面。

（1）社区的基本情况，包括社区总面积、人口总数、男女性别比、家庭数、年龄分层、民族分布等；社区的经济文化情况，包括社区人均收入、低收入人数、学历分布、医疗保险覆盖率等；社区的环境状况等。

（2）调查的目的、内容、方法及调查人群。

（3）调查结果与分析，包括社区居民的健康情况、疾病的死因顺位与死亡率、疾病顺位与患病率、孕产妇/新生儿死亡率、疫苗接种率、健康知识知晓率、不良行为比例等。

（4）诊断出的主要卫生问题及其原因。

（5）解决主要卫生问题时社区可利用的资源，如医院与卫生机构的数目、床位数、医护人员的数目、学校或大型企事业单位、居委会或社会志愿人员数目等。

（6）提出解决问题的策略、方法和建议，包括对卫生政策的改进建议，对目前社区主要疾病的一、二、三级预防，与相关部门的合作以及在目前社区背景下对社区居民健康的干预计划或干预措施等。

2. 社区诊断报告的撰写要求

（1）实事求是　在撰写社区诊断报告时最基本也是最重要的要求是实事求是，如实地反映社区的情况，如社区糖尿病、高血压的患病率到底是多少，社区吸烟、饮酒、肥胖的情况如何。

（2）共性与个性相结合　每个社区诊断除了以上所写的一些共性问题外，往往不同的社区还有各自的特点，如在汉族社区与少数民族聚集的社区情况会有所不同。

(3) 突出重点　在报告中健康问题（疾病与非疾病）必然是重点，特别要突出主要的健康问题，为进一步进行社区卫生服务需求评价提供基础与依据。如北方社区高血压是主要的健康问题，而东南沿海社区胃肠道疾病是主要的健康问题。

(4) 可行性与可操作性　进行社区诊断的最终目的是为进行有效的社区干预服务，提高社区的健康水平。因此，撰写社区诊断报告时需要有在目前社区背景下对社区居民健康的干预计划或干预措施的内容，为了使社区干预切实可行，干预计划或干预措施应注意可行性与可操作性。

五、制定社区卫生工作（干预）计划

社区卫生计划是根据社区诊断结果，结合社区卫生服务工作的实际情况，为在一定的时间内达到某一个目标，科学地制定本社区卫生服务站（中心）的行动计划。

任何一项计划，无论周期长短都必须有科学的、周密的计划设计。一项完整的社区卫生服务计划包括设计、实施、评价三个基本要素。在做出社区诊断，确定社区健康问题的优先解决顺序后，就要根据现有的社会资源情况，针对优先解决的问题，设计社区卫生服务计划，确定解决这些问题的最适宜方案，明确规定该方案的组织与实施办法，并制定评价计划效果的相关指标，以评价计划项目的达标情况。

六、计划的实施、监督与评价

为满足居民卫生服务的需求和社区公共卫生发展的需要，对既定的计划必须认真加以落实，要逐层分解任务目标，责任到人，对计划实施的全过程加强检查监督，发现问题及时解决，对于服务的结果和完成任务的质量加以评价、验收，保证社区诊断工作的全面落实和目标的全面实现。

第四节　社区诊断的应用

案例讨论

[案例] 项目的总体目标：通过本项目计划的实施，使社区内吸烟人数减少，吸烟率降低，与吸烟有关的慢性病发病率得到控制。

1. 计划的总体目标：2 年内使社区中 35 岁以上的居民吸烟人数减少，吸烟率降低达 50% 以上。

2. 计划的具体目标：每年组织健康宣传和健康教育达 12 次，使社区 50% 以上的人戒烟。

3. 计划的指标体系：执行控烟健康教育计划 5 年后，使社区内 35 岁以上的居民高血压患病率由目前的 12.65% 下降至 8% 以下。

[讨论]

社区卫生计划的具体目标需要体现 SMART 原则，请举例说明。

社区诊断的应用是通过社区诊断明确社区中的主要健康问题及影响因素，从而制定出有效、可持续的社区卫生服务计划，并进行实施和评价，以不断推动和完善社区卫生服务工作，预防疾病、促进健康，提高整个人群的生活质量。

一、社区卫生服务计划的设计

（一）计划设计概念

计划设计是一个组织机构根据实际情况，通过科学的预测和决策，提出在未来一定时期内所要达到的目标及实现这一目标的方法、途径等所有活动的过程。完整的计划应包括计划设计、实施及评价三个阶段。

社区卫生服务计划是指为了提高居民健康水平，通过一定时期内社区卫生服务发展可能达到一定程度的科学预测，对未来时期的"医疗、预防、保健、康复、健康教育和计划生育技术指导"工作的统筹安排，包括社区卫生服务工作的目标和指导思想，以及实现目标的途径和方法。

（二）社区卫生服务计划设计的原则

1. 坚持"预防为主"的方针 社区卫生服务计划的制定要树立三级预防与健康促进观念，应始终全面贯彻预防为主的方针。

2. 以提高人民健康水平为中心 在制定社区卫生服务计划时必须以需求为导向，以提高人民健康水平为中心，所有卫生资源的配置和利用均应以人民健康的需求为准则而进行。同时，开展心理保健，重视心理健康的维护。

3. 量力而行的原则 当前，国家对卫生投入有限，各地区间卫生发展不平衡、资源配置不够合理，则要求在制订社区卫生服务计划时，必须从国家和地区基本情况、卫生事业的实际情况和卫生资源的实际拥有量出发，实事求是、量力而行。根据不同地区、不同部门的实际情况有针对性地制订计划，不能盲目套用。

4. 可操作性原则 计划是运作的前提，注意计划的可操作性和易执行性，完成社区卫生服务既定的目标，没有可操作性的计划就是空中楼阁。

5. 依靠科技的原则 社区卫生服务计划的制订应该依靠科学技术，要注意反映医学科学技术发展的新进展，提高社区卫生服务计划的科技含量。

6. 综合平衡的原则 该原则要求制订计划时注意卫生事业内部各部门、各要素及群众健康需求与供给间的平衡。要运用系统的概念和方法，研究各种联系，协调各方关系，统一配置卫生资源，公平与效率相兼顾，保证整个社区卫生服务事业持续稳定增长。

7. 可持续发展的原则 设计社区卫生服务计划，既要考虑当前的利益和发展，又要考虑今后的利益和发展，要实现成本与效果、效益相统一。

（三）社区卫生服务计划的基本类型

1. 社区卫生服务长期计划 一般指10年或10年以上的计划，也称之为规划。主要是制定社区卫生服务发展的战略目标、步骤和重点，确立社区卫生服务发展的速度，规定卫生科技进步的方向及居民健康目标等。特点：①对社区卫生服务长期发展趋势的远景规划和粗略设想；②必须依靠中、短期计划来实施；③是制订中短期计划的基础；④以问题为中心，涉及社区卫生服务的各个方面；⑤对情报信息的需求量大，不确定性高，相应的准确性要求低，具有一定的弹性；⑥计划时间较长，一般为高层管理的计划；⑦计划的制定一般采用定性分析的方法。

社区卫生服务长期计划的内容结构一般包括：已取得的工作基础与成就（基线），计划目标与时限，方针、原则、策略及方法，相应的保证措施等几个部分。

2. 社区卫生服务中期计划 一般为5年期的实施性计划，是社区卫生服务计划的基本形式。特点：①以时间为中心；②是在长期计划的基础上制定的实施性计划；③一般为中低层管理的计划；④特别注意计划的可行性和计划的社会效益。

3. 社区卫生服务短期计划 一般为年度计划，它是中期计划的具体实施计划。特点：①以中期计划为依据；②具体的行动指南；③以任务为中心；④对计划实施的时间、预算、程序等有详尽的安排；⑤以定量方法为主，精度要求高。

（四）社区卫生服务计划设计的步骤

社区卫生服务计划设计的基本步骤包括形势分析、确定目标、制定政策和策略、计划的实施与评价、经费预算等方面。图3-2显示了制定社区卫生服务计划的一般工作程序。

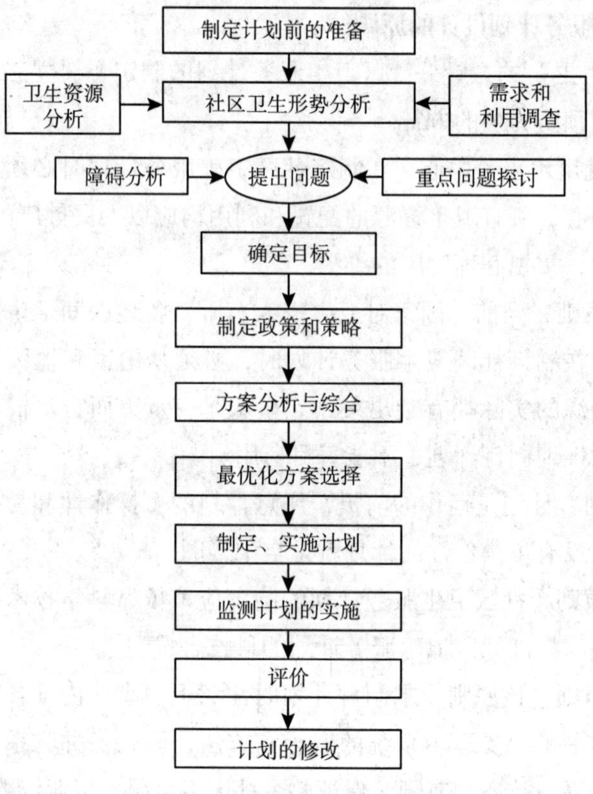

图3-2 制定社区卫生服务计划的一般工作程序

1. 分析形势，提出问题 形势分析的目的在于探讨社区人群的健康需求、影响因素及变化趋势；总结社区卫生事业工作的经验和不足。形势分析的内容一般包括：①社区经济形势；②社区卫生资源形势；③社区人口形势和健康问题；④健康需求形势；⑤社区卫生工作形势等。在形势分析的基础上，提出社区卫生问题，确定健康问题优先领域，并分析造成这些问题的原因，制定社区卫生工作目标，提出解决社会卫生问题的方法。

2. 确立目标和指标 目标是活动所要达到的境界或结果。确立目标应围绕重点社区卫生问题展开，任何一个有价值的社区健康项目都应该有一个明确的目标，它是制定项目干预策略和活动的前提，也是计划实施和效果评价的依据。

确定目标要遵循的原则：①方向明确，根据卫生事业的使命和人民健康的需求，明确社区卫生服务工作方向；②总分结合，要有总目标和分目标，形成上下结合、左右协调的目标系统；③有挑战性，即制定的目标应具有一定的挑战性，激励社区尽可能地解决存在的问题；④具体定量，目标能量化的要全部借用指标进行量化，保证目标的科学性；⑤分段实施，正确划定目标的时间跨度，充分注意在长期目标导向下短期目标的阶段性和连续性，有效地把握长期目标与短期目标的相互关系。

（1）计划的总体目标　计划的总体目标是指计划执行后预期达到的最终结果。总目标是宏观的、长远的、笼统的，它只是给整个计划提供一个总体的要求或努力方向。

（2）计划的具体目标　计划的具体目标是对总体目标更加具体的描述，用于解释和说明计划总目标的具体内涵。因此，社区卫生计划的具体目标需要体现 SMART 原则，即包含具体的（special）、可测量的（measurable）、可实现的（achievable）、可信的（reliable），以及有时间性的（timebound）指标。社区卫生计划的具体目标必须回答 3 个 W 和 2 个 H，即：Who——对谁（目标人群）；

What——实现什么变化（知识、信念、行为、发病率等）；

When——在多长时间内实现这种变化；

How much——变化程度如何；

How to measure it——如何测量或估量这种变化。

（3）计划的指标体系　指标是计划评价的依据，指标体系应少而精，应具有代表性、有效性、可靠性和可行性。一项计划通常包括三方面的指标，即教育指标、行为指标和健康指标。

教育指标是指为实现行为改变所应具备的知识、态度、信念和技巧等，是反映健康教育计划近期干预效果的指标。例如，实施围产期保健健康教育计划 1 年后，知识方面：100% 的孕妇能说出产前检查的好处；信念方面：100% 的孕妇相信她们能够用母乳喂养自己的孩子；技能方面：100% 的产妇能够掌握母乳喂养的技巧。

行为指标是指计划实施后，干预对象行为变化的指标，也是反映计划中期效果的指标。

健康指标是指通过计划的实施，反映干预对象健康状况改善情况的指标。由于要使干预对象的健康状况改变往往是一个较长的时期，所以，健康指标反映的通常为远期效果，包括发病率的降低、健康水平和生活质量、平均期望寿命的提高等。

3. 制定社区卫生服务政策和策略　卫生政策是指改善卫生状况的目标及实现重点目标的主要途径。社区卫生服务政策的基本要素包括公平、效率和质量。制订一项社区卫生服务政策时首先应包括三个基本要素，即在听取专家建议和多方反复论证的基础上进行必要的社区卫生服务政策设计和决策。

社区卫生服务策略是指为实现既定发展目标根据形势发展状况而制定的行动方针和解决问题的方式。在确定目标后，就要确定达到目标的方式、方法和途径，即干预策略。社区卫生服务的教育（干预）策略主要包括以下几项内容。

（1）确定教育方法　教育干预是通过卫生知识传播、保健方法和技术的应用指导等来实现的。因此，按干预手段和目的的不同，可将教育方法分为三大类，即信息传播类、行为干预类和社区组织类。不论采用哪一种方法，都必须评价该方法是否容易为受教育者所接受，方法是否简便，是否经济，效率与效果如何。

（2）确定教育内容　计划中的教育内容，应针对目标人群的知识水平、接受能力、项目的目的和要求来确定，要讲究教育内容的针对性、科学性、实用性和通俗性。

（3）确定教育材料　健康教育活动所用的教育材料主要有视听材料和印刷材料两大类。可购买出版发行物，也可自行编印。不论选择哪一种教材，其内容设计都必须符合教育

（干预）内容的要求。

（4）组织与培训　确定组织网络和执行人员，做好培训，是执行计划的组织保证。组织网络以健康教育专业人员为主体，吸收政府各部门、各级医药卫生部门、大众传播部门、基层组织、学校等参加，组成具有多层次、多部门、多渠道的网络，确保计划目标的实现。同时，对执行计划的各类人员，要根据工作性质和担任的任务，分别进行培训，以保证健康教育计划执行质量。

4. 选择方案　通过定性和定量分析，从各种方案中选出一种相对满意的方案。定性分析可以为选择方案提供质量指标，定量分析可以为选择方案提供数量指标。例如，应用系统综合方法评价疾病严重程度以确定疾病防治工作的重点，即可从发病率，死亡率，伤残率，疾病对生育、智力、生长发育的影响程度等方面综合评价疾病的严重程度。防治措施可行性评价即是从经济可行性、技术可行性和群众接受程度三方面综合评价防治措施的可行性，根据疾病严重程度和防治措施可以得出关于防治工作重点的结论。

5. 拟定实现计划目标的责任者和各项保证措施　指定实现各计划目标与工作任务的具体责任人。按照大卫生观的基本思想，社区卫生服务计划的实施不仅要依靠卫生部门，还需要社会各个部门的联合行动。如职业病普查，就需要卫生部门、劳动管理部门和工会组织等共同参与。人人享有卫生保健策略的实施就要在各级政府部门的领导下，会同教育、农业、商业、卫生、文化、水利等有关部门共同参与完成。

为保证完成各项计划目标和任务，还要确定资源配置和各项保证措施。

知识链接

计划书具体内容

1. 对象　包括对哪些人实施计划以及由谁来实施。实施对象的确定要适当，既要覆盖所有的危险人群，又要避免因范围过大而造成资源浪费。计划实施者要保证有能力正确地实施计划。

2. 时间地点　应制订时间的进度计划，明确计划实施的期限，确定项目所涉及的社区范围，以确保计划的顺利实施。

3. 干预措施　分别考虑各种干预方法的特异性、敏感性、可靠性、有效性、依从性（被实施者可接受程度）以及成本、效果等因素对干预方法进行筛选。

4. 资源可用度　列出所需的人力、物力与财力，并评价现有资源的可用程度，在可能得到的资源范围内制订计划。

5. 实施方法与策略　制订计划实施的原则、方法与策略，确定计划实施的技术路线，建立计划实施领导小组和管理制度，以提高工作效率。

6. 质量控制　确定能控制计划实施质量的关键环节和实施质量控制的具体方法，发现问题及时报告，必要时需对计划进行适当调整。

7. 结果评价　应明确评价的目的，评价的内容，由谁来评价，评价报告的价值怎样。同时，应预先制订评价计划，选择评价的方法。

二、社区卫生计划的实施

社区卫生计划的实施，即社区干预，是指充分利用社区资源，在社会各部门的参与下，针对不同目标人群，按照计划设计的要求，有序而有效地组织实施社区干预等活动，以保证计划目标得以实现。

计划组织实施的主要特点：①强调一体化干预，由于慢性非传染性疾病具有共同的危险因子，同一干预手段可预防多种慢性病，即一网多用，并将一级预防、二级预防和三级预防相结合；②强调社区的参与和增强社区自身发展的能力；③不同社会文化背景的阶层共同受益。

计划组织实施过程要求在不同期间内和不同职能空间上协调一致，保证计划全面地、均衡地得以实施和完成。要根据时段的具体要求做好各项工作，按年、季、月，甚至旬、周、日完成相应计划任务，以维持正常的活动秩序，保证组织稳步发展。

在落实执行计划中，应重点做好制定实施时间表、建立实施组织、实施质量控制、培训工作人员、配备材料与设备等五项工作。

（一）制定实施时间表

为了使项目活动有步骤地落实进行，在计划执行之前，应该制定项目各项工作的实施时间表。明确规定工作内容、实施时间、要求、地点、负责人、经费预算等内容。如在执行计划中有特殊要求，也应在时间表内列出或说明。

（二）建立实施组织

实施组织通常包括项目领导小组与项目技术小组。项目领导小组由与项目执行直接有关的部门领导和项目计划的业务主持负责人组成。领导小组成员应该了解或熟悉计划的目的、意义、主要项目或内容以及工作日程，负责审批计划设计方案，审批项目计划经费预算，组织项目计划的实施，提供政策支持，协作解决计划执行中的重大疑难问题。

项目技术小组是具体执行、实施计划活动的组织。可以由一个专业机构或由业务相关单位抽调人员组成课题组或项目办公室。协调、组织各类人员落实、实施计划，定期检查和监测，确保计划的顺利执行。

建立项目执行组织，应充分利用社会动员和行政干预的功能，协调社区内各有关部门的关系，采取多部门合作方式，这是保证计划顺利实施的重要组织措施。

（三）实施质量控制

质量控制主要是对实施过程进行监测和评估来完成。

1. 质量控制的内容 包括对计划工作的进度、计划活动情况、计划活动内容进行监测；对目标人群的知、信、行及有关行为危险因素变化情况进行监测；对活动经费使用情况进行监测。

2. 质量控制的方法 包括记录与报告方法、调查方法、现场考察与参与方法、审计方法等。

（四）培训工作人员

培训的目的是使项目执行人员全面了解计划执行的目的、意义，掌握计划活动的内容、方法和要求，学习项目工作相关的专业知识和技术，提高工作水平与技能，并激发他们的工作热情。

培训的原则：时间要短；内容要精；针对性要强；要重视技能训练与参与式教学。

制定培训计划要具体规定培训的意义、目标、内容、时间、地点、对象、教师、考评方法、组织与承办单位及经费预算等。培训的组织工作包括教学与后勤两部分；培训评价包括对学员学习效果的评价，对教师教学质量的评价，对组织和后勤工作的评价及对远期效果的评价。

（五）配备材料与设备

按照计划的各项活动要求选择订购或自制教材。设备主要包括：办公设备、教学设备、音像设备、医疗仪器以及交通工具等。

三、社区卫生计划的评价

评价是客观实际与可接受的既定标准之间的比较，是全面监测计划执行情况，控制计划实施质量，确保计划实施成功的关键性措施，也是评估项目计划是否成功，是否达到预期效果的重要手段。评价不是在计划实施结束后才进行，而是贯穿于计划实施的全过程。社区卫生计划的评价具有很强的社会性与政策性，调查与测量是评价的重要手段。

（一）计划评价的目的

1. 比较同一个项目计划在不同社区或人群中实施的结果。

2. 评价计划在实施过程中因环境变化或因计划部分内容不合理是否继续执行，需做哪些修改，以便及时进行调整。

3. 通过计划实施过程的监测与管理，改善与健全组织与信息管理系统，合理筹集、分配与利用资源，提高服务质量及科学管理水平。

（二）计划评价的种类

计划评价主要包括形成评价、过程评价和效果评价。

形成评价主要是对计划设计阶段目标人群的需求、环境、政策、资源的评估和对计划实施前科学性、可行性进行评估。

过程评价是指干预项目实施情况与制订的目标和计划相比较，检查计划执行的动态过程。

效果评价主要是指判断干预措施对人群健康的影响程度，可包括各项健康指标的改善程度。效果评价又可分为近期效果评价和远期效果评价。近期效果评价是指项目执行后产生的直接效果，如项目实施后对目标人群的知识、态度、行为改变的作用；远期效果评价是指项目执行的长期效果，即评价项目实施后对最终目的或结果的作用，如患病率以及其他健康状况的改变，人们的生命质量是否得到改进等。

对于实施社区健康项目，评价必须要针对整个人群，同时还应包括对计划实施后正面和负面的影响，主要强调过程评价和近期效果评价。

（三）计划评价的内容

1. 形成评价的内容 计划批准实施前，对该计划进行以下评价，为进一步修改计划提供依据。

（1）适宜度评价 该型评价主要通过论证方式进行。评价的主要内容包括：①该计划是否符合国家及地方政府的卫生方针、法规、政策和任务；②是否适应当地居民的基本卫生要求。③是否符合国家及本地区的社会经济状况及发展趋势；应在小范围之内进行预实验性观察，对项目计划、特别是其干预措施方案实施的可行性问题，其中包括技术可行性、经济支持的可行性、环境支持可行性以及影响因素进行调查，对干预措施实施后能否达到预期效果做出评价。

（2）足够程度评价　评价的主要内容包括：①该计划的内容是否具体，主要卫生问题的严重性是否受到足够的重视；②对解决卫生问题的主次以及卫生资源的利用和分配是否恰当；③是否有长期、中期和短期的目标与指标，及其相互关系的处理是否恰当；④解决问题的途径、方案及其可行性如何。

（3）计划设计的一致性评价　主要是对现有计划设计的总的明确程度和自身一致性的评价，包括各项目标、指标、标准、时间和成果要求达到的明确程度和一致性，总计划与其派生的子计划要一致，各相关部门制定的计划相互之间要协调、不能冲突，不能丢项等。

2. 过程评价的内容　在计划实施中要适时进行检查监督，开展过程评价或进度评价。评价的内容主要有：①将计划实施状况和原计划进行比较，检查分析计划完成情况；②若尚未如期完成，要找出问题并分析原因，提出解决相应问题的意见，以保证按时完成计划。

3. 结果评价的内容　主要评定、验收计划规定的任务和目标完成的情况，根据需要可进行效果评价、效率评价和效益评价。

4. 计划的影响评价　可对计划的近期、中期和远期的社会影响进行评价，重点评价计划的可外推性及其推广价值。

（四）计划评价的方法

由于计划的内涵及评价执行的主体不一样，则相应采取的计划评价方法就不尽相同。对计划的评价类别可分为自我评价、外部评价、实施项目评价、主题评价等，而评价方法则是很多的，下面仅简要列举五个常用的一般方法。

1. 比较计划实施前后的差异　由此可以进行自身前后比较来评价效果与绩效，但易受多种混杂影响因素的干扰，分析时要加以注意。

2. 实施某计划的社区与未实施该计划的社区进行比较　采用此法要注意尽可能选择有可比性的其他社区进行横向比较。

3. 时间趋势预测　即用计划前的某些评价指标的预测值和计划实施后相应的实际值进行比较，此法适用于评价有长期变化趋势的指标，如婴儿死亡率、病床需要量等，但应注意本社区人口数量变动对此数值带来的影响。

4. 对照试验　通过随机抽样的方法选择试验组、对照组人群进行研究。对试验组施加干预，通过一定时间后观察、比较两组的数据，分析评价试验的结果。此法多用于某些疾病防治计划的评价。

5. 将预期的计划目标与实际工作绩效进行比较　此法多用于计划实施的过程评价，及对计划项目的评审、验收。

（五）计划评价的指标

1. 过程评价的指标　主要有项目干预活动的类型、干预次数、每次持续的时间、干预活动覆盖率、目标人群参与率、健康教育材料拥有率等。

2. 近期效果评价指标　主要有卫生知识知晓率、卫生知识平均分数、卫生知识合格率、健康信念形成率等。

3. 中期效果评价指标 主要有健康行为形成率、行为改变率等。

4. 远期效果评价指标 主要评价指标包括目标人群的健康状况、生活质量的变化。

（1）反映健康状况的指标 ①生理指标：包括身高、体重、血压、血红蛋白、血清胆固醇等。②疾病与死亡指标：包括发病率、患病率、死亡率、病死率、婴儿死亡率、平均期望寿命等。③心理指标：包括人格测量指标（EMPL 量表）、智力测验指标（智商）、症状自评量表（SCL－90）等。

（2）反映生活质量的指标 包括生活质量指数（PQLI）、功能状态量表（ADL）、ASHA 指数、生活质量量表（LSI）等。

四、社区卫生计划设计实施方案示例

全民健康生活方式行动方案（2017－2025 年）

1. 项目背景 为贯彻落实全国卫生与健康大会精神，根据国民经济和社会发展第十三个五年规划中“倡导健康生活方式”精神要求，依据《“健康中国 2030”规划纲要》和《“十三五”卫生与健康规划》，在全民健康生活方式行动第一阶段工作基础上，制定本方案。

2. 指导思想和原则 全面贯彻党的十八大及十八届三中、四中、五中、六中全会精神和习近平总书记系列重要讲话精神，落实党中央、国务院决策部署，落实全国卫生与健康大会精神，坚持以人民为中心的发展思想，以满足人民群众健康需求和解决主要健康问题为导向，坚持政府主导、部门协作、动员社会、全民参与，以“和谐我生活，健康中国人”为主题，开展涵盖合理膳食、适量运动、控烟限酒、心理健康等内容的专项行动，积极营造健康支持性环境，科学传播健康知识，广泛传授健康技能，深入倡导全民健康文明的生活方式，提升个人健康意识和行为能力，推动疾病治疗向健康管理转变，为全面推进健康中国建设提供有力支撑。

3. 行动目标 全国开展行动的县（区）覆盖率到 2020 年达到 90%，2025 年达到 95%，积极推广健康支持性环境建设，大力培训健康生活方式指导员，要求开展行动的县（区）结合当地情况，深入开展“三减三健”（减盐、减油、减糖、健康口腔、健康体重、健康骨骼）、适量运动、控烟限酒和心理健康等 4 个专项行动。实现到 2020 年，全国居民健康素养水平达到 20%，2025 年达到 25%，形成全社会共同行动，推广践行健康生活方式的良好氛围。

4. 行动策略

（1）政府主导，部门协作，创造健康支持性环境。各地区将推进全民健康生活方式行动作为健康中国建设重要内容，坚持政府主导、部门协作，将健康融入所有政策，紧密结合国家卫生城市、健康城市、慢性病综合防控示范区和健康促进县（区）等建设工作，依托国家基本公共卫生服务均等化项目、全民健身活动、全民健康素养促进行动、健康中国行活动等平台，开展健康支持性环境建设。卫生计生部门要大力宣传健康生活方式核心信息，推广健康支持性工具，建设无烟环境，培育健康生活方式指导员队伍，开展健康生活方式指导员“五进”活动（进家庭、进社区、进单位、进学校、进医院）。体育部门要健全群众身边的体育健身组织，建设群众身边的体育健身设施，丰富群众身边的体育健身活动，支持群众身边的体育赛事，提供群众身边的健身指导，弘扬群众身边的健康文化，携手卫生计生等相关部门培养运动康复医生、健康指导师等相关人才，推进国民体质监测与医疗体检有机结合，推进体育健身设施与医疗康复设施有机结合，推进全民健身和全民健康深度融合。各级工会、共青团、妇联组织要充分发挥宣传阵地作用，通过组织群众乐于参与的活动推广健康生活方式，积极创造有益于健康的环境。

（2）动员社会，激活市场，倡导践行健康生活方式。广泛动员社会各界，激发市场活力，在规范合作的基础上，鼓励、引导、支持各类公益慈善组织、行业学（协）会、社会团体、商业保险机构、企业等择优竞争，积极参与全民健康生活方式行动。针对人民群众健康生活需求，建设健康生活方式体验及践行相关设施，开发和推广健康促进适宜技术和健康支持工具，利用大数据、云计算、智能硬件、手机 APP 等信息技术，创新健康管理模式，提高健康生活方式相关服务可及性。在全社会营造良好的健康服务消费环境，帮助群众体验健康生活方式带来的益处和乐趣，提升健康产品和服务供给的百姓获得感，增强群众维护自身健康的能力。

（3）多措并举，全民参与，塑造自主自律的健康行为。倡导“每个人是自己健康第一责任人”的理念。鼓励个人、家庭使用控油壶、限盐勺、体质指数速算尺等健康支持工具，促使群众主动减盐减油减糖，合理膳食。引导群众积极参加健身操（舞）、健步走、太极拳（剑）、骑行、跳绳、踢毽等简便易行的健身活动，发挥中医治未病优势，大力推广传统养生健身法。深入开展控烟限酒教育，促使群众主动寻求戒烟咨询和服务，减少酒精滥用行为。强调培养自尊、自信、自强、自立的心理品质，提升自我情绪调适能力，保持良好心态。扶持建立居民健康自我管理组织，构建自我为主、人际互助、社会支持、政府指导的健康管理模式。

（4）科学宣传，广泛教育，营造健康社会氛围。每年围绕一个健康宣传主题，结合 9 月 1 日全民健康生活方式日等各类健康主题日，广泛宣传健康科普知识。充分发挥工会、共青团、妇联等群众团体的桥梁纽带作用和宣传动员优势，以百姓关注、专业准确、通俗易懂的核心信息为主体，采取日常宣传和集中宣传相结合、主题宣传与科普宣教互辅佐、传统媒体与新媒体共推进的形式，策划打造全民健康生活方式行动品牌，积极传播健康生活方式核心信息，努力营造促进健康生活方式的舆论环境。

5. 具体的专项行动 各地结合工作实际，针对重点人群和重点场所，组织实施“三减三健”、适量运动、控烟限酒和心理健康等专项行动。

（1）“三减三健”专项行动。确定重点人群，减盐、减油、减糖行动以餐饮从业人员、儿童青少年、家庭主厨为主，健康口腔行动以儿童青少年和老年人为主，健康体重行动以职业人群和儿童青少年为主，健康骨骼行动以中青年和老年人为主。传播核心信息，提高群众对少盐少油低糖饮食与健康关系认知，帮助群众掌握口腔健康知识与保健技能，倡导天天运动、维持能量平衡、保持健康体重的生活理念，增强群众对骨质疏松的警惕意识和自我管理能力。

通过开展培训、竞赛、评选等活动，引导餐饮企业、集体食堂积极采取控制食盐、油脂和添加糖使用量的措施，减少含糖饮料供应。配合学校及托幼机构健康教育课程设计，完善充实健康饮食、口腔卫生保健、健康体重等相关知识与技能培训内容，开展健康教育主题活动，鼓励减少含糖饮料和高糖食品的摄入。通过开展“减盐控油在厨房，美味家庭促健康”“聪明识别添加糖”“健康牙齿、一生相伴”“健康骨骼、健康人生”等社区活动，组织群众知识竞赛、健骨运动操比赛等，传授选择健康食品和健康烹饪技巧、口腔保健方法和预防骨质疏松的健康习惯。在职业场所开展健步走、减重比赛等体重控制及骨质疏松预防活动，协助提供个性化健康指导与服务。对基层医务人员和健康生活方式指导员开展相关核心信息培训，提高社区健康指导能力，有条件的县（区）建立骨质疏松健康管理基地（门诊）。

（2）“适量运动”专项行动。促进体医融合，积极推进在公共卫生机构设立科学健身指导部门，积极倡导通过科学健身运动预防和促进疾病康复的知识和方法，在街道、乡镇开展健康促进服务试点，建立“体医融合”的健康服务模式。积极推进社会“运动处方”专业体系建设，开展家庭医生开具运动处方工作试点，提倡开展个性化的科学健身指导服务体系，提倡社会各单位将健康指标与工作效率相结合的评价机制。鼓励媒体和社会机构宣传体医融合、科学健身的文化观念，在大众中广泛普及科学健身知识，提高全民健身科学化水平。

（3）“控烟限酒”专项行动。创建无烟环境，禁止公共场所吸烟，开展无烟卫生计生机构、无烟机关、无烟学校、无烟企业等创建活动，发挥领导干部、卫生计生系统带头作用。以青少年、女性等为重点，发挥医生、教师、公务员、媒体人员的示范力量，围绕减少烟草烟雾危害、推广科学戒烟方法等主题，开展中国烟草控制大众传播、“送烟 = 送危害”“戒烟大赛”等宣传教育活动，倡导公众养成健康、文明的“无烟”生活方式。推广12320 和 4008085531 戒烟热线咨询，开展戒烟门诊服务，营造“不吸烟、不敬烟、不送烟”的社会氛围。倡导成年人理性饮酒，广泛宣传过量饮酒的健康危害，以及对家庭、社会可能造成的酒驾、暴力犯罪等负面影响。以儿童青少年为重点人群，在学校广泛开展专项教育活动，宣传饮酒对未成年人体格和智力发育等方面的影响，引导未成年人远离酒精，并向家庭辐射传播酒精危害相关知识。

（4）“心理健康”专项行动。广泛开展心理健康科普宣传，传播心理健康知识，提升全民心理健康素养。引导公民有意识地营造积极心态，调适情绪困扰与心理压力。开展心理健康“四进”活动。“一进单位”，用人单位为员工提供健康宣传、心理评估、教育培训、咨询辅导等服务。“二进学校”，广泛开展“培育积极的心理品质，培养良好的行为习惯”的学生心理健康促进活动。“三进医院”，在诊疗服务中加强人文关怀，普及心理咨询和心理治疗技术，积极发展多学科心理和躯体疾病联络会诊制度，与高等院校、社会心理服务机构建立双向转诊机制。“四进基层”，在专业机构指导下，基层医疗卫生机构为社区居民逐步提供心理评估和心理咨询服务，依托城乡社区综合服务设施或基层综治中心建立心理咨询（辅导）室或社会工作站，对社区居民开展心理健康知识宣传和服务。

6. 保障措施

（1）加强组织领导。各地要坚持政府主导、部门协作、动员社会、全民参与的工作机制，统筹协调，综合各方力量，依托各个工作平台，共同制定因地制宜的行动实施方案，做好科学指导、组织实施、信息上报和评估工作。

（2）整合工作资源。将全民健康生活方式行动具体内容与健康城市、慢性病综合防控示范区、全民健康素养行动等工作统筹规划，有效整合资源，确保行动实效。加强对活动实施的组织保障和经费支持，积极推动社会参与，吸引社会资本共同开展活动。

（3）加强队伍能力建设。定期开展项目培训，提高行动工作队伍的组织、管理、实施和评估等能力。加强国内外交流与合作，学习和借鉴国内外健康促进的成功经验，引进健康生活方式相关先进理念和技术，不断完善和丰富行动内涵，促进行动可持续发展。

（4）强化督导与评估。省级行动办组织辖区各级行动办每年开展2次工作信息逐级审核上报。国家行动办定期汇总通报全国进展情况，同时结合其他调查及监测数据，掌握目标进展，制订评估方案，定期组织评估。定期开展督导检查和技术指导，总结推广好的措施和方法，年度推选30~50个行动开展典型示范区（县）和20~30个行动参与先进单位，在全国范围宣传推广。

本章小结

要点	内容
社区卫生服务的需求评价与社区诊断	是制订社区卫生服务计划基础和依据。通过社区诊断发现社区存在的健康问题，以及疾病与影响健康的因素之间的关系，并确定需优先解决的主要健康问题 社区诊断包括社会诊断、流行病学诊断、行为与环境诊断、教育与组织诊断、管理与政策诊断。诊断的主要内容是社区人群的健康及卫生需求状况、社区解决健康问题、满足需求的能力
社区诊断工作的七个步骤	成立相应的工作小组；确定社区诊断所需的资料信息；收集资料并对收集到的社区资料进行整理、分析；做出社区诊断；完成社区诊断工作报告；根据社区诊断结果制定工作（干预）计划；对计划进行实施、监督与评价
社区诊断的应用	主要是通过社区诊断确定社区中的主要健康问题及影响因素，从而制定出有效、可持续的社区卫生服务计划，并进行实施和评价

习题

一、选择题

【A1/A2 型题】

1. 下列关于社区结构要素错误的是

A. 相对不固定的人群　B. 一定的地域范围　C. 必需的生活服务设施

D. 特定的文化背景　E. 生活方式和认同意识

2. 下列关于以社区为范围的健康照顾不必做到的是

A. 对辖区内全部居民进行健康登记

B. 在社区服务机构内设立诊室

C. 以一定的人群健康需求为基础，提供个体和群体相结合的服务

D. 将全体居民健康状况进行健康档案管理

E. 组成医－护－公卫团队，每日巡回于居民区

3. 社区诊断的主要内容是

A. 社区人群的健康　　B. 卫生需求状况　　C. 社区解决健康问题
D. 满足需求的能力　　E. 以上所有描述

4. 社会诊断评估的主要内容不包括
A. 社区特点　　B. 人口学特征　　C. 社会经济状况
D. 家庭结构　　E. 文化环境

5. 社区诊断的资料收集方法不包括
A. 访谈法　　B. 观察法　　C. 问卷调查法
D. 案例研究法　　E. 报刊剪辑法

6. 社区诊断可达到的目标不包括
A. 明确目标人群的有关特征
B. 明确社区中主要卫生问题的范围和程度
C. 明确应优先解决的卫生问题
D. 确定全面建设社区卫生资源的详细计划
E. 获取有关组织机构的支持

7. 面对一系列社区健康问题，以下哪项不是确定优先解决问题的原则
A. 问题的普遍性　　B. 问题的严重性　　C. 符合成本效益
D. 解决的可行性　　E. 问题的综合性

8. 社区诊断包括
A. 社会诊断和流行病学诊断　　B. 行为与环境诊断
C. 教育与组织诊断　　D. 管理与政策诊断
E. 以上所有答案

9. 下列哪些人群是慢性病高风险人群（可多选）
A. 血压水平为 130 ~ 139/85 ~ 89mmHg
B. 现在抽烟者
C. 空腹血糖水平为 6.1mmol/L ≤ FBG < 7.0mmol/L
D. 血清总胆固醇水平为 5.2mmol/L ≤ TG < 6.2mmol/L
E. 男性腰围 ≥ 90cm，女性腰围 ≥ 85cm（中心性肥胖）

10. 下列哪些是糖尿病高危人群的标准（可多选）
A. 年龄 ≥ 40 岁　　B. 有糖尿病家族史　　C. 高血脂
D. 高血压　　E. 肥胖或超重

11. 社区构成要素不正确的是
A. 一定数量的人群和一定范围的地域
B. 一定的生活服务设施
C. 特定的文化背景和生活方式
D. 一定的生活制度和管理机构
E. 健康问题的危险因素

12. SMART 原则主要包括下列哪些指标
A. 具体的指标　　B. 可实现的和可信的指标
C. 有时间性指标　　D. 可视化指标

E. 可测量的指标

二、思考题

1. 简要说明确定社区健康优先问题的原则、依据和方法。
2. 社区诊断的内容是什么？举例说明应如何进行社区卫生诊断。
3. 请结合实例撰写一份社区诊断报告。
4. 请结合自身的生活实际制定一项学校卫生工作计划。

（史卫红）

扫码“练一练”

扫码“学一学”

第四章　社区基本公共卫生服务

学习目标

1. 掌握　基本公共卫生服务相关概念和特点。
2. 熟悉　基本公共卫生服务的服务内容。
3. 了解　基本公共卫生的服务要求和考核指标。
4. 学会社区基本公共卫生服务的方法。
5. 具有开展以预防、保健、康复、基本医疗、健康教育、计划生育技术服务为载体的疾病预防服务能力。

社区公共卫生服务是以社区卫生服务机构为主体，深入社区，面向居民，重视通过健康促进、健康教育、提供基本医疗服务等具体服务项目，对辖区居民不良的卫生习惯和不良生活方式进行纠正与指导。随着城市社区卫生服务在我国深入开展，其预防、医疗、保健、康复、健康教育、计划生育技术服务的“六位一体”功能得以逐步落实，社区卫生的服务内容日趋完备。老百姓的需求逐步得到科学的满足。实施国家基本公共卫生服务项目是促进基本公共卫生服务逐步均等化的重要内容，也是我国公共卫生制度建设的重要组成部分。

案例讨论

［案例］

2017 年国务院印发了《“十三五”全国结核病防治规划》，指出结核病发病人数仍然较多，中西部地区、农村地区结核病防治形势严峻。但我国现行结核病防治服务体系和防治能力还不能满足新形势下防治工作需要，部分结核病定点医疗机构诊治条件较差，防治所需设施、设备不足，基层防治力量薄弱，流动人口结核病发现和治疗管理难度大，公众对结核病防治知识认知度不高，防范意识普遍不强。

［讨论］

1. 结核病的预防工作应如何开展？
2. 如何发挥社区卫生服务机构等基层医疗机构在结核病防治工作中的作用？

第一节　社区基本公共卫生服务的概念和内容

一、概念

（一）公共卫生

在 1923 年 Winslow 就对公共卫生定义：它是一门通过组织的社区活动来预防疾病，延长生命和促进心理健康和躯体健康，并能发挥个人更大潜能的科学和艺术。其工作范围包括改善环境卫生，控制传染病，进行个体健康教育，组织医护人员对疾病进行早期诊断和治疗，并建立一套社会体制，保证每个人都享有应有的健康和寿命。WHO 于 1952 年采纳了这一定义。

在我国，国务院原副总理吴仪在 2003 年 7 月 28 日的全国卫生工作会议上对公共卫生作了一个明确的定义：它是通过有组织的社区努力来预防疾病，延长寿命和促进健康和效益的科学和艺术，是组织社区共同努力，改善环境卫生条件，预防控制传染病和其他疾病的流行，培养良好卫生习惯和文明医疗服务，达到预防疾病、促进人民身体健康的目的。具体解释为：公共卫生的建设需要国家、社会、团体和民众的广泛参与、共同努力，其中政府要代表国家积极制定相关法律、法规和政策，对社会、民众和医疗卫生机构执行公共卫生法律法规实施监督检查，维护公共卫生秩序，促进公共卫生事业发展，组织社会各界和广大民众共同应对突发公共卫生事件和传染病流行，教育民众养成良好卫生习惯和健康文明的生活方式，培养高素质的公共卫生管理和技术人才，为促进人民健康服务。

（二）社区公共卫生服务

公共卫生服务在基层社区的实现，是以社区卫生服务机构为主体，在上级公共卫生服务机构的指导下，以社区为范围，以社区居民公共卫生服务需求为导向，动员社区居民参与，以预防、保健、康复、基本医疗、健康教育、计划生育技术服务为载体，实现疾病预防、促进人民身体健康的目的。

（三）基本公共卫生服务

基本公共卫生服务由疾病预防控制机构、城市社区卫生服务中心、乡镇卫生院等城乡基本医疗卫生机构向全体居民提供，是公益性的公共卫生干预措施，主要起疾病预防控制作用。

二、社区基本公共卫生服务内容

我国社区卫生服务是融合预防、保健、康复、基本医疗、健康教育、计划生育技术指导等“六位一体”的，有效、经济、方便、综合、连续的基层卫生服务。

第二节　社区预防服务与院内感染控制

一、社区预防服务概述

社区预防服务是以健康为中心，从预防医学的观点出发，指导社区医生开展以社区为范围的预防服务。它是采用健康促进的策略，以健康为中心、以社区为范畴、以人群为对象，动员社区内多部门合作和人人参与的综合性服务。

二、社区卫生服务的三级预防

（一）三级预防理论

1. 一级预防　又称病因预防，主要是疾病尚未发生时针对致病因素（或危险因素）采取措施，是预防疾病和消灭疾病的根本措施，也是最积极最有效的预防措施。

2. 二级预防　又称“三早”预防，即早发现、早诊断、早治疗。它是在疾病初期采取的预防措施。通过普查、筛检和定期健康检查以及群众的自我监护，及早发现疾病初期（亚临床型）患者，并使之得到及时合理的治疗。

3. 三级预防 又称临床预防，是对疾病进入后期阶段的预防措施，此时机体对疾病已失去调节代偿能力，将出现伤残或死亡的结局。

（二）社区卫生服务全科医师团队与三级预防

1. 疾病预防是社区全科医师团队的责任 全科医师团队是由全科医师、社区护士、公共卫生人员、居民志愿者等组成。社区医学以生物－心理－社会医学模式为指导，以社区为基础的健康照顾，以需求为导向的服务要求社区全科医师团队开展疾病预防工作。因为社区全科医疗要求对家庭、个人和社区健康的整体负责和全程服务，保证预防为主的思想真正得以落实。因此，疾病预防应该成为社区医学实践的一个重要组成部分。

2. 社区全科医师团队在三级预防工作中的优势 社区医疗服务贯穿社区人员的整个生命周期；以全科医师团队提供家庭式、个性化、人格化的服务；利用专业特点提供全天候、全方位的服务；社区卫生服务中心是三级预防的最佳场所。

（三）社区预防的主要内容

（1）传染病、地方病、寄生虫病的防治和多发病的预防；执行法定传染病登记报告制度；配合相关部门对传染病予以隔离，并对疫源地进行消毒；开展计划免疫接种，开展乡村社区防治，指导恢复期患者定期复查并随访。

（2）建立突发公共卫生预警机制。

（3）慢性病防治与管理，包括在社区人群中开展健康指导、行为干预；定期进行重点慢性病（高血压、糖尿病等）的高危人群监测；对重点慢性病患者实施规范化管理；对社区内处于恢复期的患者，制定合适的康复训练计划，进行随访，督促慢性病患者及时治疗，防止病情恶化和减少并发症的发生。

知识链接

我国法定传染病分类

《中华人民共和国传染病防治法》将我国法定传染病分为三类。

1. 甲类传染病：也称为强制管理传染病，包括鼠疫、霍乱，共2种。对此类传染病发生后报告疫情的时限，对患者、病原携带者的隔离、治疗方式以及对疫点、疫区的处理等，均强制执行。

2. 乙类传染病：也称为严格管理传染病，包括传染性非典型肺炎、艾滋病、病毒性肝炎、脊髓灰质炎、人感染H7N9禽流感等共26种。对此类传染病要严格按照有关规定和防治方案进行预防和控制。其中，乙类传染病中传染性非典型肺炎和炭疽中的肺炭疽，采取甲类传染病的预防、控制措施。

3. 丙类传染病：也称为监测管理传染病，包括流行性感冒、流行性腮腺炎等共11种。对此类传染病要按国务院卫生行政部门规定的监测管理方法进行管理。

三、院内感染概述

（一）院内感染

院内感染是指在医院获得的感染。世界卫生组织1978年对医院感染下的定义：凡是患者因住院、陪诊或医院工作人员因医疗、护理工作而被感染所引起的任何临床显示症状的微生物性疾病，不管受害对象在医院期间是否出现症状均属于医院感染。

（二）院内感染分类

1. 交叉感染　即患者与患者、患者与工作人员间通过直接或间接传播引起的感染。

2. 自身感染　又称内源性感染，指病原体来自于患者本身的感染。因病长期使用抗生素、免疫抑制剂或激素等，患者全身抵抗力降低，即可引起自身感染。例如，术后伤口感染的葡萄球菌来自自身皮肤；链球菌来自口腔；气性坏疽及破伤风杆菌来自肠道。另外，由于长期使用抗生素等造成菌群失调症，使一些部位的耐药菌异常增殖而发展成为一种新的感染，如致病性大肠杆菌肠炎等。

3. 医源性感染　即指在诊断治疗或预防过程中由于所用器械、场所的消毒不严，或由于制剂不纯而造成的感染。例如，输入污染有乙型肝炎病毒的血液引发乙型肝炎；使用消毒与灭菌不合格的眼科手术器械进行手术，术后引发感染，造成眼球摘除、终生致残。

4. 带入传染　患者入院时已处于另一种传染病的潜伏期，住院后发病，传染给其他患者。如痢疾患者入院前已感染腮腺炎，入院后发病，致使腮腺炎在医院内传播。

四、院内感染的控制

世界卫生组织于 1986 年向全球推荐五类院内感染的预防措施：消毒；隔离；无菌操作；合理使用抗菌药物；通过监测进行感染控制的效果评价。目前已被大家广泛认可接受。根据国家《医院感染管理办法》规定，各医院应成立医院感染管理组织，成员应包括临床各科室的主要负责人及护士长、总务及后勤科室负责人、教学及实验研究室负责人等，在院长或业务院长的领导下，由专职医生及护士负责开展医院感染管理工作，保证医院内感染控制工作能够在各科室配合下顺利开展，使国家有关法律、法规、国家标准能够贯彻、实施。

（一）实施对医院内感染的控制

1. 控制感染源

（1）正常菌群引起的内源性医院感染的感染源的控制　合理使用抗生素、严格掌握使用指征，减少或避免发生因抗生素使用不合理造成患者体内微生态环境的失衡导致的内源性医院感染的发生机会；提高患者机体的免疫力、增强患者抗病能力；减少因介入性检查、治疗操作不当造成的患者正常菌群异位导致的内源性医院内感染的发生机会。

（2）病原微生物异位导致的内源性医院内感染的感染源控制　及时治疗原发病灶，防止感染的扩散。

（3）外源性医院内感染的感染源控制　具有感染性的患者，首先要采取有效的隔离措施，同时要采取及时、有效的治疗措施；具有感染性的病逝者，首先要采取有效的隔离措施，同时要采取及时、有效的处理手段，防止感染的扩散。对被病原体污染的环境、设备、器械、物品采取严格、彻底的消毒与灭菌处理，消除感染性。

2. 切断感染途径　各类诊疗器械、医疗护理用品、诊疗环境、医护人员手是引起外源性医院内感染发生的重要媒介物，防止外源性医院内感染发生首先要对这些媒介物做到消毒或灭菌处理。按照《WS310－2016 医院消毒供应中心：管理规范/操作规范/监测标准》，严格执行相关操作技术指南，进行严格消毒，规范无菌操作，是预防侵入性医学器材感染最为有效的措施。

3. 保护易感人群　病原体传播到宿主并不一定引起感染，它取决于病原体的致病因素、定植部位、宿主机体的防御功能。人体的特异性防御功能是机体与抗原物质相互作用的结果，对预防传染病病原体具有重要意义，通过主动免疫及被动免疫获得；人体屏障结构是重要的非特异防御功能，用于防止各种致病、条件致病微生物袭击。减少、控制医院内感染发生应采取综合措施，对医护人员采取有效的免疫及防护；对高度易感者，要及早进行监测并采取有效的防护；对各种损伤性、介入性操作，要严格执行无菌操作；尽可能减少或避免对患者防御屏障的破坏；严格掌握抗生素使用指征。

（二）发生医院内感染后的调查与处理

1. 发生医院内感染后的调查 发生医院内感染后首先要搜集相关资料、对感染定义。资料包括发生时间、地点、人员、感染部位、感染程度、微生物学样本、与发生感染有关的因素。分析可能引发感染的原因、途径，确定所发生的医院内感染类型，属于内源性感染还是外源性感染。

2. 发生医院内感染后的处理 根据感染原因、途径采取相应的控制措施。针对环境，采取有效的消毒、隔离；针对诊疗器械，消除感染因素；针对人员，一方面可通过增强免疫功能提高抗病能力，另一方面可通过采取有效的隔离防护措施，减少被感染机会。

3. 医护人员的防护措施 预防医院内医护人员发生医院内感染所要采取的防护措施，一方面是通过接种疫苗使其获得主动免疫及被动免疫，产生对传染病病原体的抗病能力，另一方面是针对传播途径采取有效的隔离防护措施。

第三节 职业暴露与防护管理

一、职业暴露的定义

职业暴露指医务人员在从事诊疗、护理活动中接触有毒、有害物质，或传染病病原体，从而损害健康或危及生命的一种情况。

二、职业暴露的分类

（1）感染性职业暴露

（2）放射性职业暴露

（3）化学性（如某些化学药品）职业暴露

（4）其他职业暴露

三、职业暴露的防护管理

（一）感染性职业暴露的防护管理

（1）遵照标准预防原则进行防护，对所有患者的血液、体液及被血液、体液污染的物品均视为具有传染性的感染性物质。

（2）进行有可能接触上述感染性物质的诊疗和护理操作时必须戴手套，操作完毕，脱去手套后立即洗手，必要时对手进行消毒。

（3）诊疗、护理操作过程中有可能发生感染性物质飞溅到面部时，应戴手套、口罩、防护银镜；有可能发生感染性物质大面积飞溅或者有可能污染身体时，还应穿隔离衣。

（4）医务人员手部皮肤发生破损，在进行有可能接触感染性物质的诊疗和护理操作时必须戴双层手套。

（5）被感染性物质污染的物品、医疗用品和仪器设备应及时处理，重复使用的医疗仪器设备用于下一位患者前应进行清洁和消毒。

医务人员职业暴露处置流程，见图4－1。

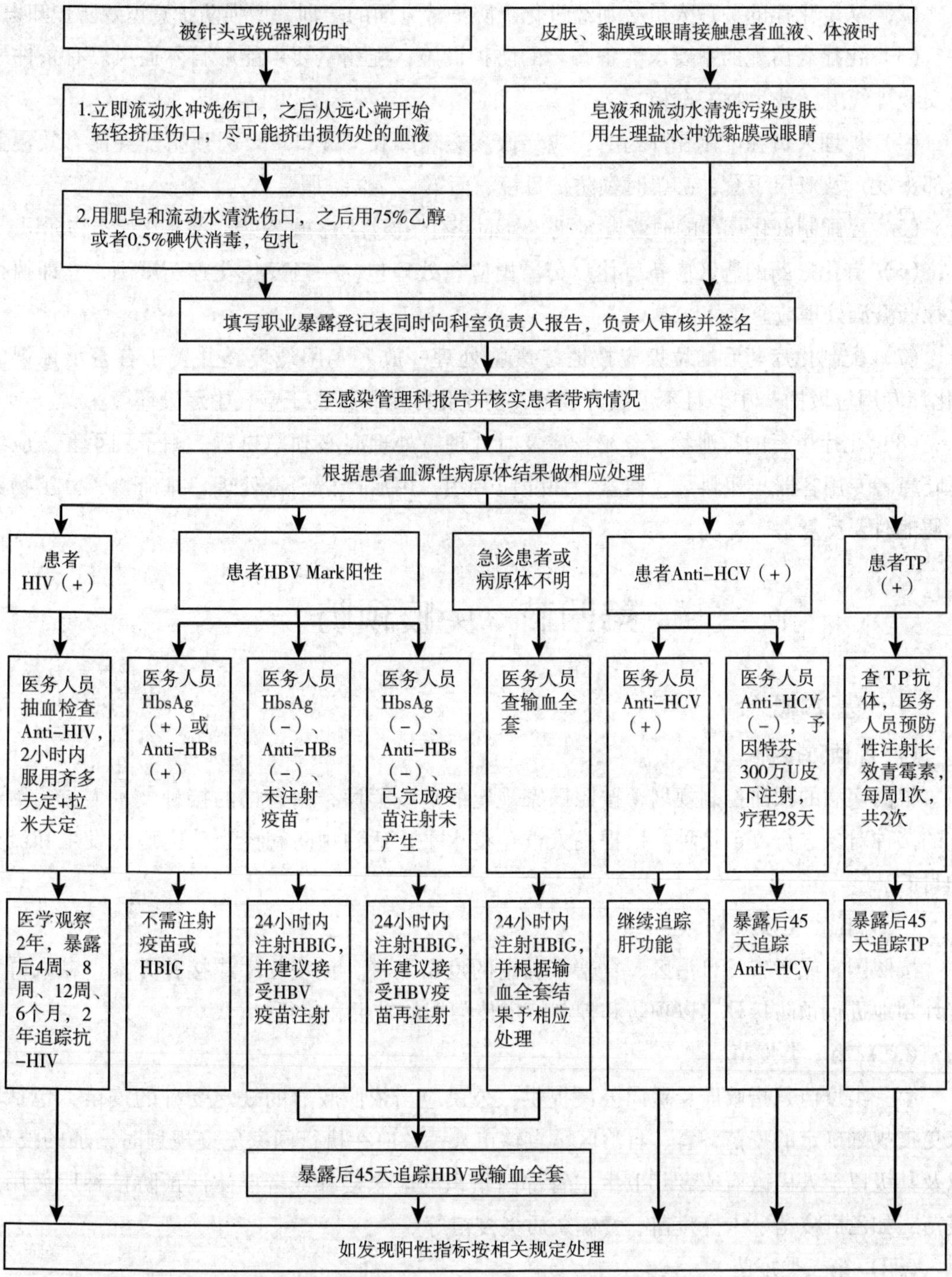

图4－1　医务人员职业暴露处置流程

（二）锐器刺伤的防护管理

（1）使用后的针头或锐器立即扔进耐刺的锐器盒中，禁止用手直接接触使用后的针头、刀片等锐器。

（2）禁止将使用后的一次性针头重新套上针头套。

（3）手持无针帽的注射器时，行动要特别小心。

（三）化学治疗的防护管理

（1）严格化疗药物管理，设专用的化疗药柜或药箱保管。

（2）从事化疗的护理人员必须经过化疗防护等方面的培训，增强防护意识及防护知识。

（3）化疗病房配药室要求配备必要的防护设施，配药室要求能够自然通风。有条件的应安装排气扇（或生物安全柜）。

（4）护理人员在配制化疗药时，应穿低渗透隔离衣，戴口罩、圆顶帽子（能有效覆盖全部头发）及双层手套，必要时戴防护目镜、面罩，穿防护服。

（5）已配制好化疗药的输液袋（瓶）外面套有一次性防护塑料袋，并有化疗药物标识。

（6）有化疗药的病区应备有化疗药溢出应急处理包，一旦发生化疗药溅洒，立即执行化疗药溅洒处理应急预案。

（7）配制化疗药后的垃圾应按医疗废物处理，放入专用垃圾袋并置于有警示标识的“化疗专用垃圾桶”中，且不可敞开放置，防止化疗药物挥发于空气中污染环境。

（8）化疗患者的排泄物、分泌物应及时处理，处理时必须戴口罩、帽子和手套。应给呕吐患者专用容器与塑料袋，便盆、便壶应专用，用后严格消毒处理，排泄物、分泌物弃入便池时要反复多次冲洗。

第四节　免疫预防

一、基本概念

（一）预防接种

根据疾病的预防控制规划，按照国家规定的免疫程序，由合格的接种技术人员，给适宜的接种对象进行疫苗接种。以提高人群免疫水平，达到预防和控制传染病的发生和流行的目的。

（二）国家免疫规划

按照国家或者省、自治区、直辖市确定的疫苗品种、免疫程序或接种方案，在人群中有计划地进行预防接种，以预防和控制特定传染病的发生和流行。

（三）第一类疫苗

第一类疫苗是指政府免费向公民提供，公民应当依照政府的规定受种的疫苗，包括国家免疫规划确定的疫苗，省、自治区、直辖市人民政府在执行国家免疫规划时增加的疫苗，以及县级以上人民政府或者其卫生主管部门组织的应急接种或者群体性预防接种所使用的疫苗，如乙肝疫苗、卡介疫苗、脊髓灰质炎疫苗等。

（四）第二类疫苗

第二类疫苗是指公民自费并且自愿接种的疫苗。常见的两类疫苗有口服轮状病毒疫苗、甲肝疫苗、流感疫苗、狂犬病疫苗等。

（五）应急接种

在传染病流行开始或有流行趋势时，为控制疫情蔓延，对易感人群开展的预防接种活动。

（六）冷链与冷链系统

冷链指为保证疫苗从疫苗生产企业到接种单位运转过程中的质量而装备的储存、运输冷藏设施、设备，包括冷藏车、疫苗运输工具、冷库、冰箱、疫苗冷藏箱、疫苗冷藏包、冰排、温度记录器及安置设备的房屋。冷链系统是在冷链设备的基础上加入管理因素，即人员、管理措施和保障工作体系。

（七）预防接种异常反应

预防接种异常反应指合格的疫苗在实施的过程中或接种后造成受种者机体组织器官、功能损害，相关各方都无过错的药品不良反应。

（八）预防接种一般反应

预防接种一般反应指在预防接种后发生的，由于疫苗本身含有的菌体蛋白、内毒素及其他毒性物质，以及附加物等物理和化学作用对机体造成的一过性生理功能障碍的反应，主要有发热、局部红肿、硬结，同时可能伴有全身不适、倦怠、食欲缺乏、乏力等综合症状。不会引起不可恢复的组织器官损害或功能障碍（但卡介苗导致的局部瘢痕除外），没有后遗症。包括局部反应和全身反应。

1. 局部反应 主要是在皮下或肌内接种疫苗后12~24小时，注射部位产生红肿、疼痛、硬结等。注射部位的红肿、硬结按纵横平均直径分为轻度（<2.5cm为弱反应）、中度（<2.6~5.0cm为中反应）、重度（>5.0cm为强反应）。

2. 全身反应 主要是发热、头痛、头晕、乏力、全身不适等。在接种疫苗后8~24小时，发热按腋窝温度分为轻度发热（37.1~37.5℃为弱反应）、中度发热（37.6~38.5℃为中反应）、重度发热（>38.5℃为强反应）。

（九）心因性反应

心因性反应是指在预防接种实施过程中或接种后因受种者心理因素发生的个体或者群体性反应。它与受种者的精神因素或心理因素有关，不是疫苗本身所引起的。

（十）偶合症

偶合症是指受种者在接种时正处于某种疾病的潜伏期或者前驱期，接种后偶合发病。偶合其他疾病实际上是一种巧合，与接种疫苗无任何关系，即不管是否接种疫苗都会发病。

二、免疫预防工作的特点和内容

（一）免疫预防工作的特点

1. 公益性与福利性 预防接种工作是政府行为，也是政府的职责。免疫预防工作作为公共产品，对威胁儿童健康、公众需求迫切的第一类疫苗政府承担全部疫苗和接种的经费，免费向公众提供预防接种服务。

2. 科学性与技术性 免疫预防工作内容广泛，如免疫规划的制定、免疫程序的制定、免疫效果的监测、异常反应的监测与处理，涉及免疫学、传染病学等社会学科，是一项科学性、技术性很强的工作。

（二）免疫预防工作的内容

1. 疫苗针对传染病的监测

（1）疫情常规报告与专门报告 常规报告是根据相关法律、规章的规定，疾病预防控制机构、医疗机构和采供血机构及其执行职务的人员发现疫苗针对传染病的疑似病例或确诊病例，要按照疫情报告属地管理的原则，城镇应于12小时内、农村应于24小时内报告疫情。

（2）主动监测和“零”病例报告 按照国家规定，对脊髓灰质炎实行主动监测和

“零”病例报告。此外，在我国新生儿破伤风、麻疹列为以消除为目标的疾病，也要按照卫健委的规定实行主动监测和“零”病例报告。

（3）病例调查、核实诊断与资料管理　接到免疫规划疫苗针对传染病疫情报告后，及时按统一的流行病学个案调查表进行调查并进行随访。

（4）血清学监测　依据免疫规划疫苗针对传染病诊断标准，对脊髓灰质炎、麻疹、白喉、百日咳、乙型肝炎、乙型脑炎、流行性脑脊髓膜炎等病例应进行血清学诊断。在预防接种单位的配合下，每年有计划地对免疫规划疫苗针对传染病进行疫苗免疫成功率和人群免疫水平监测。

（5）病原学监测与疫苗滴度监测　在预防接种单位的配合下，每年有计划地对免疫规划疫苗针对传染病进行人群带菌（毒）以及宿主动物、传播媒介等病原学监测。每年有计划地对脊髓灰质炎、风疹、腮腺炎疫苗进行滴度监测，对疫苗效果进行评价。

2. 免疫接种服务

（1）常规接种率监测　通过对接种率的监测可以评价免疫规划执行的情况，发现存在的问题并及时给予纠正。常规接种监测内容包括：接种率报告、接种率统计方法（包括接种率统计和累计接种率统计）、接种率统计与报告的要求、接种率监测与评价。

（2）查漏补种　学龄前儿童查漏补种是在街道（乡、镇）政府领导和组织下，其他人员共同配合，开展调查。以出生1个月以上的本地学龄前儿童和在管辖地段连续居住2个月以上的外来学龄前儿童为调查对象。通过各种途径获得信息，挨门逐户开展调查。遇到适龄儿童查看预防接种证，核对预防接种卡片，发现无卡、无证、漏种者进行登记，调查原因，然后告之接种时间、地点、应补种的疫苗，督促其及时补卡、补证、补种，同时向儿童家长宣传免疫规划知识。疫苗漏种检查是检查各种免疫规划疫苗的漏种情况，包括卡介苗、乙肝疫苗、脊髓灰质炎疫苗、百白破疫苗、麻疹疫苗、风疹疫苗、腮腺炎疫苗、乙脑疫苗、流脑疫苗等疫苗。

无卡、无证的判断标准是指本地儿童出生1个月以上、外来儿童在辖区内连续居住超过2个月未建立预防接种卡或接种证。

基层保健人员根据自己的工作量安排调查时间，每两个季度为一个周期完成所辖地段的查漏补种。辖区内的外来人口聚居地，每3个月为一个周期完成所辖地段的查漏补种。外来人口聚居地是指以乡（街道）为单位，辖区内学龄前外来儿童数≥500名。

查漏补种的评价指标：查漏补种乡（街道）覆盖率、村（居委会）覆盖率和户覆盖率；漏卡率、漏证率、补卡率和补证率；各疫苗漏种率和补种率；漏卡、漏证和漏种原因分析。

学校查漏补种在每学年秋季开学时，调查小学一年级、初中一年级入学新生（包括私立学校和打工子弟学校）。被调查学校的工作人员负责本校每个适龄儿童查验预防接种证，发现未依照国家免疫规划受种的儿童，应当向所在地的区（县）疾病预防控制中心或儿童居住地的接种单位报告，并配合疾病预防控制中心或接种单位督促其监护人在儿童入学后及时到接种单位补种。同时学校负责对转入学生在其入学时查验接种证、为转出学生提供查验预防接种证的证明材料。学校查验内容主要包括：脊髓灰质炎疫苗、百白破疫苗、麻腮风疫苗、乙脑疫苗、A+C流脑疫苗接种率。

查验主要内容：国家免疫规划疫苗。

（3）安全注射　指对疫苗应用灭菌的注射器具和规范的操作进行注射，并对使用过的注射器具进行安全处理，称为安全注射。世界卫生组织对安全注射的定义是，对接受注射者无害，对实施注射者无危险，注射后的物品（废物）不会给公众带来危害。

3. 免疫预防的系统管理

（1）疫苗管理　作为免疫预防工作的重要物质基础，疫苗是免疫规划工作的重要管理对象，其管理要做到科学化和规范化，包括制订疫苗计划和疫苗出入库管理。

（2）冷链管理的基本原则　制定冷链工作管理制度；冷链设备按计划购置和下发，建立健全领发手续，建立健全冷链设备档案（包括设备档案卡、设备维修记录、设备说明书、合格证或检验单、到货通知单及验收报告书等）；作到账、物相符；冷链设备和器材为免疫规划专用，不得挪作他用或任意调换，不得存放尿、便等检品，严禁存放私人食品、热水和苯、醚、酰等有机溶剂；冷链设备要有专门房屋安置，正确使用，定期保养，保证设备的良好状态；各级冷链管理、维护人员必须经过相关培训，并设有专人负责管理与维护；对冷藏设施、设备和冷藏运输工具运行状况进行温度记录；对冷藏设施、设备和冷藏运输工具定期检查、维护和更新，确保其符合规定要求；对所使用冷链设备运转状态进行监测，定期向上级疾病预防控制机构和同级卫生行政部门报告冷链设备运转情况；冷链设备的报废，严格按照国有资产管理的有关规定执行。

（3）免疫预防档案资料管理　免疫预防资料实行分级管理。一级：省级疾病预防控制中心免疫预防所负责；二级：区县疾病预防控制中心计划免疫科负责；三级：预防接种单位负责。档案资料分为10类，包括文书资料、基本资料、专业总结分析、疫情资料、免疫接种、疫苗管理、冷链管理、简报、培训宣传、各类杂文。所有资料应当有电子版本备查。

三、预防接种的实施管理

（一）疫苗接种组织形式

1. 常规接种　是指接种单位按照国家免疫规划、传染病流行规律和当地预防接种工作计划，为预防与控制疫苗针对传染病，按照国家免疫规划定期为适龄人群提供的预防接种服务。常规免疫可以分为基础免疫（或初种）和加强免疫（或复种），缺一不可。

2. 群体性预防接种　是指在一定时间和范围内，对某种或者某些传染病的易感人群，有组织地集中实施接种疫苗的活动。目前群体性接种主要有如下几类：强化免疫、突击接种、特殊人群接种、应急接种。

（二）疫苗接种的服务形式和周期

县级卫生行政部门根据疾病预防控制机构提出的建议确定辖区内接种服务的形式和周期，可以分为定点接种、入户接种和临时接种等几种常见形式。

（三）疫苗接种流程

1. 接种前准备工作　确定受种对象；通知儿童家长或其监护人；分发和领取疫苗；准备注射器材；准备药品、器械。

2. 接种时的工作　准备好接种场所；核实受种者；接种前告知和进行健康状况询问；接种现场疫苗管理；接种操作；接种记录、观察与预约。

3. 接种后的工作　接种器材的处理；剩余疫苗的处理；统计、上卡。

四、预防接种服务规范

（一）服务对象

辖区内0~6岁儿童和其他重点人群。

扫码“看一看”

（二）服务内容

1. 预防接种管理

（1）及时为辖区内所有居住满3个月的0～6岁儿童建立预防接种证和预防接种卡等儿童预防接种档案。

（2）采取预约、通知单、电话、手机短信、网络、广播通知等适宜方式，通知儿童监护人，告知接种疫苗的种类、时间、地点和相关要求。在边远山区、海岛、牧区等交通不便的地区，可采取入户巡回的方式进行预防接种。

（3）每两个季度对责任区内儿童的预防接种卡进行1次核查和整理。

2. 预防接种 根据传染病控制需要，开展乙肝、麻疹、脊髓灰质炎等疫苗强化免疫、群体性接种工作和应急接种工作。

（1）接种前的工作 接种工作人员在对儿童接种前应查验儿童预防接种证（卡、薄）或电子档案，核对受种者姓名、性别、出生日期及接种记录，确定本次受种对象、接种疫苗的品种。询问受种者的健康状况以及是否有接种禁忌等，告知受种者或者其监护人所接种疫苗的品种、作用、禁忌、不良反应以及注意事项，可采用书面或（和）口头告知的形式，并如实记录告知和询问的情况。

（2）接种时的工作 接种工作人员在接种操作时再次查验核对受种者姓名、预防接种证、接种凭证和本次接种的疫苗品种，核对无误后严格按照《预防接种工作规范》规定的接种月（年）龄、接种部位、接种途径、安全注射等要求予以接种。

（3）接种后的工作 告知儿童监护人，受种者在接种后应在留观室观察30分钟。接种后及时在预防接种证、卡（簿）上记录，与儿童监护人预约下次接种疫苗的种类、时间和地点。有条件的地区录入计算机并进行网络报告。

3. 疑似预防接种异常反应处理 如发现疑似预防接种异常反应，接种人员应按照《全国疑似预防接种异常反应监测方案》的要求进行处理和报告。

（三）服务流程

预防接种服务流程，详见图4－2。

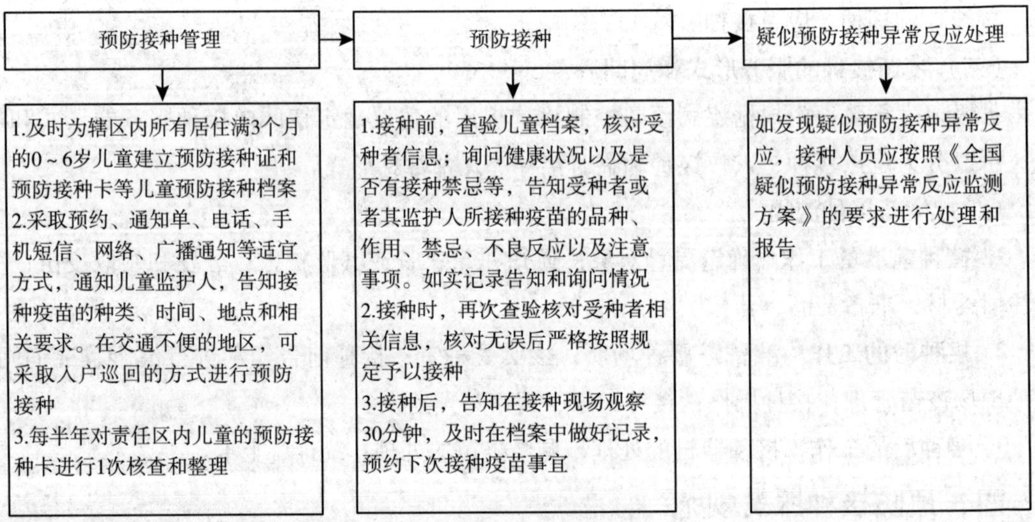

图4－2 预防接种服务流程

（四）服务要求

（1）接种单位必须为区县级卫生行政部门指定的预防接种单位，并具备有《疫苗储存和运输管理规范》规定的冷藏设施、设备和冷链管理制度，且按照要求进行疫苗的领发和冷链管理，保证疫苗质量。

（2）承担预防接种的人员应当具备执业医师、执业助理医师、执业护士或者乡村医生资格，并经过县级或以上卫生行政部门组织的预防接种专业培训，考核合格后持证方可上岗。

（3）基层医疗卫生机构应积极通过公安、乡镇（街道）、村（居）委会等多种渠道，利用提供其他医疗服务、发放宣传资料、入户排查等方式，向预防接种服务对象或监护人传播相关信息，主动做好辖区内服务对象的发现和管理。

（4）根据预防接种需要，合理安排接种门诊开放频率、开放时间和预约服务的时间，提供便利的接种服务。

（5）应按照《疫苗流通和预防接种管理条例》《预防接种工作规范》《全国疑似预防接种异常反应监测方案》等相关规定做好预防接种服务工作。

（五）考核指标

（1）建证率＝年度辖区内建立预防接种证人数/年度辖区内应建立预防接种证人数×100%。

（2）某种疫苗接种率＝年度辖区内某种疫苗年度实际接种人数/某种疫苗年度应接种人数×100%。

第五节　计划生育技术指导

一、概述

（一）生殖健康的概念

《行动纲领》第七章对生殖健康定义为：在生命所有阶段的生殖功能和过程中的身体、心理和社会适应的完好状态，而不仅是没有疾病和功能失调。生殖健康是一个含义深刻、涉及面很广的新概念。

（二）生殖健康的内容

综合起来，全面的生殖保健服务应包括：关注女童生殖健康；重视青少年生殖健康；继续提高孕产妇健康；满足更、老年生殖健康需求；加强性健康服务；应对日显严重的生殖道感染、性传播疾病及艾滋病。

（三）社区卫生服务中心的计划生育责任

其主要职能是：宣传教育、综合服务、咨询指导、药具供应及药具不良反应监督。

二、社区计划生育指导

（一）技术指导原则

计划生育技术服务实行国家指导和个人自愿相结合的原则。积极开展以保护、促进人民健康、不断提高居民生活质量为目的的社区卫生服务工作，认真落实各项卫生工作指标。

（二）技术指导管理内容

社区计划生育技术服务指导的质量管理是最核心、最重要的内容。要加强依法执业意识，在相关法律法规规定的执业范围内开展业务活动。严格执行国家规定的专业技术操作常规，建立和完善内部规章制度，规范服务程序和服务行为，建立全面的标准化的服务质量管理体系。要将技术人员的培训制度化，不断提高技术质量，加强医疗文书档案管理，规范查环查孕查病管理，建立相应档案资料。严禁未依法取得执业（助理）医师、护士和乡村医生等资格的人员从事与计划生育有关的临床医疗服务。切实加强对 B 超操作人员及设备的管理，加强“两非”宣传，严格禁止非医学需要的胎儿性别鉴定和选择性别的人工终止妊娠。

（三）计划生育指导

避孕方法包括：激素避孕药、宫内节育器、阴道药具避孕、自然避孕、绝育术等。

1. 激素避孕药

（1）适应证和禁忌证　凡要求使用激素避孕药的妇女，排除禁忌证后均可使用。禁忌证：怀孕或可疑怀孕；急、慢性肝炎、胆囊炎、肾病；内分泌疾病，如糖尿病、肾上腺疾病、甲状腺功能亢进等；严重高血压及心血管疾病，血液病；严重肿瘤或可疑癌者；血栓、血管栓塞性疾病；长期胃肠吸收不良，呕吐或腹泻而影响药物吸收者；月经稀发，量少，常有闭经者；服用与避孕药有相互影响的药物；年龄 40 岁以上；35 岁以上吸烟者或者肥胖者慎用。

（2）避孕药的分类　按药效分为短效、长效、速效及缓释四种；按成分分为单用雌激素、孕激素或者两者配合的剂型；按剂型分为口服片、滴丸、注射针剂、缓释系统（皮下埋植剂，阴道药环及激素宫内节育器等）。

（3）停服避孕药的指征　怀疑妊娠或准备怀孕；出现血栓静脉炎、肺栓塞、脑血管疾病、肠系膜及视网膜血栓或心肌缺血等；视觉障碍、眼球突出、复视、乳头水肿、眼部血管病变；原因不明的头痛或偏头痛；癫痫加重；出现高血压、肝功能异常及黄疸等；年龄超过 40 岁；连续闭经 3 个月以上或短期内体重增加明显者；准备做绝育手术或改换避孕方法；连续使用激素避孕 2 年以上，建议暂时改换避孕方法半年后再继续服药。

出现腹痛、胸痛、头痛、眼睛问题、严重腿痛等症状中的一种，应立即停药。

（4）常见副作用　类早孕反应；月经期间少量点滴出血；月经量减少；闭经；体重增加，短期内体重明显增加应停药；其他症状，如色素沉重、痔疮、白带增多等。

（5）保健指导要点　严格按规定服药，不要漏服、迟服、错服或中途换药；使用影响避孕效果的药物时，应改用其他避孕方法；妥善保管避孕药；若计划怀孕，应停服避孕药。

2. 宫内节育器

（1）适应证　自愿避孕而无禁忌证的育龄妇女均可放置。

（2）禁忌证　有妊娠或可疑妊娠时；生殖道炎症：急慢性盆腔炎、性传播疾病和阴道炎、重度宫颈糜烂未治愈前；月经过多、过频或不规则阴道出血；子宫颈内口过松，重度裂伤，重度狭窄或严重子宫脱垂；各种严重全身疾病（如心力衰竭、重度贫血、出血性疾病），各种疾病急性阶段；子宫腔小于 5.5cm 或大于 9cm；生殖道畸形；生殖器肿瘤；未产妇准备生育者慎用；术前体温 37.5℃以上暂缓放置。

（3）放置宫内节育器时间的选择　月经后；人工流产时；产时放置及剖宫产时放置；产后放置；月经期放置；自然流产、中期妊娠引产转经后 3 ~ 7 天内放置；中期妊娠引产 12 小时清宫术后；如需更换宫内节育器者，可在取器后立即放置；也可在转经后 3 ~ 7 天内放置；无保护性交后放置是紧急避孕方法之一。

（4）取出宫内节育器指征　准备生育；带器妊娠在人工流产时取出；放置年限已满或更换节育器；改换节育方法如女绝育术前或男绝育术后3个月；围绝经期月经紊乱、闭经半年以上；放置宫内节育器后发生不良反应或并发症，经治疗无效；宫内节育器下移、变形嵌顿或宫内节育器异位。

（5）取出时间　月经干净后7天取出。

（6）不良反应　不良反应有月经异常、疼痛、白带增多；并发症包括术时出血，子宫穿孔，心脑综合征，术后感染，铜过敏，节育器异位，节育器断裂、变形、脱结，节育器下移，尾丝消失等。

（7）保健指导要点　放置和取出宫内节育器均需专业人员手术操作，持证上岗；术后休息，避免过度劳累；一周内禁止搬运、提取重物；注意个人卫生，每天清洗外阴，换内裤，避免盆浴；2周内禁止性生活；注意宫内节育器脱落。

3. 阴道药具避孕　阴道药具避孕包括屏障避孕和杀精剂。

4. 自然避孕　又叫周期性禁欲，根据月经周期中能受孕期（在此期前后数天排卵）和不能受孕期（安全期）自然出现的生育调节法，即避开排卵期（能受孕期）进行性交以防止受孕。

5. 绝育术　是指通过手术或非手术方法将输卵（精）管结扎或阻断，以阻止精子、卵子相遇，而不能生育的医学技术。目前常用的有输卵（精）管结扎术。

三、避孕节育知情选择

（一）计划生育技术咨询技巧

避孕咨询时贯彻避孕为主的方针，运用现代化科学知识和人际交流技巧提供多种避孕方法，指导育龄男女有计划地生育、节育。

1. 咨询定义　计划生育咨询是提供优质计划生育服务和帮助服务对象达到生育目标的重要方法，是建立在保护人权、尊重隐私的基础上的方法。

2. 咨询技巧——人际交流　是两个人或多个人之间面对面的语言或非语言的信息交流或情感交流。在咨询过程中配合挂图、图表、模型、图书等工具和资料，特别是配合影像电化教育，将会获得更好的效果。常用的咨询方法有：语言交流技巧；非语言交流技巧；提问的技巧；反馈的技巧；帮助服务对象作决定。

3. 咨询步骤　咨询分为六个步骤，即问候—询问需求—提供信息—帮助知情选择—讲解使用方法—预约随访。咨询过程中的六个步骤是一个连续的过程，需要不同的交流技巧，各步骤相互结合与衔接，帮助服务对象做到同情、同意和知情选择。

（二）节育方法知情选择

避孕节育方法的“知情选择”就是通过宣传、教育、培训、咨询、指导等途径，使育龄群众了解常用避孕方法的避孕能力、适应证、禁忌证、正确使用方法、常见副作用及其防治办法，并在医务人员和计划生育工作者的精心指导下，选择满意的、适合自己的避孕方法。选择和使用适宜的避孕节育方法应从这些方面考虑：如何使用这种方法；常见副作用及处理；何时、何地能得到这种方法；可能的并发症或危险指征有哪些；尽可能提供避孕健康教育资料；鼓励服务对象坚持使用正确的避孕方法，降低避孕失败率，提高持续使用率和避孕效果。

（三）计划生育要男性参与

生殖健康包括男女两方面，倡导增进男性在生殖健康方面的责任感。男性在计划生育、生殖健康工作中具有重要的作用，提倡男性参与是为了促进男女平等，使男性在计划生育、生殖健康方面分担责任。使男性更关心计划生育，尊重女性生殖健康权利，做到计划受孕，避免意外怀孕。

（四）计划生育的健康教育

计划生育健康教育是通过信息传播和行为干预，帮助个体和群体掌握卫生保健和避孕知识，自愿采纳有利于健康行为和生活方式的教育活动与过程。

1. 健康教育的常用方法　系统教育法（如举办讲座、学习班等）；大众传播（如报纸、杂志、宣传栏和媒介等）；人际传播（如门诊咨询、信件咨询等）。

2. 掌握健康教育的时机　应加强婚前、产后避孕指导，特别是在人工流产时，针对意外怀孕原因进行避孕节育指导，是帮助他们进行避孕方法知情选择的最适宜时机。

（五）计划生育用品的免费发放

部分地区已经在社区卫生服务机构设置了免费的计划生育用品发放点。

第六节　社区康复

一、概述

（一）康复服务

1. 概念　1981 年 WHO 医疗康复专家委员会给康复下了一个新的定义："康复是指采取一切措施，减轻残疾和因残疾带来的后果，提高才智和功能，使他们重新回到社会中去"。康复是使残疾者和功能障碍者恢复功能，恢复权利的过程。

2. 康复医学研究的对象　包括身体残疾、听力残疾、视力残疾、智力残疾、语言残疾、精神残疾。伤病与障碍的关系可以分为：与伤病共存的障碍；伤病后遗留的永久性障碍；与伤病无关的独立障碍。

（二）社区康复

1. 概念　WHO 的定义（1981 年）：在社区的层次上采取的康复措施，这些措施是利用和依靠社区的人力资源而进行的，包括依靠有残损、残疾、残障的人员本身，以及他们的家庭和社会。

联合国的定义（1994 年）：社区康复是社区发展计划中的一项康复策略，其目的是使所有的残疾人享有康复服务，实现机会均等、充分参与社会生活的目标。社区康复的实施要依靠残疾人、残疾人亲友、残疾人所在的社区以及卫生、教育、劳动就业和社会保障等相关部门的共同努力。

我国的定义：社区康复是社区建设的重要组成部分，是指在政府领导下，相关部门密切配合，社会力量广泛支持，残疾人及其亲友积极参与，采取社会化方式，使广大残疾人得到全面康复服务，以实现机会均等、充分参与社会生活的目标。

2. 社区康复的特点　社区发展的重要组成部分；社会化的管理方式；服务层面为城乡基层社区；服务对象为残疾人、慢性病患者、老年人等；病伤者主动参与；技术资源中心和专家组的指导；投资少、覆盖广、效果好；场所就近、方法简易、器材就简、时间持久等（相对于专业康复机构）。

3. 社区康复的目标　社区康复的目标是改善身心、社会、职业功能，使残疾人在某种程度上像正常人一样过着积极的和生产性的生活。

（1）使残疾人和慢性病、老年病患者的身心得到康复。通过康复训练以及给予辅助工具，使残疾人日常生活活动能够自理，能在住所周围活动，能够与人沟通和交流。

（2）使病残人在社会上能享受均等的机会，主要是指平等的享受入学和就业的机会，学龄残疾儿童能够上学，青壮年病残人在力所能及的范围内能够就业。

（3）使病残人能够融入社会，不受歧视、孤立和隔离，不与社会分开，并能够得到必要的方便条件和支持以参加社会生活。

二、社区康复工作方法与内容

（一）明确工作流程

建立社会化工作体系—制定工作计划—培训人员—调查社区康复资源和残疾人康复需求—组织实施—检查评估。

（二）制定工作计划

主要包括明确任务目标、主要措施、实施进度、统计检查、经费保障等。

（三）建立工作队伍

工作队伍包括管理人员、康复指导人员、基层康复人员、志愿工作者、残疾人及其亲友等。

（四）培训人员

制定培训计划；开展对管理人员、康复指导员、基础康复员的分类培训；建立培训工作档案。

（五）调查社区康复资源和社区人群的康复需求

1. 调查社区康复资源　包括隶属部门、医院、康复机构、特教学校、幼儿园、心理咨询部门、福利院等单位的各项业务、技术情况。

2. 调查社区人群的康复需求　包括一般资料，如疾病史、残疾史、康复需求、医疗、教育、就业、家庭和社会生活等需求；社会方面，如婚姻、家庭组成、就业情况、经济来源、周围人所持的态度、对未来的态度等。

（六）开展康复训练与服务

初次评定、制定康复计划；选择训练项目；指导、进行康复训练；定期康复评定；选用及制作训练器材；用品用具的提供；心理支持服务；知识普及服务；转介服务。

（七）进行检查评估

检查评估包括从管理的角度评估以及从专业的角度评估。指参照一定的标准，以检查社区康复服务规划目标、策略、行动计划的执行情况和康复对象的康复效果为根据，对社区服务的各项工作和康复对象进行客观、科学的鉴定，包括目标评估、过程评估、效果评估。

三、社区残疾管理

（一）残疾分类与残疾预防

1. 我国残疾分类　我国2006年进行全国残疾人抽样调查，将残疾人分为六类：视力残疾、听力残疾、语言残疾、智力残疾、肢体残疾和精神残疾。残疾级别分别为一、二、三、四级，全国有残疾人口约为8300万人。占人口总数的6.34%，从各类残疾的比重来看，肢体残疾所占比重最高，单纯言语残疾占比重最低。其中多重残疾是指两种或两种以上的残疾，其所占比率也是相当高的。

2. 残疾预防 一级预防即防止致残性病损的发生；二级预防即一旦发生伤病，将病损的影响控制在最低水平，防止残疾（失能）的发生；三级预防即当残疾已经发生，则应积极开展康复治疗，防止残疾加重并发展成残障。

（二）残疾的评定

目前认识残疾主要通过残疾的身体结构和功能，日常生活活动的受限和参与的局限以及环境因素（如无障碍支持）来进行定义和评定的。

1. 视力残疾 指由于各种原因导致双眼视力低下并且不能矫正或视野缩小，以致影响日常生活和社会参与。分级：盲（一、二级），低视力（三、四级）；筛查：0~6岁人群，7岁以上人群；诊断设备及工具：标准对数视力表，视野卡片，遮掩板，手电筒等；诊断方法：病史，视功能检查，视力残疾诊断标准表，病因诊断；致残原因分析：遗传，先天异常，外伤，中毒，疾病，其他；可防、可治眼病的判断。

2. 听力残疾 指人由于各种原因导致双耳不同程度的永久性听力障碍，听不到或听不清周围环境声及言语声，以致影响日常生活和社会参与。分级：一、二、三、四级；筛查：0~6岁人群，7岁以上人群；诊断设备及工具：便携式听力技术指标，听级计，电耳镜，插入式玩具。

3. 语言残疾 指人由于各种原因导致的不同程度的言语障碍，不能或难以进行正常的言语交往活动。分级：一、二、三、四级；筛查：3~6岁人群，7岁以上人群；诊断设备及工具：辅助工具，语言清晰度测试工具，言语表达能力测试工具；诊断方法：使用言语障碍问卷，确定言语测试方法；致残原因分析：遗传，出生缺陷或发育障碍，疾病，创伤及意外伤害，孤独症，癫痫，中毒，其他；康复建议。

4. 肢体残疾 指人体运动系统的结构、功能损伤造成四肢缺陷或四肢、躯干麻痹（瘫痪）、畸形等而致人体运动功能不同程度的丧失以及活动受限或社会参与局限。分级：一、二、三、四级；筛查：0~6岁人群，7岁以上人群；诊断设备及工具：米尺，角度计，叩诊锤；诊断方法：病史，目测，查体；致残原因分析：先天性，外伤性，疾病性，感染性，中毒性。

5. 智力残疾 指智力显著低于一般人水平，并伴有适应行为的障碍。此类残疾是由于神经系统结构、功能障碍，使个体活动和参与受到限制，需要环境提供全面、广泛、有限和间歇的支持。分级：一、二、三、四级；筛查：0~6岁人群，7岁以上人群；诊断设备及工具：智商诊断工具，适应行为评定工具，残疾人活动和参与评定；诊断方法：盖塞尔发展诊断量表，成人适应性行为评定量表等；致残原因分析：遗传，发育障碍，疾病，创伤或意外伤害，中毒与过敏反应，不良社会文化因素，其他，原因不明。

6. 精神残疾 指各类精神障碍持续一年以上未痊愈，存在认知、情感和行为障碍，影响日常生活和社会参与。分级：一、二、三、四级；筛查：0~6岁人群，7岁以上人群；诊断设备及工具：临床诊断，ICD-10-AM精神障碍症状检查表，WHO残疾评定量表（WHO—DASⅡ）；诊断方法：ICD-10-AM精神障碍症状检查表，WHO残疾评定量表；致残原因分析：器质性精神障碍，使用精神活性物质所致的障碍，精神病性障碍，心境障碍，行为综合征，人格障碍，癫痫。

四、残疾人社区康复要点

（一）视力残疾社区康复

1. 低视力康复　主要方法是配用适合的助视器同时进行相应的视功能训练。掌握低视力人群康复需求情况，有计划的组织患者到医院眼科低视力门诊、定点眼镜店、盲校等进行检查诊断、验光配镜和训练。宣传普及低视力康复知识，动员社会关注和支持低视力康复工作。

2. 盲人康复　主要方法是定向行走训练。定向行走训练是指训练视力残疾者依靠听觉等感觉器官、借助盲杖等辅助工具，学会安全、独立、有效地行走。定向行走训练内容包括：行走前训练、定向训练、行走训练和盲杖使用训练等4个方面。

3. 白内障康复　配合当地医疗机构做好白内障筛查。宣传普及眼保健及防盲治盲知识。

（二）听力、言语残疾社区康复

负责本辖区0~6岁聋儿的统计汇总及时上报。宣传聋儿听觉、语言训练的基本知识及重要性。配合相关机构对聋儿家长进行培训。与康复机构、聋儿家长及社会学校沟通，做好聋儿康复后续教育工作。

（三）智力残疾社区康复

动态掌握本辖区智力残疾人康复需求，协调各方面业务关系，建立康复管理、技术指导和训练服务网络，有计划地组织开展智力残疾人的康复训练与服务。宣传普及智力残疾康复知识，广泛动员社会关注和支持智力残疾康复工作。

（四）肢体残疾社区康复

1. 偏瘫　偏瘫的康复训练包括运动疗法、作业疗法、语言疗法、心理治疗、文体治疗、传统的物理疗法、祖国传统医学等。

2. 脊髓损伤　康复训练内容主要有心理治疗、物理治疗、临床康复、作业疗法、文体治疗、中医传统康复、康复工程、营养治疗等。

3. 截肢　截肢后要保持残肢皮肤表面清洁、干燥，注意防止皮肤擦伤、压疮及感染等。保持正确残肢位置，做好关节活动训练，防止发生残肢关节挛缩、畸形。做好肌力训练，防止肌肉萎缩。对截肢者的心理支持贯穿康复训练始终，通过各种方式帮助截肢者面对现实，鼓励截肢者自强不息，并积极配合各种康复训练，使其能够尽早重返社会。

第七节　心理与健康

一、概述

（一）概念

1. 心理健康　指遇到任何障碍和困难问题，心理都不会失调，都能以社会认可的行为加以克服。凡是具有这种状态，就可以认为达到了心理的健康状态。第三届国际心理卫生大会对心理健康的定义是“所谓心理健康是指在身体、智能以及情感上与他人的心理健康不相矛盾的范围内，并进一步发展成最佳状态。”

2. 危机　对于危机的定义不同学派的表述不完全一致。Dixon（1979年）认为危机是一个人遇到被认为是充满危险的事件，以个人通常的解决方法无法奏效，因而感到无助，并影响个人的功能。危机一般可分为成长危机和事态危机两类。一个人在成长过程中会出现各种的压力、阻力和困难，如学习、同学关系、恋爱、择业、经济、失业、更年期、退休、丧偶等都可以构成危机。事态危机包括天灾人祸等环境危机、亲人意外死亡、被抢劫等人际危机、疾病和自杀等个人危机。构成危机不仅仅与事件有关，同时与个人和家庭对事件的看法也密切相关。

（二）心理健康的标准和危机发展分期

1. 心理健康标准 美国心理学家马斯洛和密特尔曼提出了心理健康应该符合以下十条标准。一般来说，一个人在大部分时间里如果能够符合以下大部分要求，心理即处于健康状态：有充分的自我安全感；能充分了解自己，并能恰如其分地估计自己的能力；生活目标和理想切合实际；能保持人格的完整与和谐；不脱离周围现实环境；善于从经验中学习；能保持良好的人际关系；能适度宣泄和控制情绪；在符合团队要求的前提下，能最大限度地发挥自己的个性；在不违背社会规范的前提下，能恰当满足个人的基本需要。

2. 危机的发展分期 冲突期；应变期；危机解决期；适应期。

（三）影响心理健康的因素

1. 遗传因素 包括个体家族调查、双生子研究、细胞遗传学研究。

2. 性格因素 不良的个性特征是精神疾病发生的素质因素。

3. 社会心理因素 包括长期、慢性的因素及急性、突如其来的因素。

4. 疾病 母亲的很多疾病（如风疹、麻疹、梅毒等）、孕妇营养不良、某些疾病如癫痫、脑炎等都可能影响胎儿的发育，造成畸形或损害胎儿的神经系统。

二、社区心理卫生干预

（一）概念

社区心理卫生干预主要是通过教育、咨询、行为训练和心理治疗，了解社区人员的健康状况、人员存在的各种心理负担，帮助人们适应不良、减轻心理焦虑，澄清某些错误观念和思维方式，减少孤独无助和被人忽视等感觉，克服抑郁和绝望感，激发人们对生活的渴望和责任感等。

（二）社区心理卫生干预的目的和范围

（1）社区心理卫生干预的目的主要有两个：一是当事人问题已经发生并可能在社区人群中形成流行趋势，如果对其采取干预，可以取得好的效果，称为顺延性社区干预；二是在问题还没有发生时，为了维护人群的健康，对人群采取保健干预措施也是十分必要的，称为规划性的社区干预。

（2）社区全科医生对自己工作的社区有一个全面的认识和了解，在微观上解决社区卫生所面临的问题，才能对社区宏观问题提出建设性的干预意见。体现在：要了解社区自然状况；社区人口情况；社区文化与环境；社区资源；社区可动员的卫生潜力。

（三）社区心理卫生干预的内容

实施社区人口卫生干预的内容与范围十分广泛，而具体卫生服务过程中，又需要社区医务人员进行综合性的服务。包括：积极改善社区环境；预防与健康教育；对特殊人群（妇女、儿童、老年人、精神疾病患者、残疾人、学生、工人、下岗人员）等的卫生服务；提供全方位的社区卫生照顾；控制社区内的疾病流行。

（四）心理问题的一般干预

1. 会谈概述　医护人员在自身有条件与来访者有需求及具备适应证的情况下可以对来访者进行心理干预。心理干预的主要方式是谈话；医护人员应掌握一定的临床心理谈话的技巧，在处理医患关系方面应注意以下几点：①做好一个聆听者，向来访者认真地探询各种问题，不厌其烦地聆听他们的叙述，在聆听中不加入、不干扰来访者的实际生活，也不是用自己的想法和价值观去评判和影响来访者。②做好一个引导者，医护人员不可能把改变来访者较重的心理行为障碍和不良的人格特点作为自己的干预目标。因此可以从探索来访者痛苦的情绪入手来引导来访者体验与情绪关联的愿望和想法，从而发现情绪背后的心理动因。③做好一个启发者，医护人员应成为来访者改变自己的启发者。所做的工作应是让来访者认可自己的心理冲突，了解自己的不适应行为，了解和检查自己与人交往的不良模式，同时为基本满足自己的需求寻求切合实际情况的可行方法。

2. 初次心理会谈　初次会谈通常有以下一些结构和内容：消除戒心；切入正题；探索问题；明确意愿；了解背景（充分了解背景情况有助于对来访者整体的评估）；结束初谈（在初次谈话结束后应有明确的结果）。

3. 设定目标　心理干预需要设定具体的目标。社区医护人员的心理干预应以短程干预为主，这有利于激发来访者在集中的时间段内全力以赴地处理自己面对的问题。长程的心理干预技术要求都比较高，往往超过全科医学的知识结构和职能范围。适合接受短期心理干预的来访者一般有以下 3 种类型：①来访者是因当前某些生活事件的压力构成心理方面的困扰，但以往心理健康，社会适应良好，例如丧偶、离异、失业、乔迁、退休等引起的心理问题。②来访者虽有心理方面的障碍，但只是暂时性的功能退化，能够正常生活，能与社区医护人员沟通交流，接受帮助。③来访者的问题已属于心理医生或精神科医生的治疗范围，需要转介，但在转介前需作进一步的评估。

4. 常用的心理干预　心理干预可以根据不同的理论和技术进行实施。社区医护人员对于心理干预方法的选择不能满足于一般心理咨询和支持性心理治疗的水准，而应掌握一些实效性较强的方法，尤其是较易操作、符合我国国情的方法，这更能使来访者接受和配合。社区医护人员常用的心理干预方法一般有危机干预、行为干预、认知干预和家庭干预等。

本章小结

要点	内容
公共卫生	通过有组织的社区努力来预防疾病，延长寿命和促进健康和效益的科学和艺术，是组织社区共同努力，改善环境卫生条件，预防控制传染病和其他疾病的流行，培养良好卫生习惯和文明医疗服务，达到预防疾病，促进人民身体健康的目的
基本公共卫生服务内容	融预防、保健、康复、基本医疗、健康教育、计划生育技术指导“六位一体”，有效、经济、方便、综合、连续的基层卫生服务
社区预防服务	以健康为中心，从预防医学的观点出发，指导社区医生开展以社区为范围的预防服务。它是采用健康促进的策略，以健康为中心、以社区为范畴、以人群为对象，动员社区内多部门合作和人人参与的综合性服务

习 题

一、选择题

【A1/A2 型题】

1. 下列哪项是影响健康的最主要的因素

A. 生活方式因素　B. 环境因素

C. 遗传因素　D. 医疗卫生因素

E. 心理因素

2. 生物医学模式的缺陷在于

A. 忽视了健康的重要性　B. 强调了心理因素对健康的影响

C. 强调了医学高科技的应用　D. 忽视了生物因素对健康的影响

E. 忽视了心理、社会因素对健康的影响

3. 我国儿童保健的重点对象是

A. 0～1 岁　B. 0～2 岁　C. 0～5 岁　D. 0～4 岁　E. 0～6 岁

4. 下列有关计划免疫实施的叙述，错误的是

A. 2 个月以上的小儿接种卡介苗应做结核菌素试验，阴性才能接种

B. 8 个月以上未出麻疹的小儿在上臂外侧皮下注射麻疹疫苗

C. 脊髓灰质炎糖丸一般用热水送服

D. 接种百白破三联疫苗的间隔时间一般为 4～6 周

E. 过敏体质、体温超过 37.5℃不可以接种乙肝疫苗

5. 我国计划免疫规定新生儿期及时完成下列哪两种疫苗的基础免疫接种工作

A. 卡介苗和乙肝疫苗　B. 脊髓灰质炎疫苗和麻疹疫苗

C. 百白破三联混合制剂和麻疹疫苗　D. 脊髓灰质炎疫苗和甲肝疫苗

E. 卡介苗和流脑疫苗

6. 传染病最主要的特征是

A. 具有传染性　B. 具有流行性

C. 具有地区性　D. 具有周期性

E. 具有季节性

7. 传染病的一级预防是指

A. 病因预防　B. 三早预防　C. 管理预防　D. 康复预防　E. 行为干预

8. 社区健康调查研究的方法有

A. 描述性研究和分析性研究　B. 描述性研究和现况调查

C. 现况调查和队列研究　D. 病例对照和队列研究

E. 现况调查和分析性研究

9. 社区现场干预试验的基本要素包括

A. 试验对象　B. 干预措施

C. 干预效果　D. 试验对象、干预措施、干预效果

E. 试验人群

10. 危害健康的生活行为方式包括

A. 吸烟　　B. 酗酒
C. 不良饮食习惯　　D. 缺乏体育锻炼
E. 以上都是

11. 建立健康档案应遵循的原则中不包括

A. 保密性原则　　B. 客观性原则
C. 准确性原则　　D. 前瞻性原则
E. 一步到位原则

12. 放置宫内节育器的术后注意事项中，不正确的是

A. 休息 3 天　　B. 1 周内不参加重体力劳动
C. 术后定期复查　　D. 1 周内禁止性生活及盆浴
E. 阴道出血量多及发现发热应及时就诊

13. 下列除哪项外都是切断传播途径的措施

A. 消毒　　B. 杀虫
C. 保持环境卫生　　D. 预防接种
E. 提高人们的卫生意识

14. 以下属于二级预防的内容是

A. 疾病的早发现早诊断　　B. 预防接种
C. 预防并发症　　D. 促进康复
E. 预防疾病发生

15. 我国法定的传染病有

A. 三类 25 种　　B. 二类 25 种
C. 二类 35 种　　D. 三类 53 种
E. 三类 37 种

16. 社区卫生服务的“六位一体”是指

A. 健康教育、预防、保健、康复、计划免疫、医疗
B. 健康教育、预防、保健、康复、计划生育指导、医疗
C. 健康教育、预防、营养、康复、计划生育指导、医疗
D. 法制教育、预防、保健、康复、计划生育指导、医疗
E. 法制教育、预防、营养、康复、计划生育指导、医疗

17. 社区预防坚持以人为本，以（　　）为中心

A. 疾病　　B. 医生　　C. 患者　　D. 健康　　E. 预防

18. 对不明疾病的预防与控制基本措施是

A. 加强食物卫生监督检验工作　　B. 加强环境保护和监测
C. 加强药物不良反应的预防　　D. 以上均是
E. 以上均不是

19. 疾病筛查的目的是早期发现尚处于发病潜伏期的患者，属于预防医学的范畴，为三级预防中的

A. 二级预防 B. 一级预防 C. 三级预防 D. 家庭预防 E. 个体预防

20. 性传播疾病的第一级预防措施不包括

A. 开展宣传教育
B. 社会综合治理
C. 开展性病监测监督工作
D. 建立健全性病机构
E. 规范进行诊治

二、思考题

1. 简述我国公共卫生的定义和内容。
2. 简述计划生育健康教育方法。
3. 简述社区康复的目标。
4. 预防医院内医护人员发生医院内感染所要采取的防护措施是什么？

扫码“练一练”

（赵行才）

第五章　社区健康教育与健康促进

扫码“学一学”

学习目标

1. **掌握**　健康、社区健康教育和健康促进的概念，社区健康教育的原则、内容和程序。

2. **熟悉**　健康的影响因素、健康相关行为、社区健康教育的对象和教育方法及社区健康教育的实施步骤。

3. **了解**　健康观的转变、健康模式、健康素养促进的工作内容。

4. 学会开展社区健康教育及健康促进的方式、方法，并评价实施效果。

5. 具有促进社区人群健康而服务的意识。

健康是伴随人类发展的永恒主题，长期以来人们认为“无病就是健康”，随着人类科学技术进步和社会的发展，人们对健康的认识也在不断深化，直到1948年世界卫生组织（WHO）给健康下了新定义，医学界对人群健康的认识开始发生了转变。而在我国健康已被提升到了国家战略的高度。

案例讨论

［案例］

2018年1月12日人民日报刊发了《实施健康中国战略》主题文章，党的十九大报告指出“人民健康是民族昌盛和国家富强的重要标志”，体现了我们党对人民健康的重要价值和作用的认识达到新高度。实施健康中国战略，增进人民健康福祉，事关人的全面发展、社会全面进步，事关“两个一百年”奋斗目标的实现，必须从国家层面统筹谋划推进。

健康中国战略的核心是以人民健康为中心，坚持以基层为重点，以改革创新为动力，预防为主，中西医并重，把健康融入所有政策，人民共建共享的卫生与健康工作方针，针对生活行为方式、生产生活环境以及医疗卫生服务等健康影响因素，坚持政府主导与调动社会、个人的积极性相结合，推动人人参与、人人尽力、人人享有，落实预防为主，推行健康生活方式，减少疾病发生，强化早诊断、早治疗、早康复，实现全民健康。

［讨论］

1. 什么是健康？

2. 健康的影响因素有哪些？

第一节　人群健康概论

一、健康观的转变

健康是医学中至关重要的概念，人的健康与疾病的问题是医学最基本的问题。随着健康观的转变和人们对健康的需求日益多样化，医学对人群的服务逐渐从治疗扩大到预防保健，从单纯的生理服务扩大到心理服务，从医院的诊疗扩大到社区卫生保健，医学科学的认识论和方法论也在不断地进步和完善。健康是生产力。维护健康是全社会的责任。良好的居民健康状况对社会经济及其长远发展至关重要。只有树立了正确的健康观念，才能促进健康行为的发生，从而获得健康的生活状态。

（一）传统的健康观

古人认为人类的生命与健康是神与上帝的赐予，保护健康和治疗疾病只能祈求神或者是依赖于巫术；古希腊以“肌肉发达、体态健美、活力充沛”为健康的标志，也是奥运的宗旨之一并延续到现在；《辞海》中对健康的解释为“人体各器官系统发育良好、功能正常、体质健壮、精力充沛并具有良好的劳动效能的状态”。可见，传统的健康观主要阐述的是以躯体生理功能正常作为健康的指标。

（二）现代的健康观

随着人类文明的进展，人们对健康与疾病的认识逐步深化，于是形成了整体的、现代的健康观。WHO 于 1948 年对健康提出的定义：“健康是身体、心理和社会适应的完好状态，而不仅是没有疾病和虚弱”。

1986 年，WHO 在《渥太华宪章》中进一步延伸了健康的定义，指出：“健康是日常生活的资源，而不是生活的目标。健康是一个积极的概念，它不仅是个人身体素质的体现，也是社会和个人的资源”“为达到身心健康和较好地适应社会的完美状态，每一个人都必须有能力去认识和实现这些愿望，努力满足需求和改善环境”。

1989 年 WHO 再一次深化了健康的概念，提出健康包括“躯体健康、心理健康、社会适应性良好和道德健康”。

现代的健康观的特点是：这一定义突破了传统健康观“无病即健康”的狭隘的观点；对健康的解释从“生物人”扩大到“社会人”的范围，把人的社会交往与人际关系和健康联系起来，同时也强调了社会文化、政治和经济对健康的影响；从个体健康扩大到群体健康，强调了人与环境的和谐相处，体现了人们主动协调人类机体与环境的关系，保持人的健康与社会环境和物质环境的高度统一。

知识拓展

WHO 制定健康的 10 条标准

1. 充沛的精力，能从容不迫的担负日常生活和繁重的工作而不感到过分紧张和疲劳。
2. 处世乐观，态度积极，乐于承担责任，事无大小，不挑剔。
3. 善于休息，睡眠好。
4. 应变能力强，能适应外界环境中的各种变化。
5. 能够抵御一般感冒和传染病。
6. 体重适当，身体匀称，站立时头、肩位置协调。
7. 眼睛明亮，反应敏捷，眼睑不发炎。
8. 牙齿清洁，无龋齿，不疼痛，牙龈颜色正常，无出血现象。
9. 头发有光泽，无头屑。
10. 肌肉丰满，皮肤有弹性。

二、健康的影响因素

健康是多因素之间相互渗透、交叉、影响和制约的结果。影响人类健康的因素归纳为四大类：人类生物学因素、行为生活方式因素、环境因素以及医疗卫生服务因素。

1. 人类生物学因素　在生物因素中，影响人类健康最重要的是遗传因素和心理因素。遗传因素影响不同个体的健康问题和疾病状况，遗传因素再加上一定的环境因素作用可能使机体发生相应的疾病；心理因素对健康的影响也是非常复杂的，当今世界竞争比较激烈，良好的积极的心理因素可以促进健康，不良的消极的心理因素会损坏健康。

2. 行为生活方式因素　行为生活方式是人们长期接受一定文化教育、民族习惯、家庭熏陶、经济环境等影响而形成的一系列生活习惯、生活制度和生活态度。良好的行为生活方式有利于健康，而不好的行为生活方式有害于健康。

3. 环境因素　包括自然环境因素和社会环境因素两大类。自然环境因素指在人们日常生产生活中遭受到对健康有影响的物理因素、化学因素和生物因素。社会环境是各种非物质因素所组成的环境，包括社会制度、宗教信仰、文化教育、社会经济、风俗习惯等以及在特定的环境下人们形成的心理因素。这些环境因素都直接或间接的影响着人们的健康水平，并在很多方面对人们的健康起着决定性作用。

> **考点提示**
>
> 1. 健康包括躯体健康、心理健康、社会适应性良好和道德健康四方面。
>
> 2. 健康的影响因素：生物学因素、行为生活方式因素、环境因素以及医疗卫生服务因素。

4. 医疗卫生服务因素　医疗卫生服务包括公共卫生服务和医疗服务两大类，具体服务内容包括预防、医疗、卫生保健、康复、计划生育指导、健康教育等。良好的医疗卫生服务可以满足人们的各种需求，对维护人群健康起到积极的作用。反之，卫生资源短缺、分配和利用差距悬殊，卫生服务体系不健全，卫生服务质量低下都会给人群健康带来负面影响。

三、健康的模式

健康并非绝对的，即使患病也绝不是完全失去健康。目前常用的健康模式有如下两个。

（一）健康－疾病连续相模式

该模式认为健康是相对的概念，是指人在不断适应内外环境变化过程中所维持的生理、心理、社会等方面的动态平衡状态；疾病则指人的某方面功能较之于以前的状况处于一种偏移的状态。健康与疾病是个线型连续统一体，最佳的健康状态和死亡是两个极端（图5－1）。在连续线上健康与疾病之间没有明显的界限，是一种连续过程，每个人每时每刻的健康状况都处于此连续线的某一点上，并处于动态变化中。健康与疾病是相对的，在一定条件下可以互相转化，如慢性疾病患者病情稳定后也可以参加社会活动，残疾人充分发挥其尚存的功能，成为残而不废的有用之人。

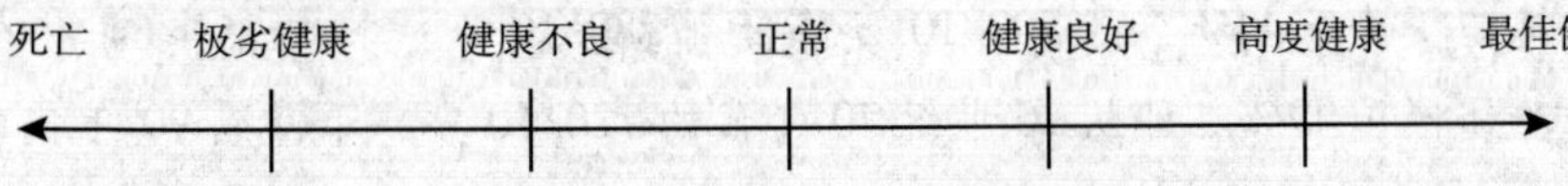

图5－1　健康－疾病连续相模式

（二）最佳健康模式

此模式认为健康仅仅是“一种没有病的相对稳定状态。在这种状态下，人和环境协调一致，表现出相对的恒定现象”。而人应设法达到最佳健康水平，即在其所处的环境中，使人的各方面功能得以最佳发挥，以发挥其最大的潜能。此模式强调发挥人的最大功能和潜能，对人的健康不只是满足于治疗，而是进行保健活动，通过促进健康的医护活动，提高人的生存质量，帮助人们实现最佳健康。

知识拓展

“亚健康状态”概念的产生

20世纪中叶以来，随着产业社会和高新技术的发展，社会竞争日益激烈，使人的价值观念随之改变，心理应激也明显增多。70~80年代，很多人出现了容易疲劳、食欲不振、头痛头昏、记忆力下降、心情郁闷、情绪不稳等多种症状，可又查不出原因，尤其在经济发达地区，患病人数更是不断攀升。于是，疲劳成为发达国家严重的健康问题。这种现象曾经困扰了医学界多年。20世纪80年代中期，苏联学者N.布赫曼通过研究发现，人体除了健康状态和疾病状态之外，还存在一种非健康非疾病的中间状态，称为亚健康状态，这一发现被后来许多学者的研究所证实。1997年5月，我国在北京召开的首届亚健康学术研讨会上，首次确定了“亚健康状态”这一名称及其中文定义。1999年，WHO宣告亚健康与艾滋病是21世纪人类健康最大的敌人。

第二节　社区健康教育

案例讨论

[案例]

北欧美丽的千湖之国芬兰，经济繁荣，国民生活富足，但曾经冠心病年死亡率却高达800/10万，居世界之首。曾有一次在小学课堂上老师提问，谁因冠心病失去了父母，全班竟有1/3的孩子举起了手！严峻的疾病形势促使芬兰政府下了决心，请来世界卫生组织的专家，到该国冠心病发生率最高的北加里里地区，开展以社区健康教育为基础的一级预防。

专家们通过改变居民不良的生活方式和行为，以减少自身制造的危险性为目的，做出一系列举措，调整居民膳食结构、减少其动物脂肪摄入量、控制血压和劝告戒烟等。最终，奇迹发生了！10年后，北加里里男性烟民从50%下降到33%；吃黄油的人从90%下降到20%左右。男、女冠心病死亡率分别下降了24%、51%。全国范围内死于冠心病的人口下降了44%，从500/10万降低到280/10万：其中35~64岁的男性，冠心病死亡率下降了49%，即从20世纪70年代的720/10万，下降到90年代的360/10万。

这一出人意料的结果，被称为照亮了心血管病预防之路的“北加里里曙光”，为许多国家仿效。

［讨论］

1. 本案例给了你哪些启示？

2. 怎样理解健康教育在预防疾病和促进健康中的作用？

一、社区健康教育的概念

社区健康教育是以社区为基本单位，以人群为教育对象，开展的有计划、有组织、有评价的各种活动，使健康信息在教育者和被教育者之间传递和交流，使教育对象树立健康意识，自觉自愿地改变不良行为，建立有益于健康的行为和生活方式，消除或减轻影响健康的危险因素，从而达到维护和促进健康、预防疾病的目的。

通过在社区开展不同人群的综合性健康教育，使社区健康人群、高危人群及患病人群树立健康意识，关心自己、家庭及社区的健康问题，自觉地改变个体与群体的非健康行为及生活方式，充分、有效地利用卫生保健资源，积极开展健康促进和预防疾病的工作，从而降低社区人群的发病率、残障率和死亡率，提高人民的生活质量。

健康教育是联系健康理论与健康实践的桥梁，是通过传播与教育的方法，向全社会普及卫生科学知识，强化人的健康意识，建立和改变与健康相关的行为和生活方式。一方面，健康教育需要通过人们自我学习或相互学习取得经验和技能；另一方面，还需要通过有计划、多部门、多学科的社会实践获取经验。它不仅涉及整个卫生体系和卫生服务的开展，还涉及工农业、食品、交通、环保、教育和传媒等非卫生部门。因此，健康教育活动已经超出了单一的卫生保健范畴，成为一项以健康为中心的全民性教育活动。

二、健康教育的意义、目的与任务

（一）健康教育的意义

1. 健康教育是实现初级卫生保健任务的关键 健康教育是初级卫生保健（primary health care，PHC）八大要素之首。《阿拉木图宣言》指出，健康教育是所有卫生问题、预防方法及控制措施中最为重要的，是能否实现初级卫生保健的关键。第36届世界卫生大会和世界卫生组织委员会第68次会议根据初级卫生保健原则来重新确定健康教育的作用，提出了“初级卫生保健中的健康教育新策略”，强调健康教育是策略而不是工具。为了充分发挥健康教育的作用，应该把健康教育作为联系各部门的桥梁，以协调各部门共同参与初级卫生保健及健康教育活动。实践证明，实现初级卫生保健的目标所需的基本条件，如领导重视、群众参与及部门协作均需通过健康教育的开发、组织与协调。可以说，健康教育在实现健康目标、社会目标和经济目标中占有重要地位。

2. 健康教育是卫生保健事业发展的必然趋势 健康教育作为卫生保健的战略措施，已得到全世界公认。当今发达国家及我国疾病谱、死因谱发生根本变化，慢性非传染性疾病逐渐取代传染病和营养不良，成为主要死因，而这类疾病更多地与不良的行为和生活方式、职业和环境因素相关，只能通过健康教育促使人们自愿采纳健康的行为和生活方式，降低致病的危险因素、预防疾病、促进健康。世界各地的研究和个案调查提供了令人信服的证据：健康教育、健康促进是十分有效的，健康教育是卫生保健事业发展的必然趋势。

3. 健康教育是一项低投入、高产出、高效益的保健措施 健康教育改变人们不良的行为和生活方式，减少自身制造的危险性，是一项一本万利的事业。正如美国疾病控制中心研究指出，如果美国男性公民不吸烟、不过量饮酒、采纳合理的饮食和进行经常性锻炼，其平均寿命可望延长十年，而美国用于提高临床医疗技术的投资每年数以千亿计，却难以使全国人口期望寿命增加一年。显然，通过适当地改变行为和生活方式，将会大大降低相关疾病的发病率及死亡率，并减少医疗费用。其他各国的实践也充分证明了这一点。

4. 健康教育是提高广大群众自我保健意识的重要渠道 自我保健是指人们为维护和增进健康、防治疾病，自己采取的卫生行为以及作出与健康有关的决定。自我保健不能自发产生，只有通过健康教育才能提高居民自我保健意识和能力，增强其自觉性和主动性，促使人们实行躯体上的自我保护，心理上的自我调节，行为方式上的自我控制和人际关系上的自我调整，提高整体卫生保健水平和人们健康水平。

（二）健康教育的目的

健康教育被世界公认为是一项投入少、产出高、效益大的卫生保健战略措施。其主要目的如下。

（1）增进个体和群体对健康的认识，更新观念，创造“人人为健康”的氛围。

（2）改善个体和群体的生活环境和人际关系，消除健康危险因素，增强人们的自我保健知识和自我保健能力。

（3）促进个体和群体有效利用卫生保健资源，预防非正常死亡、疾病以及残疾的发生。

（4）鼓励个体和群体采取和维持健康的生活方式，提高生活质量，维持健康体魄。

（三）健康教育的任务

（1）主动争取和有效促进领导及决策层转变观念，从政策上对健康需求和有利健康的活动给予支持，并制定各项促进健康的政策。

（2）促进个人、家庭、社区对预防疾病、促进健康、提高生活质量的责任感。为人们提供信息，发展个人自控能力，改变不良生活方式和行为习惯，使之在面临健康相关问题时，能明智、有效地作出正确决策。

（3）创造有益健康的外部环境，以广泛的联盟和支持系统为基础，与有关部门协作，创造良好的生活环境和工作环境。

（4）积极推动医疗部门观念与职能的转变，使其作用逐步向提供健康服务的方向发展。

（5）在全民（尤其在农民）中，深入开展健康教育，引导其破除迷信，摒弃陋习，养成良好的卫生习惯，提倡文明、健康、科学的生活方式，培养健康的心理素质，提高全民族的健康素质和科学文化水平。

三、社区健康教育的对象

社区健康教育应面向社区的群体和个体。群体健康教育是社区健康教育最常用的形式，教育对象是有相同健康问题的群体或某一特定团体，通过社区健康知识讲座、孕妇学校、老年大学、相同健康问题的患者和家属间的交流等多种形式进行。对个体实施健康教育主要通过家庭访视和居民护理的指导，以及在社区卫生服务中心（站）内个别指导。在进行群体健康教育时，为了使健康教育的内容更加有针对性，可将社区居民分为四类。

（一）健康人群

健康人群一般在社区占的比例最大，他们由各个年龄段的人群组成。这类人群中有些人可能对健康教育最缺乏需求，也许会认为疾病距离他们太遥远，对健康教育持排斥态度。

对于这类人群，健康教育主要侧重于卫生保健知识。其目的是帮助维持良好的生活方式并保持健康，远离疾病。同时也促进他们对一些常见疾病提高警惕，不要忽略疾病的预防及早期诊断。

（二）具有某些致病危险因素的高危人群

所谓具有某些致病危险因素的高危人群，主要是指那些目前尚健康，但本身存在某些致病的生物遗传因素、环境职业因素或不良行为及生活习惯的人群。例如，有高血压、糖尿病、乳腺癌等疾病家族史的人群，有吸烟、酗酒等不良行为及生活习惯的人群。

这类人群中可能会有一部分人对疾病过于恐怖，因个体的某种家族病史而过分焦虑，甚至疑虑重重；还可能会有另一部分人对自己的不良行为或生活习惯不以为然，把健康教育看作是老生常谈，甚至是小题大做、故弄玄虚。

针对这类人群，健康教育应侧重于预防性健康教育。帮助他们掌握一些自我保健的技能（如乳腺痛的自我检查）及一些疾病的早期自我监测（如血糖监测）等；或帮助他们自觉地纠正不良的行为及生活习惯，积极地消除致病隐患。

（三）患病人群

患病人群包括各种急、慢性疾病的患者。这类人群可根据其疾病的分期分为四种患者，即临床期患者、恢复期患者、残障期患者及临终患者。

一般来说，临床期患者、恢复期患者、残障期患者对健康教育比较感兴趣，他们均不同程度地渴望早日摆脱疾病、恢复健康。因此，对于这三种患者，健康教育应侧重于康复知识的教育以帮助他们积极地配合治疗，自觉地进行康复锻炼，从而减少残障，加速康复。

对于临终患者的健康教育实质是死亡教育，其目的是帮助他们正确面对死亡，以减少对死亡的恐惧，尽可能轻松地度过人生的最后阶段。

（四）患者家属及照顾者

患者家属及照顾者与患者接触时间最长，他们中部分人往往因长期护理而产生心理和躯体上的疲惫，甚至厌倦。因此，对他们进行健康教育是十分必要的。

对于这类人群的健康教育，一方面应侧重于康复知识、自我监测及家庭护理技能，可以提高其对家庭护理重要性的认识，坚定持续治疗和护理的信念，更科学地护理、照顾患者；另一方面指导他们掌握自我保健的知识和技能，在照顾患者的同时维持和促进自身的身心健康。

四、社区健康教育的相关理论

在开展社区健康教育之前，教育者有必要了解一些相关的教育理论，以便更好地设计、实施社区健康教育。以下介绍目前几种常用的与社区健康教育相关的教育理论。

扫码“看一看”

（一）健康相关行为

人的行为既是健康的反映，同时也会对健康产生巨大影响。美国学者研究发现，7 项简单而基本的行为与人们的期望寿命和良好的健康有显著相关性：每天正常规律的三餐而不吃零食；每天吃早餐；每周2~3次的适量运动；适当的睡眠（每晚7~8小时）；不吸烟；保持适当的体重；不饮酒或少饮酒。

所谓健康相关行为是指任何与疾病预防、增进健康、维护健康及恢复健康相关的行动。按其对行为者自身和他人的影响，可分为两类：健康行为和危害健康行为。

1. 健康行为 是指个体和群体在客观上有利于自身和他人健康的行为。健康行为可分为5类。

（1）基本健康行为 指在日常生活中有益于健康的行为，如合理营养、睡眠充足、适量运动等。

（2）避开环境危险行为 指避免暴露于自然环境和社会环境中有害健康危险因素的行为，如离开污染环境、积极应对各种紧张生活事件等。

（3）戒除不良嗜好行为 指自觉抵制、戒除不良嗜好的行为，如戒烟、不酗酒、不滥用药物等。

（4）预警行为 指对各种可能发生的危害健康事件的预防性行为及在事故发生后正确处置的行为，如驾车系安全带、事故发生后的自救和他救等。

（5）保健行为 指有效、合理地利用卫生资源，维护自身健康的行为，如定期体检、预防接种、患病后及时就医、遵医嘱等。

2. 危害健康行为 指不利于自身和他人健康的行为。可分为以下4种类型。

（1）日常危害健康行为 指日常生活、职业活动中危害健康的行为，如吸烟、酗酒、缺乏体育锻炼等。

（2）致病性行为模式 指可以导致疾病发生的行为模式，如A型行为模式与冠心病的发生密切相关；C型行为模式与肿瘤的发生有关。

（3）不良疾病行为 指个体从感知自身患病到疾病康复过程中所表现出来的不利于疾病治疗的、健康恢复的行为，如瞒病、恐病、讳疾忌医、不遵医嘱等。

（4）违规行为 指违反法律法规、道德规范并危害健康的行为，如药物滥用、性滥交等。

> **考点提示**
>
> 1. 社区健康教育：实施主体、实施对象、工作内容、目的。
>
> 2. 社区健康教育的对象：健康人群、具有某些致病危险因素的高危人群、患病人群、患者家属及照顾者。
>
> 3. 健康相关行为可分为两类：健康行为（基本健康行为、避开环境危险行为、戒除不良嗜好行为、预警行为、保健行为）和危险行为（日常危害健康行为、致病性行为模式、不良疾病行为、违规行为）。

（二）健康相关行为改变的理论

1. 知－信－行模式 知－信－行模式将人们的行为改变分为获取知识、产生信念及形成行为三个阶段，它是认知理论和动机理论在健康教育中的应用，是关于行为改变的较成熟和最常用的理论。

知识（信息）是行为改变的必要条件，具备了知识，还须采取积极的态度，对知识进行有根据的独立思考，培养责任感，逐步形成信念；知识上升为信念，就可以支配人的行动。例如，想要人们戒烟，首先要让吸烟者清楚烟草的危害性、危害程度以及戒烟的益处、戒烟的知识等，这是使吸烟者戒烟的基础。具备了知识，吸烟者才会逐步转变态度，并相信吸烟有害健康，对戒烟持积极态度，并确信自己有能力戒烟，戒烟才会成功。

人们从接受知识到行为改变，要经历一个复杂过程，很多因素会影响知识到行为的顺利转化，任何一个因素都可能导致行为形成或改变的失败。在此过程中采取适当的健康教育策略，才能达到行为改变的目的（图5－2）。

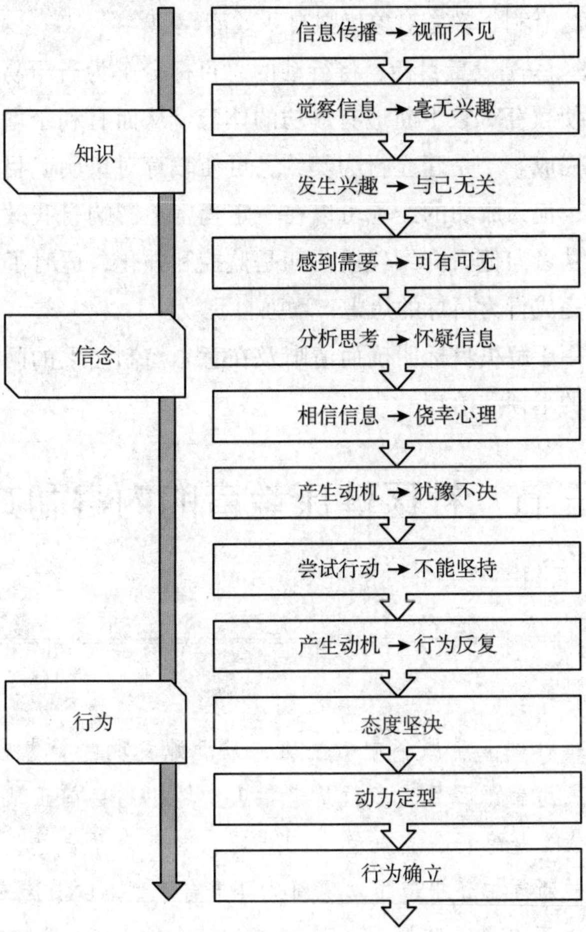

图5－2　信息处理与行为改变过程

要改变多年形成的生活方式和不良行为并非易事。在实际生活中，常会遇到知而不行的情况，如很多人明知交通法规要求行车应系好安全带，但却不予理睬。这种情况与很多因素有关，如人们普遍存在侥幸心理，认为这些危险行为未必会造成不良影响。此外，改变一些不良行为要割舍个人的爱好，尤其是一些成瘾性行为，更需要付出艰苦的努力，有些还可能引起与群体行为的不一致、招致群体排斥等。因此，健康教育是一个系统工程，要达到行为改变的目标，需要讲求一定的策略。

2. 自我效能理论　自我效能是美国心理学家班杜拉（Albert Bandura）所提出的社会学习理论中一个核心概念，是指人们成功地实施和完成某个行为目标或应对某种困境的能力。自我效能反映个体对自身潜能的发挥，自我效能高的人能有效地抵制戒烟过程中的情景诱惑，戒烟易于成功。在健康教育过程中通过增强自我效能，可以达到促进健康的目的。增强自我效能的健康教育策略包括激励、社会支持和行为学方法。

（1）激励　是指鼓励人们做出抉择并行动，使人们树立必胜的信心，调动本身的潜能。在健康教育的过程中，应学会使用有效的态度和取悦他人的方法，说服他人相信现状可以改变。使用热情而真诚的态度对待教育对象，结合成功的现实案例进行开导和鼓励，介绍增强自信的相关方法等均为有益之举。

（2）社会支持　在健康教育过程中，要让教育对象明确自己并不是一个人在孤军奋战，而是有坚强的后盾，家庭成员、亲戚朋友等的社会支持尤为重要。应与教育对象建立一种亲切、信赖的关系，这有利于教育对象增强自我效能。

（3）行为学方法　一是设置目标，将行动的总目标分解为若干易于实现和可以逐步提高的小目标，这样可使教育对象不断地有成功的体验，从而有利于增强自我效能，有利于下一步目标的实施和完成。二是建立行为契约，可使教育对象明确目标条件，以加强行为表现。三是替代经验，他人成功的经验可以在一定程度上影响自我效能，所以在健康教育过程中可安排行动成功者向他人介绍经验。四是监控和强化，适时了解行动的过程反馈和不断给予鼓励可减少完成行为目标的焦虑，增强自我效能。

自我效能理论适用于解决目标明确而清晰及在意志控制之下的问题，即适用于意志性行为和慢性健康问题的干预和治疗。

第三节　社区健康教育的内容和方法

案例讨论

[案例]

小张医生在和平社区卫生服务中心上班，最近她发现中心患者较之前明显增多，主要是呼吸道疾病的患者，而且大多数是老年人。她想到目前正值夏秋交替，气候干燥，昼夜温差变化大，是感冒、支气管炎、肺炎、支气管哮喘这些呼吸道疾病的易发季节。前几天，电视新闻中还报道了发现周边县市有甲型 H1N1 流感呢！

张医生想到这，不由得一阵紧张，她所工作的这个社区居住的大多数是老年人，万一甲型 H1N1 流感病毒来袭可怎么办？所以，她决定针对社区老年人呼吸道疾病开展一次健康教育。

[讨论]

1. 健康教育包括哪些内容？
2. 想要办好这次健康教育张医生该做些什么？

一、社区健康教育的内容

根据社区健康教育的目的和任务，结合我国实际情况，2017 年国家卫生计生委颁布的《国家基本公共卫生服务规范（第三版）》（以下简称《规范》）中规定健康教育应包括以下几个方面内容。

（1）宣传普及《中国公民健康素养——基本知识与技能（2015 年版）》，配合有关部门开展公民健康素养促进行动。

（2）对青少年、妇女、老年人、残疾人、0 ~ 6 岁儿童家长等人群进行健康教育。

（3）开展合理膳食、控制体重、适当运动、心理平衡、改善睡眠、限盐、控烟、限酒、科学就医、合理用药、戒毒等健康生活方式和可干预危险因素的健康教育。

（4）开展心脑血管、呼吸系统、内分泌系统、肿瘤、精神疾病等重点慢性非传染性疾病和结核病、肝炎、艾滋病等重点传染性疾病的健康教育。

（5）开展食品卫生、职业卫生、放射卫生、环境卫生、饮水卫生、学校卫生和计划生育等公共卫生问题的健康教育。

（6）开展突发公共卫生事件应急处理、防灾减灾、家庭急救等健康教育。

（7）宣传普及医疗卫生法律法规及相关政策。

二、社区健康教育的原则

1. 科学性　健康教育要注意内容与形式的思想性、科学性，使教育对象易于接受和理解知识。要以正确的观点，实事求是反映知识的原貌，不能随意夸张或含糊不清。

2. 实际性　健康教育要从社区的实际情况出发，因地制宜，使社区健康教育工作的内容与居民的实际健康需求相适应。突出重点，根据本社区的特色，开展针对性的工作。

3. 整体性　对教育的内容，应注重将疾病防治、心理卫生指导和行为干预相结合；对教育对象，应注意患者教育和家庭教育相结合。要循序渐进，既不消极工作，也不急于求成。

4. 实效性　要既符合成本效益，同时也兼顾服务质量和效率，提倡区域资源共享。

5. 阶段性　对社区患者要根据患者的身心发展的不同阶段，对患者及其家属进行相应的健康教育。对健康的社区居民也应遵循这一规律进行相应的健康教育活动。

三、社区健康教育的方法和技巧

20 世纪 60 年代起传播学的概念引入到健康教育领域，并逐渐形成了健康传播学，极大地丰富了健康教育的理论和方法，有效地指导了健康教育工作的实践。

社区健康传播是指社区居委会和社区卫生服务中心利用各种媒体，将各种健康知识、资讯、观念、行为等有计划地与居民进行交流和分享的过程。社区健康传播是社区健康教育的重要手段和策略，它是以人群健康为出发点，运用各种传播媒介渠道和方法，为维护和促进人群健康而制作、传递、分散、分享健康信息的过程。

（一）语言健康教育

语言健康教育又称口头健康教育，即通过语言的交流和沟通，有技巧地讲解健康教育的知识，增加社区居民对健康知识的理性认识，是健康教育最基本的也是最主要的方式，包括交谈、健康咨询、专题讲座、小组讨论、同伴教育等。

1. 交谈　以面对面的方式解决学习对象的个性化问题。社区医务人员在提供门诊医疗、上门访视等医疗卫生服务时，要相应开展有针对性的个体化健康知识和健康技能的教育。

2. 健康咨询　以面对面、电话或网络方式，解答或指导教育对象提出的有关疾病、健康及生活中的各种疑问，帮助他们做出行为决策，以保持或促进身心健康。《规范》中规定各级社区卫生服务机构要利用各种健康主题日或针对辖区重点健康问题，至少开展 9 次公众健康咨询活动并发放宣传资料。

3. 专题讲座　由社区医务人员定期举办健康知识讲座，就某一专题进行系统的知识传授，一般用于大规模的人群教育，引导居民学习、掌握健康知识及必要的健康技能，促进辖区内居民的身心健康。《规范》中规定乡镇卫生院和社区卫生服务中心每月至少举办 1 次健康知识讲座，村卫生室和社区卫生服务站每两个月至少举办1次健康知识讲座。

4. 小组讨论 以小组的形式就教育对象共同的健康需求或相似的健康问题进行沟通、讨论，以达到共同提高、解决问题的目的，特别适用于技能训练和行为改变。

5. 同伴教育 由有过同样患病经历或同样健康问题的居民对教育对象进行现身说法，向其证明真实性、正确性和必要性，最终达到劝服教育对象改变态度及行为，向有益于健康的方向发展。

（二）文字健康教育

利用各种文字传播媒介和社区居民的阅读能力来达到健康教育目的的一种方法，其材料可以反复使用，是一种良好的健康教育方式，包括卫生标语、传单、手册、墙报或专栏、报刊或画报等。

1. 卫生标语 是一种适合各种场合的宣传形式，其内容简练、意义明确，不但具有鼓励和号召性，而且富有感染性和说理性。

2. 印刷资料 传单是单页的文字或美术宣传品，针对居民的需要，比较详尽地阐述某一问题。手册是用大众化的语言将一般的健康教育内容进行陈述解释，并印刷成册，帮助社区居民掌握有关健康的保健知识和技能。

一般放置在社区卫生服务机构的候诊区、诊室、咨询台等处。《规范》中规定每个机构每年提供不少于12种内容的印刷资料，并及时更新补充，保证使用。

3. 墙报或专栏 将较多的健康教育信息浓缩成短小精悍的科普文章，布置在黑板、展牌、灯箱等位置，其设计简单、形式多样、内容丰富、图文并茂，易于被广大居民所接受。

《规范》中规定乡镇卫生院和社区卫生服务中心宣传栏不少于2个，村卫生室和社区卫生服务站宣传栏不少于1个，每个宣传栏的面积不少于$2m^2$。宣传栏一般设置在机构的户外、健康教育室、候诊室、输液室或收费大厅的明显位置，宣传栏中心距地面1.5～1.6m高。每个机构每2个月最少更换1次健康教育宣传栏内容。

4. 报刊或画报 定期出版发行，信息量大，综合性强，是学习健康知识和积累信息的有效方式。尤其是画报，图文并茂、直观性强，对文化水平较低的居民更适用。

（三）形象化健康教育

以图片、照片、标本、实物、模型等形式展览和传递健康信息。其特点是形象、生动、直观，常与文字健康教育配合使用，以增强理解和记忆。

（四）电化健康教育

电化健康教育包括广播、录音、电视、电影等。广播、录音是电化教育中最简单、最容易施行的方法，是以各种健康节目的形式，通过电台播音或录音传播医学科普知识。电视、电影是电化教育中最先进、效果最明显的方法，一般选用适用广泛、大众急需的题材制作健康教育专题节目，通过电视或电影的手段加以表现，发挥视听并用的优势，尤其适合操作过程的演示。

《规范》中规定在机构应诊时间内，在乡镇卫生院、社区服务中心门诊候室、观察室、健康教室等场所或宣传活动现场播放。每个机构每年播放音像资料不少于6种。

（五）互联网健康教育

互联网健康教育是指通过互联网进行健康信息传播的一种方法。通过微信、微博等新媒体平台，将文字、声音、影像等形式进行结合，不但发挥视听并用的优势，又具有直观的、互动式的交流，其信息资源丰富，传播效果好，通过手机终端随时为居民提供各种健康保健服务内容，使健康教育更具有针对性，同时节约就诊时间，是对以上各种教育方法的全新延伸和全面整合。

（六）民间传统教育

利用三字经、顺口溜、民歌民谣、地方戏曲、游园灯会、年画挂历等民间特有的文化传播形式开展健康教育活动，是行之有效的社区健康教育手段。

> **考点提示**
>
> 社区健康教育的方法
>
> （1）语言健康教育：①交谈；②健康咨询；③专题讲座；④小组讨论；⑤同伴教育。
>
> （2）文字健康教育：①卫生标语；②印刷资料；③墙报或专栏；④报刊或画报。
>
> （3）形象化健康教育。
>
> （4）电化健康教育。
>
> （5）互联网健康教育。
>
> （6）民间传统教育。

各种健康教育方法只有特点的不同，没有优劣之分，在实际应用中各有利弊，没有一种方法是万能的。因此，在明确健康教育的地区、对象、目的的前提下，必须根据其不同的特点，灵活掌握，以选择适宜的教育方法。

第四节　社区健康教育的实施步骤

社区健康教育是有组织、有计划、有目的的人群干预活动，其实施过程应有周密的组织和严谨的计划。社区健康教育的程序基本包括开展目标人群的健康需求评估、制订健康教育计划、实施健康教育计划以及健康教育的评价。根据《规范》要求，其具体服务流程如图 5－3 所示。

一、社区健康教育的评估

社区健康教育的评估即是社区健康教育者通过各种方式收集有关教育对象的资料，了解教育对象对健康教育的需求，为开展健康教育提供依据。

（一）评估资料来源

在实际评估中，可以从以下几个方面收集资料。

（1）社区居民的一般情况，包括性别、年龄、职业、经济收入、住房状况、交通设施、学习条件及自然环境等。

（2）社区居民的生理状况，包括身体状况及生物遗传因素。

（3）社区居民的心理状况，包括学习的愿望、态度及心理压力等。

（4）社区居民的生活方式，包括吸烟、酗酒、饮食、睡眠、性生活、体育运动习惯等。

（5）社区居民的医疗卫生服务资源，包括医疗卫生机构的地理位置及享受基本医疗卫生服务的状况等。

（二）评估内容

1. 学习需求评估　社区居民对学习的需求是动态多变的，不同的发展阶段会不断产生新的学习需求。因此，教育者应根据社区居民不同阶段的特点，适时评估社区居民的学习

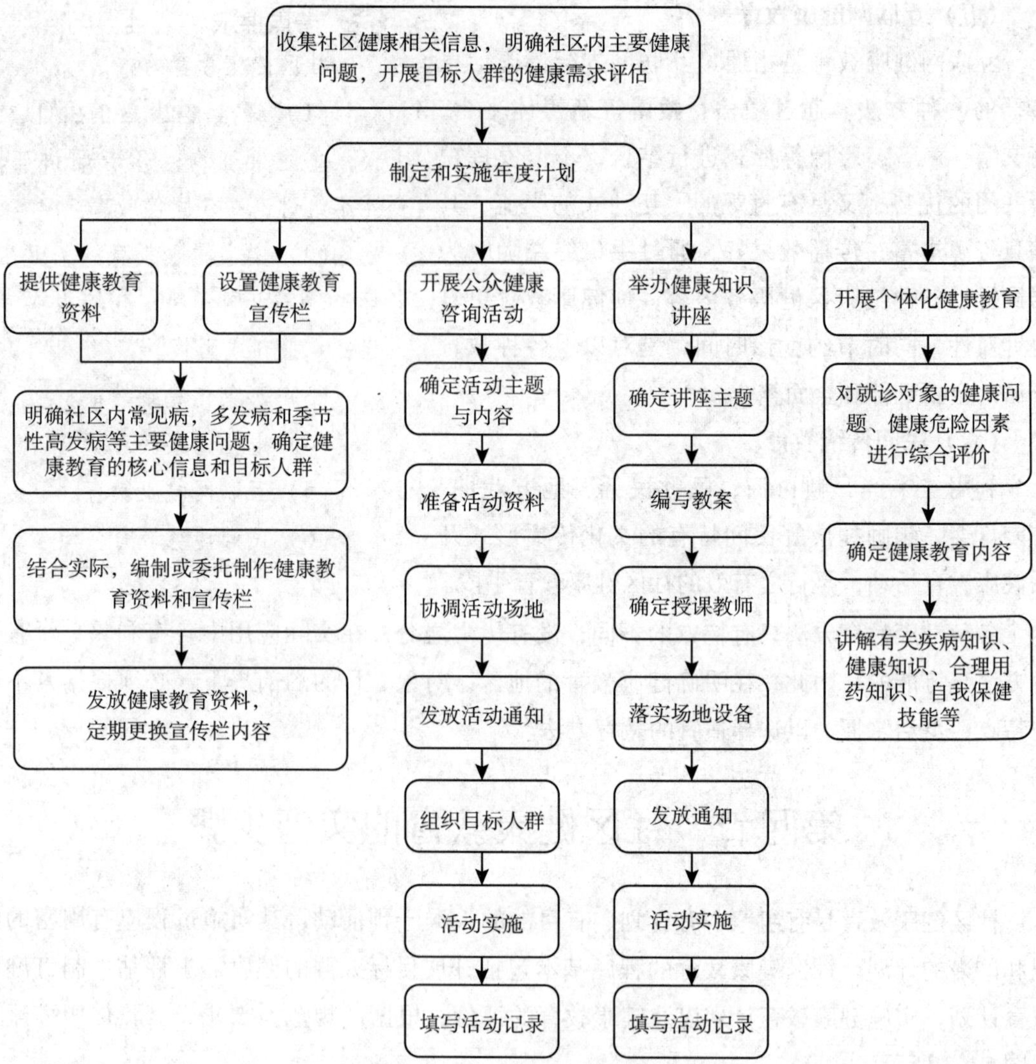

图5-3　健康教育服务流程

需求。了解居民需求最直接的方法是向居民提问，如“您最想了解哪些健康知识?”，通常这种提问可使医务工作者对居民的需求作出清晰、确切的判断。社区医务人员也可以对社区居民进行反提问来了解居民的学习需求，如“您知道呼吸道疾病的预防措施吗?”，通过居民的回答便可判断知识缺乏程度，确定学习需求。

2. 学习能力和态度评估　学习能力评估包括社区居民的年龄、视力、听力、记忆力、反应速度、疾病状态等。通过评估，医务人员可确定社区居民是否能够学习和有无学习能力，以指导制订学习计划。

态度是个人的一种比较持久的内在情绪，它无法被直接观察到，但可以从人们的言语、行为以及其他方面表现出来。学习态度评估主要指其方向和强度的评估，即社区居民有无学习愿望，对健康教育是接受还是反对，在行动上是否做好了学习的准备，通过教育是否能产生行为改变的效果等。

3. 社会文化背景评估　重点评估社区居民的生活方式。评估内容包括社区居民的职业、文化程度、经济收入、住房条件、饮食习惯、睡眠习惯、烟酒嗜好、运动情况等。此外，社区居民的价值观和信仰模式也会影响其对健康的看法和教育的态度。

4. 学习准备评估　学习准备评估的重点是社区居民参与学习的情况。如社区居民身体状况是否允许其参与学习，是否准备参与学习，是否知道教育的内容，对学习的态度及其焦虑程度如何等。

5. 教育资源评估　分析开展社区健康教育活动具备的资源，如社区卫生服务机构、学校、社会团体等，开展健康教育项目的人力、物力、财力，当然，也可以充分发掘社区的资源，如社区是否有健康相关政策、志愿者等有助于开展健康教育项目的内部资源。这样可以帮助社区充分利用社区资源开展社区健康教育。

6. 教育者评估　主要从教学能力、教学态度、专业知识和技能、教师的精力等方面去评估。健康教育者不仅要有扎实的专业知识和技能，还应具备一定的教育学知识、掌握一定的教育技巧。

（三）评估方法

1. 收集与居民学习有关的资料

（1）资料分类　资料可分主观资料和客观资料两类，主观资料是通过社区居民的自诉，或教育者提问而获得对学习的想法、知觉、感受和愿望的叙述。客观资料是教育者通过健康体检而查出的患者知识缺乏的临床表现。

（2）获取资料的途径　获取资料的途径有个人、家庭、社区和其他社区工作者，以往的诊疗记录。

（3）获得资料的方法　①直接接触法：指通过直接询问获得资料的方法。②观察法：指教育者应用自己的感觉进行观察的方法。两种方法相辅相成，重要的是在接触学习对象时，应仔细倾听，同时也可以通过观察对方的态度、反应和表情来收集所需的资料。

（4）对资料的处理　首先应经过综合分析、思考，找出资料之间的联系，明确资料所提供的线索和意义是什么。在此基础上筛选出有参考价值的资料和现象，将引起这种现象和预测的因素进行联系，最后确定学习对象的学习需求是什么，学习对象的学习能力、学习态度和学习准备情况如何。

2. 问卷调查　可分为开放式问卷和封闭式问卷，无论哪种问卷形式，设计时均应注意以下事项：一个问题只能询问一件事，避免一题多问，以便于调查对象做出明确的答复；避免诱导性问题；慎重处理敏感与隐私的问题；研究问卷的信度和效度应处于可接受范围；认真考虑问题的排列顺序。

社区健康教育评估可小至个人，大至整个社区。如果社区具备完善的居民健康档案，这将为整个评估过程提供极为便利的条件，大大提高评估效率。

（四）确定社区健康教育问题

以收集的资料为依据，分析和确定社区存在的健康问题和社区居民的学习需要。确定社区健康教育问题可以分以下几个步骤。

（1）列出社区居民现在或潜在的健康问题。

（2）选出可以通过健康教育解决或改善的健康问题，排除由于生物遗传因素所导致的不可干预的健康问题，找出行为因素导致的可干预的健康问题。

（3）分析健康问题对教育对象健康的影响程度，挑选出的健康问题按严重程度排列。

（4）分析开展健康教育所具备的能力及资源，包括人力、物力及财力，从而决定所开展的健康教育项目。

(5) 找出与健康问题相关行为因素及环境因素，以及促进居民改变行为的相关因素。

(6) 确定健康教育的优先问题。可依据“三性”进行排序。

1) 严重性　死亡率高；发病率高；伤残率高；受累人数多；危害大；群众普遍关注。

2) 可干预性　与行为问题密切相关，可以通过健康教育得以解决。

3) 可行性　有必要的技术条件，易于被居民所接受。

二、社区健康教育计划的制订

在确定了社区健康教育问题后，即可以制订社区健康教育计划。为了使社区健康教育计划能有效地实施，教育者应与其他社区卫生服务人员、社区基层组织领导及教育对象共同磋商制订。在制订计划时，一定要以教育对象为中心。社区健康教育计划的内容主要应包括以下两个方面。

(一) 设定社区健康教育的目标

任何一个健康教育计划都必须有明确的目标，它是计划实施和效果评价的根据，如果缺乏明确的目标，整个计划将失去意义。目标分为总体目标和具体目标。

1. 计划的总体目标　总体目标又称计划的目的，是指计划理想的最终结果。它是宏观的，甚至计划者并不能亲自看到这种结果。它只是给计划提供一个总体上的努力方向。例如，青少年的控烟计划，其总目标可以提出：“造就不吸烟的新一代”。

2. 计划的具体目标　具体目标又称计划目标，是为实现总体目标设计的、具体的、量化的指标。具体地说，计划目标应该能够回答 4 个“W”和 2 个“H”。

Who——对谁；

What——实现什么变化（知识、信念、行为、发病率等）；

When——在多长时间内实现这种变化；

Where——在什么范围内实现这种变化；

How much——变化程度多大；

How to measure it——如何测量或估量这种变化。

例：某社区控烟的具体计划

通过某社区控烟计划实施 1 年后 50% 的中学，2 年后 80% 的中学建立有关学校控烟的规章制度，使 15～22 岁青少年的吸烟率由计划执行前的 50%，1 年后下降到 30%，2 年后下降至 20%。

在本计划中具体回答了对谁——某社区中学 15～22 岁的青少年。

什么变化——建立有关学校控烟的规章制度，吸烟率下降。

在多长时间内实现变化——执行计划后 1 年、2 年。

在什么范围内实现这种变化——某社区。

变化程度多大——建立有关学校控烟的规章制度第 1 年 50%，第 2 年 80%；吸烟率第 1 年下降 20%，第 2 年下降 10%。

健康教育的具体目标一般分教育目标（为实现行为改变所必须具备的知识、态度、信念、价值观及个人技巧等）、行为目标和健康目标三个方面。下面以控烟为例进行说明。

(1) 教育目标　执行该计划 1 年后，知识方面：80% 的青少年能说出三项及以上吸烟对健康的危害；60% 的青少年能说出吸烟成瘾的主要原因。信念方面：50% 吸烟的青少年相信自己能把烟戒掉；70%的青少年相信不吸烟的行为能得到家长的支持。态度方面：70%的青少年表示非但现在不吸烟，以后长大工作了也不吸烟；80%的青少年更喜欢与不吸烟的人交朋友。价值观方面：50%的青少年认为健康最为重要，为了健康应拒绝烟草；70%吸烟的青少年认为，即使戒烟要失去要好的朋友亦在所不惜。技巧方面：50%的青少年学会如何拒绝第一支烟的技巧；90%不吸烟的少年掌握在公共场所劝阻他人吸烟的语言技巧。

（2）行为目标　60%的青少年吸烟者戒烟；40%的青少年能劝阻家人不吸烟。

（3）健康目标　从执行健康教育与健康促进计划至目标人群健康状况的变化，往往是一个较长期的过程。因此，健康目标的选择取决于该项目计划的性质、持续时间、是否可能在执行期内产生健康效应。例如，一个社区高血压干预的中、长期目标（5年，10～20年）采用高血压发病率、脑卒中发病率等指标是适宜的；而对于一个短期计划来说就未必需要制订健康目标，因为短期内健康目标的变化不一定全部归因于干预的实施。

（二）健康教育策略

1. 选择适当的社区健康教育方法　健康教育方法适当与否会影响健康教育目标的实现。在选择健康教育方法时，应以满足教育对象的需求、充分利用教育对象的优势为原则。针对教育对象的数量，选择个体健康教育、家庭健康教育或群体健康教育；针对教育对象的生理和心理状况、文化水平，选择文字、影像、讲座、咨询或小组讨论等不同形式的健康教育，以确保健康教育目标的实现。

2. 评价方案　社区健康教育计划中，不仅要明确目标以及实现目标的方法和活动，还要阐述过程评价指标有哪些，如何进行过程评价，以及效果评价的指标和评价方法（包括样本量、抽样方法、资料收集方法等）。

3. 时间进度表　在开展健康教育工作时，除了直接对社区人群进行干预的活动外，大多数情况下还需要为了有效开展干预活动而进行必要的准备，如对工作人员进行培训，印制（或购买）健康教育材料等。因此，健康教育工作中需要开展的活动不仅仅局限于干预活动。在计划中的时间进度表部分，要将健康教育各项活动按照一定的逻辑顺序和时间顺序排列在一年中，确保各项工作的开展能有据可依，并且时间安排得当，可参考表5－1。

4. 预算　预算反映的是完成全年的健康教育工作需要的经费数额。通常，在做工作预算时，首先按照不同活动的费用标准，计算每一项活动的费用，然后计算项目所需总费用。例如，印制一份折页的费用是1元，如果打算印制2万份，则这一活动需要的经费为2万元；而一次讲座以1.5小时计，支付授课教师的费用标准为300元/小时，每月举办一次讲座，1年中艺举办10次讲座，则包年需要的讲课费用为300元/小时×1.5小时×10次，为4500元，那么上述两项活动的费用为2.45万元。

5. 人员组织与分工　人员组织与分工可以成为计划书中单独的一部分，也可以在各项活动中注明由哪个部门执行、谁负责、每个人的职责是什么，以确保活动的有效落实。

三、社区健康教育计划的实施

社区健康教育计划的实施即将计划中的各项措施变为实践。在制订了完善的社区健康教育计划后，即可付诸实施。然而，在具体实施社区健康教育计划的过程中应注意以下两点。

表 5-1　XX 项目实施进度表

实施时间(2017.10~2018.10)												工作内容	负责人	指标	预算(元)	设备与材料	说明
10	11	12	1	2	3	4	5	6	7	8	9						
—	—											项目启动会	×××、××	文件	500		会议室
—	—											材料制作	×××、×××	材料(3 种)	25000	光盘 2000 张	分发到社区
	—	—										社区医生培训(2 期)	×××、×××	总结和名单	5000	教材 50 本、教室	准备测试题
		—	—	—	—	—	—	—				大众传播	×××	活动记录	500		
			—	—	—	—	—	—				人际传播	×××、×××	活动记录	20000	拆页资料	提供稿件材料
		—	—	—	—	—	—	—	—			监测	×××	监测报告	3600	交通工作	
					—							阶段评价	×××、××	评估报告	8000	30 名工作人员	半定量调查
									—	—		效果评价	×××、××	评估报告	8000		定量报告
											—	总结报告	×××	报告材料	200		

（一）实施社区健康教育计划的条件

（1）首先开发领导层，争取社区基层领导及管理者的支持。

（2）协调社会各界力量，创造执行计划的良好内、外环境。加强与乡镇政府、街道办事处、村（居）委会、社会团体等辖区其他单位的沟通和协作，共同做好健康教育工作。

（3）切实做好健康教育者的培训。《规范》中规定乡镇卫生院和社区卫生服务中心应配备专（兼）职人员开展健康教育工作，每年接受健康教育专业知识和技能培训不少于8学时。树立全员提供健康教育服务的观念，将健康教育与日常提供的医疗卫生服务结合起来。

（4）培养社区居民健康教育典型，以点带面，充分利用基层卫生和计划生育工作网络和宣传阵地，开展健康教育工作，普及卫生计生政策和健康知识，推动工作深入发展。

（5）不断调查研究，通过网络平台、手机APP等新媒体开展健康教育，探讨新的教育形式和方法。

（6）及时总结工作，有完整的健康教育活动记录和资料，包括文字、图片、影音文件等，并存档保存。每年做好年度健康教育工作的总结评价，交流、推广好的经验。

（二）社区健康教育者应遵循的基本原则

在实施社区健康教育计划过程中，为了确保实施的效果和质量，教育者应遵循以下五项原则。

（1）选择适当的教学内容、形式和时间。根据自己的需求进行学习是每一个教育对象的学习动力和愿望。因此，必须选择与教育对象需求相符合的教学内容，以提高教育对象学习的主动性和积极性。教学形式的恰当与否将直接影响教学活动的成败，应根据教育对象的学习能力选择教学形式及教学语言，以保证教学内容能准确地被教育对象理解、接受。合理安排教学时间是确保教学活动成功的另一重要因素，应根据教育对象的具体情况安排教学活动的时间并决定课程时间的长短。

（2）营造良好的学习环境。社区应具备开展健康教育的场地、设施、设备，并保证设施、设备完好，正常使用。良好的学习环境将促进教学活动的质量。学习环境一般包括三个方面，即学习的条件、人际关系及学习气氛。

（3）鼓励教育对象积极参与教学活动。社区健康教育的主要目的是改变教育对象的不健康的行为和生活方式，所以教育对象的积极参与是保证社区健康教育质量的必要因素。因此，社区健康教育的每一步骤都必须鼓励教育对象积极参与。对教育对象的鼓励方式很多，例如，对于学习态度认真者给予口头表扬，对于成绩出色者给予物质奖励，对于积极参与者赠送小礼品或纪念品等。

（4）运用中医理论知识，在饮食起居、情志调摄、食疗药膳、运动锻炼等方面，对居民开展养生保健知识宣教等中医健康教育，在健康教育印刷资料、音像资料的种类、数量、宣传栏更新次数以及讲座、咨询活动次数等方面，应有一定比例的中医药内容。

（5）及时对教学活动进行评价是保证社区健康教育质量的另一重要因素。因此，教育者应及时对社区健康教育活动进行评价，不断补充和完善社区健康教育计划。

四、社区健康教育的评价

社区健康教育的评价是将客观实际与预期目标进行比较。评价是全面检测、控制、保证计划方案设计先进、实施成功，并取得应有效果的关键性措施，贯穿于整个计划实施的始终。是否执行严密的计划评价已成为衡量一项计划是否成功、是否科学的重要标志。

健康教育评价可以分为即时评价、阶段评价及效果评价。即时评价是指在进行健康教育时，教育者应通过教育对象的不同形式反馈，如面部表情、提问等，及时修改教育方式及方法。阶段评价是指在健康教育过程中，教育者应定期对照计划检查教育进度及效果。效果评价是指在健康教育结束时，教育者应对照计划对教育活动进行全面检查、总结。

在进行健康教育评价时应使用恰当的评价指标及方法。

（一）评价指标

常用的评价指标有以下几种。

1. 反映个体或群体卫生知识水平的指标

$$\text{卫生知识普及率}=\frac{\text{社区内已达卫生知识普及要求人数}}{\text{社区总人数}}\times 100\%$$

$$\text{知识知晓率}=\frac{\text{调查中对某种卫生知识回答正确人数}}{\text{调查总人数}}\times 100\%$$

2. 反映社区健康教育工作的指标

$$\text{社区健康教育覆盖率}=\frac{\text{社区内接受健康教育人数}}{\text{社区总人数}}\times 100\%$$

3. 反映个体或群体卫生习惯或卫生行为形成情况的指标

$$\text{健康行为形成率}=\frac{\text{调查中形成某种健康行为人数}}{\text{调查总人数}}\times 100\%$$

4. 反映群体健康状况的指标 发病率、患病率、死亡率、人均期望寿命及少年儿童的生长发育指标。

考点提示

社区健康教育实施步骤：①社区健康教育的评估；②社区健康教育计划的制订；③社区健康教育计划的实施；④社区健康教育的评价。

（二）评价方法

健康教育的评价方法多种多样，常用的有座谈法、家庭访视法、直接观察法、问卷调查法、卫生学调查法、卫生知识测验法以及卫生统计法等。在实际工作中，应根据社区健康教育对象及客观条件采取适当的评价方法，以达到良好的效果。

第五节 健康素养促进

一、健康促进的概念和意义

（一）健康促进的概念

WHO 对健康促进的定义是“促使人们维护和提高自身健康的过程，是协调人类与环境的战略，它规定个人与社会对健康各自所负的责任。”从中可以看出，健康促进对人类健康和医学卫生工作具有战略意义。

健康促进的内涵包括个人行为改变和政府行为改变两个方面。健康促进着眼于整个人群的健康和人们生活的各个方面，而不是仅限于造成疾病的某些特定危险因素；健康促进主要针对影响健康的各种危险因素；健康促进运用多学科理论，采用多种形式相配合的综合方法促进人群的健康；健康促进由国家和政府主导，顶层设计与策划，不仅需要卫生部门的努力，更需要整合各类资源，统筹规划，还要有社会各个领域的参与，通过健康促进相关措施的制定和实施及支持性环境的建设等来提高人们的健康水平。

（二）健康促进的意义

1. 健康促进是最有效、最经济的预防措施　随着人类疾病谱的重大变化，特别是慢性非传染性疾病的年轻化、扩大化，给疾病的防治工作带来了巨大的压力和挑战。由于慢性病的危险因素涉及个人行为、生活方式、社会经济文化以及环境等众多方面。因此，人们的健康问题应该由全社会来承担，采取健康促进的方式，通过多部门之间的合作，共同运用现有的保健网和其他的健康促进设施，科学合理地开展健康促进工作，避免重复投资，从而降低成本，提高效益。

2. 健康促进是初级卫生保健持续发展的体现　WHO 提出的“人人享有卫生保健”是指达到不同国家之间和不同人群之间共同享有卫生保健和健康的平等性。这就需要通过健康促进的方式来合理地分配卫生资源、动员社区积极参与，使所有人都有同样的机会来改善和维护他们的健康。

3. 健康促进与“健康中国”战略联系紧密　在世界范围内，健康促进的工作范围已从卫生部门转向多部门合作和社会动员；由“健康是人类的权利”转向“促进健康是政府和个人的责任”；从认识健康危险因素到采取干预措施；从对生物因素的干预转向对社会、环境、生物多因素的干预等。健康促进的理论与实践的发展为落实“健康中国”战略提供了丰富的理论基础。

4. 健康促进是提高全民健康素养的切实方法　通过健康促进相关活动的开展调动人们主动地关心自身和他人的健康，普及健康科学知识，提倡科学、文明、健康的生活方式，改善人们的生活环境，建立强大的健康促进社会支持体系，形成互助互爱、和谐发展的社会环境和生活环境，为人们提供更好的社会和保健服务，最大限度地提高全民健康水平。

二、健康素养促进

（一）健康素养的概念

健康素养是指个人获取和理解基本健康信息和服务，并运用这些信息和服务做出正确决策，以维护和促进自身健康的能力。健康素养不仅是衡量卫生计生工作和人民群众健康素质的重要指标，也是对经济社会发展水平的综合反映。

我国健康素养从基本健康知识和理念、健康生活方式与行为、基本技能三个维度提出居民应掌握的基本知识和技能。从 2008 年起，在全国开展健康素养监测，逐步建立起连续、稳定的健康素养监测系统。根据 2012 年监测结果，我国居民基本健康素养水平为 8.80%，还处于较低水平。实施全民健康素养促进行动，满足人民群众健康需求，倡导树立科学健康观，促进健康公平，营造健康文化，对于推进卫生计生事业和经济社会全面协调可持续发展具有重大意义。

（二）健康素养促进的重点工作内容

1. 大力开展健康素养宣传推广 针对影响群众健康的主要因素和问题，建立健康知识和技能核心信息发布制度，完善信息发布平台，加强监督管理，及时监测纠正虚假错误信息；建立居民健康素养基本知识和技能传播资源库，打造数字化的健康传播平台；组织开展健康中国行系列活动，每年选择一个群众反映强烈的突出公共卫生问题作为活动主题；推进12320、12356卫生计生服务热线建设，打造健康科普平台，传播健康知识，回应群众关切，服务百姓健康。

2. 启动健康促进县（区）、健康促进场所和健康家庭建设活动 充分发挥国家基本公共卫生服务项目和中央补助地方健康素养促进行动项目的带动作用，落实基本健康教育服务，在城乡基层大力普及健康素养基本知识和技能。

3. 全面推进控烟履约工作 全面推行公共场所禁烟，努力建设无烟环境，推进全国无烟环境立法和执法工作。深入开展全国建设无烟卫生计生系统工作，发挥卫生计生系统示范带头作用。加强控烟宣传教育，创新烟草控制大众传播的形式和内容，提高公民对烟草危害的正确认识，促进形成不吸烟、不敬烟、不送烟的社会风气。开展戒烟咨询热线和戒烟门诊等服务，提高戒烟干预能力。加强烟草流行监测与相关研究，为烟草控制工作提供科学依据。

4. 健全健康素养监测系统 巩固健康素养监测系统的稳定性和连续性，保证监测数据的科学性和准确性。推进信息化建设，逐步建立健康素养监测网络直报系统，完善试题库和数据库，推广健康素养网络学习测评系统。加强健康素养理论研究，分析不同人群和重点问题健康素养现状和影响因素，提高监测结果的应用。

> **考点提示**
>
> 健康促进：促使人们维护和提高自身健康的过程，是协调人类与环境的战略，它规定个人与社会对健康各自所负的责任。

本章小结

要点	内容
健康	包括躯体健康、心理健康、社会适应性良好和道德健康四个方面
健康的影响因素	生物学因素、行为生活方式因素、环境因素以及医疗卫生服务因素
社区健康教育	以社区为基本单位，以人群为教育对象，开展的有计划、有组织、有评价的各种活动，使健康信息在教育者和被教育者之间传递和交流，使教育对象树立健康意识，自觉自愿地改变不良行为，建立有益于健康的行为和生活方式，消除或减轻影响健康的危险因素，从而达到维护和促进健康、预防疾病的目的
社区健康教育的对象	健康人群、具有某些致病危险因素的高危人群、患病人群、患者家属及照顾者
健康相关行为	健康行为（基本健康行为、避开环境危险行为、戒除不良嗜好行为、预警行为、保健行为）和危险行为（日常危害健康行为、致病性行为模式、不良疾病行为、违规行为）
社区健康教育	社区保健的重要组成部分，面向社区的全体居民，其目的是发动和引导社区人民树立健康意识，关心自身、家庭和社区的健康问题，积极参与社区健康教育与健康促进规划的制订和实施，养成良好的卫生行为和生活方式，以提高自我保健能力和群体健康水平

习　题

一、选择题

【A1/A2 型题】

1. 健康教育的基本内涵是
   A. 是有计划、有组织、有系统的社会教育活动
   B. 促使人们自愿改变不良的健康行为
   C. 能消除或减轻影响健康的危险因素
   D. 能预防疾病、促进健康
   E. 能提高生活质量
2. 从健康教育角度分析，对人群健康影响起主要作用的是下列哪一因素
   A. 遗传因素　　B. 病原微生物　　C. 环境和生活方式
   D. 卫生服务因素　　E. 环境和遗传因素
3. 社区健康的基本目标是
   A. 消除人群不良行为
   B. 预防疾病，促进人群健康
   C. 帮助人群建立健康行为
   D. 促进疾病康复
   E. 减少伤残
4. 开展健康教育活动的核心是
   A. 进行卫生宣传　　B. 增加卫生保健知识
   C. 建立健康行为和生活方式　　D. 主动劝告他人
   E. 恢复健康
5. 心脑血管疾病的社区健康教育重点对象为
   A. 中、老年人　　B. 妇女　　C. 儿童
   D. 无业者　　E. 社区所有人群
6. 健康相关行为是指
   A. 人类个体与健康有关的行为
   B. 人类群体与健康有关的行为
   C. 人类个体与疾病有关的行为
   D. 人类群体与疾病有关的行为
   E. 人类个体、群体与健康和疾病有关的行为
7. 根据健康教育的“知－信－行”理论模式，下列表述不正确的是
   A. 健康教育的目标是行为改变
   B. 知识是行为改变的基础
   C. 一旦掌握了知识就意味着行为改变
   D. 态度反映了行为的倾向性

E. 信念是行为改变的动力

8. 健康教育项目必须根据社区的具体情况，考量社区具有的人力、物力、财力因地制宜地进行设计，体现了下列哪一原则

A. 科学性原则　B. 前瞻性原则　C. 系统性原则

D. 实际性原则　E. 阶段性原则

9. 社区健康教育的步骤正确的是

A. 评估、计划、诊断、实施及评价

B. 评估、诊断、计划、实施及评价

C. 评估、诊断、计划、评价及实施

D. 诊断、评估、计划、实施及评价

E. 实施、评估、计划、诊断及评价

10. 在进行社区健康教育评估时常采用下列哪种方法

A. 社区居民自诉

B. 查阅文献、专家咨询、现场调查等方式

C. 召开座谈会的形式

D. 利用常规资料

E. 现场观察

11. 健康教育评估的内容不包括

A. 学习需要评估　B. 学习环境评估　C. 教育者评估

D. 学习效果评估　E. 教学形式

12. 健康教育计划的组成不包括

A. 教育的目的　B. 教育的场所　C. 教育的时间

D. 教育的方法　E. 教育的工具

13. 在健康教育中，健康测量指标中行为因素指标应是

A. 发病率　B. 患病率　C. 吸烟率、饮酒率

D. 生育率　E. 围生儿死亡率

14. 下列属于健康教育计划实施的即时评价指标的是

A. 目标人群参与率　B. 健康知识知晓率　C. 母乳喂养率

D. 高血压控制率　E. 健康行为形成率

15. 刘先生每天上班以自驾车为代步工具，每次进入车内第一件事是系好安全带，此健康行为属于

A. 日常健康行为　B. 避开有害环境行为　C. 戒除不良嗜好行为

D. 预警行为　E. 被动行为

16. 王先生，60 岁，每天吸烟 30～40 支，没有戒烟愿望，为改变其吸烟行为，下列干预方法效果最好的是

A. 提供戒烟的具体方法

B. 提高他对吸烟危险的认识，产生戒烟愿望

C. 经济限制

D. 远离香烟

E. 进行意志力的培养

17. “使某社区 60% 的青少年吸烟者戒烟；40% 的青少年能劝阻家人不吸烟。”属于健康教育计划目标中的

A. 总目标　　B. 具体目标　　C. 教育目标
D. 行为目标　　E. 健康目标

18. 在农村社区的“改水改厕，控制肠道传染病”项目中，当人群已经对项目意义有了一定了解时，健康教育活动应主要侧重于

A. 广泛宣传，引发人们对改水改厕的重视
B. 提供具体知识和技能，为社区居民行为改善奠定基础
C. 结合居民的实际情况，进行说服教育
D. 提供具体方法，鼓励人们尝试新事物
E. 对率先改水改厕的居民进行鼓励和肯定

（19 ~ 20 题共用题干）

赵奶奶，70 岁，患有慢性阻塞性肺气肿 10 余年，活动时气闭明显，休息后缓解，无不良嗜好。

19. 为了提高赵奶奶的生活质量，计划对其进行健康教育，下列哪项不是健康教育的内容

A. 诱发呼吸道疾病的危险因素
B. 戒烟
C. 呼吸功能锻炼
D. 合理营养
E. 合理休息

20. 下列健康教育方法，最适合赵奶奶的是

A. 墙报或专栏　　B. 卫生标语　　C. 形象化健康教育
D. 专题讲座　　E. 宣传手册

二、思考题

1. 简述健康的概念及影响因素。
2. 在开展社区健康教育时，教育者应针对社区居民哪些方面进行评估？
3. 请根据 4W2H 原则制订一个关于糖尿病的社区健康教育具体目标。
4. 开展社区健康教育应遵循哪些基本原则？常选用的社区健康教育评价指标有哪些？
5. 简述健康素养促进的概念及内容。

（李龙飞）

扫码“练一练”

第六章　社区重点人群的健康管理

学习目标

1. **掌握**　社区重点人群健康管理服务的内容。
2. **熟悉**　社区重点人群的服务流程及要求。
3. **了解**　社区重点人群的考核指标。
4. 学会社区重点人群健康管理的工作方法。
5. 具有社区重点人群健康管理的基本能力。

社区重点人群是具有特殊的生理、心理特点或是处于一定特殊的环境中，易受各种有害因素影响、患病率比较高的一组人群，也称之为特殊人群或者脆弱人群。社区卫生服务的重点人群包括儿童、妇女、老年人、慢性病患者等人群，因为他们特殊的生理、心理状况，所以在社区卫生管理中需要更多的预防、保健、医疗服务。

案例讨论

［案例］

10月女婴，近1个月家长发现经常哭闹，夜间尤为明显，难以安抚，至今不能扶站，遂带至医院就诊，查体：T 36.5℃，P 110 次/分，R 32 次/分，体重 9kg，身长 70cm，发育营养可，前囟 1.5cm，枕秃，方颅，未出牙，肋缘外翻，肝右肋下 1cm，脾脏未触及，轻度“O”型腿，肌张力正常，神经系统未见异常。辅助检查：血常规 Hb 115g/L，WBC 10×10^9/L，RBC 4.3×10^{12}/L。大便常规及尿常规未见异常。血清钙、磷正常，血碱性磷酸酶升高。腕部正位片示骨骺端钙化带模糊不清，呈杯口状改变，诊断为“维生素 D 缺乏性佝偻病激期”。

［讨论］

1. 该患儿存在哪些健康问题？
2. 如何对该患儿进行健康管理？

第一节　儿童健康管理

扫码“学一学”

联合国《儿童权利公约》的规定：儿童是指 0～18 岁的人群，医学界以 0～14 岁的儿童作为研究对象。从胎儿、婴儿、幼儿、学龄期儿童发展到学龄儿童，其形体、生理及心理均发生着不断变化，也是一生中生长发育最快的阶段。由于儿童的免疫功能尚未发育健全，缺乏保护自己和独立生活的能力。因此，儿童的健康问题是全人类极为关注的事情，我国政府一直极度重视儿童的生存、保护和发展。

一、儿童健康管理的目的

儿童健康管理的目的是促进儿童生长发育、降低儿童的发病率、提高儿童生存率。

二、儿童健康管理的对象

儿童健康管理的服务对象是从胎儿期到青春期的胎儿、儿童及青少年。

三、儿童健康管理的工作内容

建立儿童健康管理的网络系统和本地区儿童健康档案数据库，定期开展收集本地区儿童健康资料（包括各种常见病）存档的工作，分析常见疾病发病率、死亡率，研究儿童生长和发育的基本规律和影响因素，为本地政府制定相关政策提供依据。

四、各年龄期儿童健康管理

根据儿童及青少年在不同年龄段的解剖结构、体格、生理、神经、心理发育特点，提供不同的健康管理措施，促进儿童的健康成长。

（一）胎儿健康管理

1. 胎儿特点　胎儿期指自受孕至胎儿出生为止，约280日。此期胎儿生长发育迅速。胚胎早期（受孕3～8周）胚胎细胞分化高度快速，容易受环境因素的影响导致发育缺陷与畸形，称为致畸敏感期。此后生长发育迅速。

2. 胎儿保健　胎儿期健康管理的重点是预防胎儿宫内发育迟缓、宫内感染、发育畸形、发育不全以及宫内窒息等。此期要注意预防遗传性疾病与先天畸形及孕产期感染、避免接触放射线和化学毒物、谨慎使用药物、积极治疗母体慢性疾病、保证营养供给、保证孕母的生活环境良好、预防胎儿溶血性疾病的发生等。

（二）0～6岁儿童健康管理服务规范

1. 服务对象　辖区内常住的0～6岁儿童。

2. 服务内容

（1）新生儿家庭访视　新生儿出院后1周内，医务人员到新生儿家中进行访视。了解出生时情况、预防接种情况，在开展新生儿疾病筛查的地区应了解新生儿疾病筛查情况等。观察家居环境，重点询问和观察喂养、睡眠、大小便、黄疸、脐部情况、口腔发育等情况。为新生儿测量体温、记录出生时体重、身长，进行体格检查，同时建立《母子健康手册》。根据新生儿的具体情况，对家长进行喂养、发育、防病、预防伤害和口腔保健指导。如果发现新生儿未接种卡介苗和第1剂乙肝疫苗，提醒家长尽快补种。如果发现新生儿未接受新生儿疾病筛查，告知家长到具备筛查条件的医疗保健机构补筛。对于低出生体重、早产、双多胎或有出生缺陷等具有高危因素的新生儿根据实际情况增加家庭访视次数。

（2）新生儿满月健康管理　新生儿出生后28～30天，结合接种乙肝疫苗第二针，在乡镇卫生院、社区卫生服务中心进行随访。重点询问和观察新生儿的喂养、睡眠、大小便、黄疸等情况，对其进行体重、身长、头围测量、体格检查，对家长进行喂养、发育、防病指导。

知识拓展

新生儿脱离母体各器官和组织发育不成熟，调节能力差，此期发病率和死亡率是儿童期最高的，新生儿死亡率和婴儿死亡率是评价妇幼卫生工作的一个重要指标，也是衡量一个国家经济文化和卫生状况的重要指标之一。新生儿保健是儿童健康管理的重要内容之一，其目的是保护和促进新生儿正常的生长发育，降低新生儿发病率和死亡率。

做好新生儿护理。保暖：阳光充足，温度和湿度适宜；喂养：母乳喂养为最佳喂养方法，正确方法和技巧，按需哺乳；日常护理：衣物柔软，宽松易脱穿，勤换尿布，以防臀红，脐带残端消毒处理，皮肤、眼部、口腔保持清洁。

目前我国列入新生儿疾病筛查项目：先天性甲状腺功能低下、苯丙酮尿症、半乳糖血症。确诊新生儿应建立专项档案力争在出生后3个月开始正规治疗。新生儿出生3天内及时接种卡介苗和乙肝疫苗。

（3）婴幼儿健康管理　满月后的随访服务均应在乡镇卫生院、社区卫生服务中心进行，偏远地区可在村卫生室、社区卫生服务站进行，时间分别在3、6、8、12、18、24、30、36月龄时，共8次。有条件的地区，建议结合儿童预防接种时间增加随访次数。服务内容包括询问上次随访到本次随访之间的婴幼儿喂养、患病等情况，进行体格检查，做生长发育和心理行为发育评估，进行科学喂养（合理膳食）、生长发育、疾病预防、预防伤害、口腔保健等健康指导。在婴幼儿6~8、18、30月龄时分别进行1次血常规（或血红蛋白）检测。在6、12、24、36月龄时使用行为测听法分别进行1次听力筛查。在每次进行预防接种前均要检查有无禁忌证，若无，体检结束后接受预防接种。

（4）学龄前儿童健康管理　学龄前儿童健康管理是为4~6岁儿童每年提供一次健康管理服务。散居儿童的健康管理服务应在乡镇卫生院、社区卫生服务中心进行，集居儿童可在托幼机构进行。每次服务内容包括询问上次随访到本次随访之间的膳食、患病等情况，进行体格检查和心理行为发育评估，血常规（或血红蛋白）检测和视力筛查，进行合理膳食、生长发育、疾病预防、预防伤害、口腔保健等健康指导。在每次进行预防接种前均要检查有无禁忌证，若无，体检结束后接受疫苗接种。

（5）健康问题处理　对健康管理中发现的有营养不良、贫血、单纯性肥胖等情况的儿童应当分析其原因，给出指导或转诊的建议。对心理行为发育偏异、口腔发育异常（唇腭裂、诞生牙）、龋齿、视力低下或听力异常儿童等情况应及时转诊并追踪随访转诊后结果。

3. 工作指标

（1）新生儿访视率＝年度辖区内按照规范要求接受1次及以上访视的新生儿人数/年度辖区内活产数×100%。

（2）儿童健康管理率＝年度辖区内接受1次及以上随访的0~6岁儿童数/年度辖区内0~6岁儿童数×100%。

知识拓展

学龄前期养成健康饮食习惯，鼓励日常活动，培养睡眠习惯，充分利用空气、日光、水开展体格锻炼。

空气浴：先于室温不低于20℃室内进行，逐渐减少衣服，习惯后移到户外。宜饭后1～1.5小时进行，1～2次/日，每次由开始2～3分钟延至2～3小时（夏季）。一般3岁以下及体弱儿气温不宜低于15℃，3～7岁不宜低于12～14℃，学龄期儿童可以降至10～12℃。空气浴要随时观察小儿反应。

日光浴：气温在22℃以上，无大风时进行。宜在上午10～12时为最佳，小儿应在阴凉处，头戴白帽，眼带遮阳镜。先晒背部，再晒身体两侧，最后晒腹部，开始每侧晒30秒钟，逐渐增加，每次不超过25～30分钟。

温水浴：先从手臂、脚、腿做向心性擦浴，至皮肤微红。水温从32～33℃开始。婴儿可降至26℃，幼儿至24℃。3岁以上小儿可以淋浴，水不宜直接冲头部，20～30秒/次。水温从35～36℃开始，幼儿可降至26～28℃，年长儿降至24～26℃。动作迅速，随即用干毛巾擦身至皮肤微红。

（三）学龄期儿童健康管理

1. 特点

（1）心理发育日渐成熟。此期儿童智力发育快速提高，求知欲、理解力和学习能力大为提高，独立思维逐渐形成，并具有抽象性和概括性。

（2）体格生长，如体重、身高稳定增长，青春期前，除生殖系统外身体各系统器官、组织均已逐步发育成熟。部分青少年在学龄期的后期进入青春期。

2. 健康管理　此期教育与教养环境将影响儿童学习和对生活的态度。

（1）培养良好的学习和生活习惯　指导儿童合理安排作息时间，保证充足随眠，培养良好的学习兴趣和生活习惯，学校作业避免过重，影响孩子休息和锻炼。

（2）平衡膳食，加强营养　膳食中注意营养搭配，保证营养摄入，合理安排进餐时间，养成良好的饮食卫生习惯，纠正偏食、挑食、吃零食、暴饮暴食等不良习惯。

（3）定期检查　体格检查每年一次，监测生长发育，注意检查脊柱，预防脊柱侧弯、后凸畸形；检查龋齿，及时治疗，预防近视、斜视及各种体格生长偏离和各种急慢性疾病和传染病，及早采取防治措施。预防缺铁性贫血等营养不良性常见疾病。

（4）防治常见的心理行为问题　学龄期儿童时常发生各种适应问题，要注意帮助孩子平稳过渡，早发现早处理。

（5）进行法制教育　对儿童进行法律常识宣教，认识家人和自己必须遵纪守法的重要性。

（6）性知识教育　根据不同年龄进行教育，包括自我保护，正确认识青春期性发育，学习有关性传播疾病及艾滋病危险因素科普知识。

（7）预防意外与事故　加强安全教育、学习交通安全规则和事故的防范知识，减少意外事故发生。

（四）青春期健康管理

1. 特点

（1）心理冲突　此期青少年生理发育十分迅速，但是心理和社会适应能力发展相对滞后，容易产生复杂的青春期心理问题。

（2）体格发育　体格发育明显增快，是出生后体格发育的第二个高峰期，性功能发育成熟，出现性别差异。

2. 健康管理

（1）培养健康的生活方式　由于好奇心和环境影响，青少年容易染上吸烟、饮酒、网络成瘾等不良习惯，有的甚至走上吸毒等歧途。

（2）正确性教育　进行性教育的方式包括宣传手册、展览、视听教学影片、分组讨论等，在解答青少年提出的问题时，注意用直接的、科学的语言。

（3）做好少女经期卫生指导。

（4）常见疾病筛查防治。

（5）心理卫生健康教育。

第二节　妇女健康管理

扫码“学一学”

一、概述

妇女的定义是成年女子的通称，不单纯指已婚妇女，司法定义 14 岁以上的女性称为妇女。妇女成长经历青春期、孕产期、哺乳期和围绝经期等一些特殊的生理时期，所以也是社区卫生服务的重点对象。我国历来重视和保护妇女，国家颁布了一系列法律法规以保护妇女的健康。妇女保健是维护和促进妇女健康为目的，以预防为主，以保健为中心，以基层为重点，以社区妇女为对象，防治结合，开展以生殖健康为核心的保健工作。

根据女性生理特点可分为新生儿期、幼儿期、青春期、围婚期、围绝经期（更年期）和老年期 6 个阶段。

妇女健康管理工作的内容和工作任务如下。

1. 防治危害妇女健康的主要疾病

（1）产科疾病　流产、宫外孕、前置胎盘、胎盘早剥、妊娠期高血压疾病、胎膜早破、产后出血、产后感染等。

（2）妇科疾病　炎症、肿瘤、女性生殖器发育异常、女性生殖器官损伤性疾病等。

2. 实施孕产妇系统管理　构建孕产妇管理系统，建立孕产妇个人档案，定期进行产前检查，对高危妊娠进行筛查、监护和管理。

3. 定期普查普治妇女常见病、多发病　定期开展妇科疾病及恶性肿瘤的普查普治工作，做到早发现、早诊断、早治疗。

4. 加强计划生育指导　开展计划生育知识咨询和宣传，指导育龄夫妇选择和实施安全有效的节育方法和优生优育。

5. 做好妇女各期保健

二、青春期的健康管理

青春期是儿童生长发育成人的过渡时期。WHO 规定青春期年龄范围为 10～20 岁。青春期健康管理是根据青春期女性的生理、心理、社会行为特点，为培养良好的健康行为而给予的保健指导。包括青春期性知识和性道德等健康教育及此期常见疾病的防治，使少女了解女性生殖器官的解剖生理及卫生知识，养成良好的卫生习惯，加强自我的保护能力。通过学校保健，定期体格检查，早期发现各种疾病和行为异常，减少或避免诱发因素。青春期保健以预防为重点。

三、围产期的健康管理

（一）概述

从精子与卵细胞结合形成受精卵开始，到受精卵在宫腔着床直到胎儿及其附属物发育成熟排出之前称为孕期。正常孕期一般为280天左右，即40孕周。妊娠全过程分为三个阶段：即妊娠早期（妊娠0~12周末），妊娠中期（妊娠第13~27周末）和妊娠晚期（妊娠≥28周）。

1. 经期保健　月经是指伴随卵巢周期性变化而出现的子宫内膜增生及脱落并出血的周期性变化的现象。月经期保健的重点是注意清洁卫生，预防感染、预防月经失调。

（1）正常月经具有周期性　正常月经周期一般为21~35天，平均28天。经期一般为2~8天，平均3~5天。正常月经量为30~50ml，经量超过80ml称为月经过多。月经血为暗红色不凝血，含有子宫内膜碎片和宫颈黏液及脱落的阴道上皮细胞。月经周期、经期和经量发生异常要及时进行诊治。

（2）经期用品卫生　经期应用柔软易吸水、干净清洁的纸及卫生巾。经期要注意保持外阴清洁，勤换内裤。

（3）经期禁忌性交　月经期子宫内膜剥脱出血，宫腔内有创面，阴道酸碱度发生改变，防御功能降低，若进行性生活，易将细菌带入，导致生殖器发生炎症。

（4）经期应避免寒冷刺激　如游泳、冷水浴、进食冷饮等。过冷刺激会导致盆腔血管收缩，引起经量减少、痛经等。

（5）经期避免重体力劳动和剧烈运动。

2. 婚前保健　婚前保健的内容包括婚前卫生咨询、婚前卫生指导和婚前医学检查。

婚前卫生咨询是指从事婚前保健的医师与服务对象就生殖健康、生殖保健、婚育等有关问题进行面对面的交谈和商讨。

婚前卫生指导是指医师主动地为准备结婚的男女，进行与结婚、生育有关的以生殖健康为核心的保健知识的健康教育。

婚前医学检查是以对婚育有影响的疾病为主体的医学检查。医师对患影响婚育疾病的服务对象明确提出医学意见，并指导其进行预防和治疗。

3. 孕前保健　孕前保健是以提高出生人口素质、减少出生缺陷和先天残疾发生为宗旨，为准备怀孕的夫妇提供与孕育相关的健康教育与咨询、健康状况评估、以健康指导为主要内容的保健服务。

（二）孕产妇健康管理服务规范

1. 服务对象　辖区内常住的孕产妇。

2. 服务内容

（1）孕早期健康管理　孕13周前为孕早期，孕13周前为孕妇建立《母子健康手册》，并进行第1次产前检查，以及孕早期健康教育和指导。对孕妇进行健康状况评估，开展孕早期生活方式、心理和营养保健指导，对具有妊娠危险因素和可能有妊娠禁忌证或严重并发症的孕妇，及时转诊到上级医疗卫生机构，并在2周内随访转诊结果。

（2）孕中期健康管理　孕13～28周为孕中期。孕16～20周、21～24周各进行1次健康教育和指导，对孕妇的健康状况和胎儿的生长发育情况进行评估和指导。

1）通过询问、观察、一般体格检查、产科检查、实验室检查对孕妇健康和胎儿的生长发育状况进行评估，识别需要做产前诊断和需要转诊的高危重点孕妇。

2）对未发现异常的孕妇，除了进行孕期的生活方式、心理、运动和营养指导外，还应告知和督促孕妇进行预防出生缺陷的产前筛查和产前诊断。

3）对发现有异常的孕妇，要及时转至上级医疗卫生机构。出现危急征象的孕妇，要立即转上级医疗卫生机构，并在2周内随访转诊结果。

（3）孕晚期健康管理　妊娠28周后称为妊娠晚期，进行孕晚期（孕28～36周、37～40周各一次）健康教育和指导。开展孕产妇自我监护方法、促进自然分娩、母乳喂养以及孕期并发症、合并症防治指导。对随访中发现的高危孕妇应根据就诊医疗卫生机构的建议督促其酌情增加随访次数。随访中若发现有高危情况，建议其及时转诊。

（三）产褥期健康管理

基层卫生服务机构在收到分娩医院转来的产妇分娩信息后，应于产妇出院后1周内到产妇家中进行产后访视，进行产褥期健康管理，加强母乳喂养和新生儿护理指导，同时进行新生儿访视。通过观察、询问和检查，了解产妇一般情况，如乳房、子宫、恶露、会阴或腹部伤口恢复等情况。对产妇进行产褥期保健指导，对母乳喂养困难、产后便秘、痔疮、会阴或腹部伤口等问题进行处理。发现有产褥感染、产后出血、子宫复旧不佳、妊娠合并症未恢复者以及产后抑郁等问题的产妇，应及时转至上级医疗卫生机构进一步检查、诊断和治疗。通过观察、询问和检查了解新生儿的基本情况。乡镇卫生院、社区卫生服务中心为正常产妇做产后健康检查，异常产妇到原分娩医疗卫生机构检查。通过询问、观察、一般体检和妇科检查，必要时进行辅助检查，对产妇恢复情况进行评估；对产妇应进行性保健、避孕、预防生殖道感染、纯母乳喂养6个月、产妇和婴幼营养等方面的指导。

知识链接

产后体温24小时内略有升高，3～4天有38℃以内的低热为“泌乳热”，超出38℃为异常，产后10天内有2次体温超过38℃为病态产褥。应查血常规，观察恶露、乳房有无感染、血压是否平稳，对于有妊娠期高血压疾病的孕妇，应密切观察血压变化，血压持续升高或忽高忽低，都应引起重视，有可能是产后子痫引起，可送医院检查。

产褥期恶露分为3个阶段：产后头3天为血性恶露，为红色，一般3～4天。血性恶露时间过长，考虑子宫复旧不好，则需给予宫缩剂和益母草之类的制剂帮助子宫恢复。7～10天为浆性恶露，恶露由红色转为淡红色；两周以后已无出血，恶露为白色，持续2～3周干净。正常恶露持续4～6周。如子宫复旧不良，宫内有胎盘或胎膜残留时，出血时间长，合并感染时恶露有臭味，则需宫缩剂和抗感染治疗。

（四）工作指标

（1）早孕建册率 = 辖区内孕 13 周之前建册的人数/该地该时间段内活产数 ×100%。

（2）产后访视率 = 辖区内产后 28 天内的接受过产后访视的产妇人数/该地该时间内活产数 ×100%。

（五）围绝经期健康管理

围绝经期是指妇女绝经前后的一段时期（从 45 岁左右开始至停经后 12 个月内的时期），包括从接近绝经出现与绝经有关的内分泌、生物学和临床特征起至最后 1 次月经后 1 年。分为绝经前期、绝经期、绝经后期三个阶段。管理内容如下。

（1）自我保健知识的普及，做好有关更年期保健知识的健康教育，使围绝经期妇女了解这一特殊时期的生理、心理特点，做好身心调节。

（2）注意劳逸结合，保持情绪稳定，保证充足睡眠，注意膳食营养搭配，适度运动，并保持心情愉悦。

（3）注意个人卫生，应保持外阴清洁，防止感染。

（4）定期开展妇科常见病的普查普治，建议或鼓励妇女每年进行一次体检，包括作宫颈黏液涂片细胞学检查、乳房检查等，及早发现妇科肿瘤。

（5）适当性生活是正常生理要求，围绝经期妇女卵巢有可能排卵，故需要避孕至停经 1 年以上，宫内节育器绝经 1 年后取出。

第三节　老年人健康管理

扫码“学一学”

世界卫生组织（WHO）对老年人的年龄划分为：发达国家≥65 岁，发展中国家≥60 岁。目前我国为发展中国家，采用以 60 岁作为老年人的起始年龄界限。其中 70 岁以下者为低龄老人，70～79 岁为中龄老人，80 岁及以上者为高龄老人。

一、老年人群特点

（一）老年人的身体组成成分以及代谢变化

人体内脂肪组织随年龄增长而增加，而脂肪以外的组织则随之萎缩，具体表现为三个方面：一是细胞数量下降，突出表现为肌肉组织的萎缩。二是身体水分减少，主要为细胞内液减少。三是骨组织矿物质减少，突出表现为钙减少，因而出现骨密度降低，至 70 岁时可降低 20%～30%，因此老年人易发生不同程度的骨质疏松症及骨折。

（二）老年人各器官系统的变化

1. 感觉器官的变化　此项最为明显，主要表现为：视力减退、听力下降；嗅觉和味觉出现迟钝；痛觉敏感性降低。

2. 神经系统的变化　老年人脑体积逐渐缩小，重量也逐渐减少；神经细胞也在减少；脂褐素沉积；严重者出现老年痴呆症。

3. 循环系统的变化　心肌出现退行性变化，心肌收缩力减弱，心功能减退，心率减慢。随着年龄的增长，血管壁的弹性组织减少，胶原组织逐渐增多，易出现动脉粥样硬化。动脉血管弹性减弱，血管内管腔变狭窄，使血液流动的阻力增加，导致血压升高。

4. 呼吸系统的变化　主要表现为呼吸道和肺功能的改变。老年人通气和换气功能大为下降，肺活量降低，特别是高声谈话较为困难，因此在与老年人交流时要多些耐心。

5. 消化系统的变化 味觉减退，食欲下降。牙齿松动、脱落，咀嚼功能减退影响消化。还表现为胃功能改变、胃酸分泌减少，肠功能下降，肝胆功能下降，进一步影响消化吸收。

6. 内分泌系统的变化 随着衰老，老年人下丘脑、垂体重量减轻，内分泌系统的功能逐渐减退。肾上腺皮质激素、甲状腺素、甲状腺旁素、胰岛素的合成和分泌减少。老年人的应急能力、基础代谢及血糖调节能力明显减退。

7. 血液系统的变化 血液系统在老年期也将发生明显的变化。表现为贫血、粒细胞功能降低、淋巴细胞减少，因此在老年人感染发生率增高。

8. 泌尿系统的变化 老年人正常肾单位减少，肾小球滤过率下降，肾小管功能降低，酸碱调节及肾内分泌功能降低容易出现水钠潴留、代谢产物蓄积等。

9. 生殖系统的变化 随着性激素水平下降，女性45岁后逐渐进入更年期；男性也会发生性格变化，如敏感多疑、小气、潮热、出虚汗、心慌等症状。

总之，老年人的生理变化随着年龄的增长，由不明显到明显，但如果遇意外（如外伤、疾病等）会加快衰退的进程。

（三）老年人心理变化

老年人因为生理功能的减退、社会地位的变化、经济收入的改变以及人际支持的变化会出现心理承受能力明显下降，产生“退休综合征”“空巢综合征”等，表现孤独、悲观、情绪不稳以及小气、敏感等一系列的心理问题，有的甚至转化为躯体不适，表现为心慌、头痛、腹痛、消化不良等。

二、老年保健概述

（一）老年保健的目标

老年保健的目标是健康老龄化：最大限度的保持老年期活跃而具有独立活动能力，即延长老年期的健康时段，延长独立自理生活的时间，缩短老年期中的丧失功能、生活依赖他人的时段。

老年保健的主要任务则是：让老年朋友们“正视老年，预防衰老，尽可能做到‘老而不衰’。”

（二）老年保健的原则

1. 预防为主的原则 老年人的保健分为健康宣传、控制疾病和康复医疗，即常说三级预防。

2. 全面性的原则 在老年人生活中有很多原因会引起老年人致残，以及生活不能自理。因此，在老年人保健时需要考虑到这些因素：老年人的躯体状况、心理状况、家庭关系以及社会因素等。

3. 个体化的原则 因为每个老年人具有不同的躯体状况、心理素质、适应能力以及家庭情况和个人经历等，所以，对老年人的保健需要进行个别指导。

（三）实施日常生活的保健指导

（1）日常生活要有规律。

（2）保持乐观心态，增进心理健康。

（一）概述

1. 社区高血压检出途径　社区高血压检出就是指通过各种途径来发现人群中的高血压个体，检出高血压的主要途径有：社区人群抽样调查、门诊筛查、住院患者和健康体检；需要重视儿童和青少年血压监测和高血压的检出。

2. 高血压危险因素　国际上公认的高血压发病危险因素有：高盐饮食、长期饮酒、肥胖和超重。据统计 BIM≥24kg/m^2 者患高血压的风险是正常体重者的 3～4 倍，90% 以上 BIM≥28kg/m^2 的肥胖者患有高血压或糖尿病。

3. 与高血压密切相关的心脑血管疾病　包括脑卒中、冠心病、心力衰竭和肾脏疾病等。

4. 社区高血压健康教育的内容　遵循个体化原则，对不同的人群提供不同的健康教育。

（二）高血压患者社区健康管理

控制高血压的核心和关键是在检出高血压个体后，如何对其进行系统、规范和科学的管理与监测。

1. 高血压患者的档案管理　建立社区高血压管理档案，由专人专项负责管理运作。

2. 社区高血压患者的双向转诊

（1）初诊血压水平较高的年轻患者，或怀疑为继发性高血压者；当合并严重的临床情况或靶器官功能损害者；妊娠和哺乳期妇女血压较高者；需要明确诊断者；因诊断需要到上级医院进一步检查。随诊的高血压患者，按治疗方案用药 2～3 个月，血压控制不达标者；血压控制平稳的患者，再度出现血压升高并难以控制者；血压波动较大，临床处理有困难者；随访过程中出现新的严重临床疾患；患者服降压药后出现不能解释或难以处理的不良反应，高血压伴发多重危险因素或靶器官损害而处理困难者均转到上级医院。

（2）各级各类医院、乡镇卫生院门诊部、保健院对就诊诊断已明确，治疗方案已确立，血压及临床情况已控制稳定者逐一登记、注册后转入辖区内的社区卫生服务中心（站），进行定期预约、随访、观察。形成一条确诊在医院，管理在社区的良好管理模式链。

（三）高血压患者健康管理服务规范

1. 服务对象　辖区内 35 岁及以上常住居民中原发性高血压患者。

2. 服务内容

（1）筛查　对辖区内 35 岁以上的常住居民，每年为其免费测量一次血压（非同日 3 次测量）。对第一次发现收缩压≥140mmHg 和（或）舒张压≥90mmHg 的居民在去除可能引起血压升高的因素后预约其复查，非同日 3 次测量血压均高于正常，可初步诊断为高血压。建议转诊到有条件的上级医院确诊并取得治疗方案，2 周内随访转诊结果，对已确诊的原发性高血压患者纳入高血压患者健康管理。对可疑继发性高血压患者，及时转诊。如有以下六项指标中的任何一项高危因素，建议每半年至少测量 1 次血压，并接受医务人员的生活方式指导：血压高值［收缩压 130～139mmHg 和（或）舒张压 85～89mmHg］；超重或肥胖和（或）腹型肥胖：超重：28kg/m^2 >BMI≥24kg/m^2；肥胖：BMI≥28kg/m^2；腰围：男≥90cm（2.7 尺），女≥85cm（2.6 尺）为腹型肥胖；高血压家族史（一、二级亲属）；长期膳食高盐；长期过量饮酒（每日饮白酒≥100ml）；年龄≥55 岁。

（2）随访评估　对原发性高血压患者，每年要提供至少 4 次面对面的随访。测量血压并评估是否存在危急情况，如出现收缩压≥180mmHg 和（或）舒张压≥110mmHg；意识改变、剧烈头痛或头晕、恶心呕吐、视力模糊、眼痛、心悸、胸闷、喘憋不能平卧及处于妊娠期或哺乳期同时血压高于正常等危急情况之一，或存在不能处理的其他疾病时，须在处理后紧急转诊。对于紧急转诊者，乡镇卫生院、村卫生室、社区卫生服务中心（站）应在2周内主动随访转诊情况。若不需紧急转诊，询问上次随访到此次随访期间的症状。测量体重、心率，计算体质指数（BMI）。询问患者疾病情况和生活方式，包括心脑血管疾病、糖尿病、吸烟、饮酒、运动、摄盐情况等。了解患者服药情况。

（3）分类干预　对血压控制满意（收缩压<140mmHg且舒张压<90mmHg）、无药物不良反应、无新发并发症或原有并发症无加重的患者，预约进行下一次随访时间。对第一次出现血压控制不满意，及收缩压≥140mmHg和（或）舒张压≥90mmHg，或出现药物不良反应患者，结合其服药依从性，必要时增加现用药物剂量、更换或增加不同类的降压药物，2周内随访。对连续两次出现血压控制不满意或药物不良反应难以控制以及出现新的并发症或原有并发症加重的患者，建议其转诊到上级医院，2周内主动随访转诊情况。对所有的患者进行有针对性的健康教育，与患者一起制定生活方式改进目标并在下一次随访时评估进展。告诉患者出现哪些异常时应立即就诊。

（4）健康体检　对原发性高血压患者，每年进行1次较全面的健康检查，可与随访相结合。内容包括体温、脉搏、呼吸、血压、身高、体重、腰围、皮肤、浅表淋巴结、心脏、肺部、腹部等常规体格检查，并对口腔、视力、听力和运动功能等进行判断。

3. 工作指标

（1）高血压患者规范管理率＝按照规范要求进行高血压患者管理的人数/年内管理高血压患者人数×100%。

（2）管理人群血压控制率＝年内最近一次随访血压达标人数/年内已管理的高血压人数×100%。

四、社区重点慢性病糖尿病患者的健康管理

（一）概述

糖尿病是一组以血浆葡萄糖（简称血糖）水平升高为特征的代谢性疾病。人体血糖病理性升高的原因是胰岛素分泌缺陷及（或）胰岛素作用缺陷，即人体内胰岛素分泌相对或绝对不足而导致体内糖、脂肪、蛋白质、水和电解质代谢紊乱的一种全身性慢性进行性疾病，以高血糖为特征，其典型的临床症状为“三多一少”，即多饮、多尿、多食、体重下降。按照世界卫生组织（WHO）及国际糖尿病联盟（IDF）专家组建议，糖尿病可分为1型糖尿病、2型糖尿病、妊娠糖尿病和特殊类型的糖尿病4种。

（二）2型糖尿病患者健康管理服务规范

1. 服务对象　辖区内35岁及以上常住居民中2型糖尿病患者。

2. 服务内容

（1）筛查　对工作中发现的2型糖尿病高危人群进行有针对性的健康教育，建议其每年至少测量1次空腹血糖，并接受医务人员的健康指导。

（2）随访评估　对确诊的2型糖尿病患者，每年提供4次免费空腹血糖检测，至少进行4次面对面随访。测量空腹血糖和血压，并评估是否存在危急情况，如出现血糖≥16.7mmol/L或血糖≤3.9mmol/L；收缩压≥180mmHg和/或舒张压≥110mmHg；意识或行

为改变、呼气有烂苹果样丙酮味、心悸、出汗、食欲减退、恶心、呕吐、多饮、多尿、腹痛、有深大呼吸、皮肤潮红；持续性心动过速（心率超过100次/分）；体温超过39℃或有其他的突发异常情况，如视力突然骤降、妊娠期及哺乳期血糖高于正常值等危险情况之一，或存在不能处理的其他疾病时，须在处理后紧急转诊。对于紧急转诊者，乡镇卫生院、村卫生室、社区卫生服务中心（站）应在2周内主动随访转诊情况。若不需紧急转诊，询问上次随访到此次随访期间的症状。测量体重，计算体质指数（BMI），检查足背动脉搏动。询问患者疾病情况和生活方式，包括心脑血管疾病、吸烟、饮酒、运动、主食摄入情况等。了解患者服药情况。

（3）分类干预　对血糖控制满意（空腹血糖值<7.0mmol/L），无药物不良反应、无新发并发症或原有并发症无加重的患者，预约进行下一次随访。

对第一次出现空腹血糖控制不满意（空腹血糖值≥7.0mmol/L）或药物不良反应的患者，结合其服药依从情况进行指导，必要时增加现有药物剂量，更换或增加不同类的降糖药物，2周时随访。

对连续两次出现空腹血糖控制不满意或药物不良反应难以控制以及出现新的并发症或原有并发症加重的患者，建议其转诊到上级医院，2周内主动随访转诊情况。

对所有的患者进行针对性的健康教育，与患者一起制定生活方式改进目标并在下一次随访时评估进展。告诉患者出现哪些异常时应立即就诊。

（4）健康体检　对确诊的2型糖尿病患者，每年进行1次较全面的健康体检，体检可与随访相结合。内容包括体温、脉搏、呼吸、血压、身高、体重、腰围、皮肤、浅表淋巴结、心脏、肺部、腹部等常规体格检查，并对口腔、视力、听力和运动功能等进行判断。具体内容参照《居民健康档案管理服务规范》健康体检表。

3. 工作指标

（1）2型糖尿病患者规范健康管理率=按照规范要求进行2型糖尿病患者健康管理的人数/年内已管理的2型糖尿病患者人数×100%。

（2）管理人群血糖控制率=年内最近一次随访空腹血糖达标人数/年内已管理的2型糖尿病患者人数×100%。

第五节　严重精神障碍患者健康管理

扫码“学一学”

一、社区精神病防治概述

社区精神病防治是一种有效的预防疾病复发、缓解残留症状、提高社会独立生活技能、尽早回归社会的重要手段，也是全世界目前社区精神卫生工作发展的方向。社区精神疾病的防治工作是一项政府行为，开展此工作涉及社会各方面，政府领导，全社会参与，建立和领导组织管理网络是重要任务。社区精神疾病防治主要服务对象为社区中的严重精神障碍患者，目前我国主要由卫生部门承担主要任务，必要时由其他部门协同和配合，采取积极对策改善精神疾病患者的处境和待遇，对患者的安全实行必要的监护，减少复发率，促进其康复。

（一）精神疾病的三级预防

1. 一级预防 即消除和减少病因和发病因素，预防精神疾病的发生，降低发病率。一级预防主要是针对全社会人群加强精神卫生和心理卫生知识方面的宣传普及工作，提高人们对精神疾病的认识和心理健康水平，减少发病率。

2. 二级预防 通过各种措施，缩短患者病程来降低精神疾病的现患率。措施是早发现、早诊断、早治疗，争取完全缓解和预后良好。

3. 三级预防 开展积极的康复活动和预防疾病的并发症，最大限度地促进患者社会功能康复，以减轻慢性精神疾病造成的精神残疾。

（二）精神疾病防治康复原则

精神疾病康复工作中需要突出体现以下基本原则：消除偏见、勇于关爱、早期康复、全面康复。

（三）精神疾病防治康复工作的方针

社会化、综合性、开放式。

（四）精神疾病社区防治工作的内容

（1）在辖区开展严重精神障碍筛查，开展精神卫生咨询，为已确诊的严重精神障碍患者建立档案，对建档患者施行“分级管理，分类干预”。

（2）指导患者定期到精神科门诊复查，坚持服药治疗，防止病情复发。

（3）对建档并纳入管理的患者定期随访，做好记录，有条件的可开设家庭病床。对于随访中发现的病情不稳定患者及时作出评估，必要时进行转诊。

（4）开展健康教育知识讲座，为患者及其家属讲解精神卫生的防治、护理及康复的相关知识。

（5）参与监护小组的工作，互通工作信息。监护小组由社区民警、民政干部、社区医生、残联协调员、患者家属、邻居等人员组成，有利于加强对有肇事倾向患者的管理。

（6）对社区精神患者康复机构的工作进行技术指导，对参加活动的患者开展生活自理、学习劳动、社会交往能力的训练。

（7）按国家规范对建档患者的基本信息进行管理，并按规定填写和上报各种报表。

（五）精神疾病的社区康复

利用和开发社区的资源，全方位构建精神疾病康复机构，对精神疾病患者进行多方面的康复训练，以达到精神疾病康复目的。

二、社区精神卫生工作任务

（1）开展精神卫生健康教育，宣传精神卫生知识。

（2）培训基层医务人员，指导患者的用药、家庭护理和社会心理康复。

（3）协调社区力量，对严重精神障碍患者实施综合管理。

（4）开发社会潜在资源，开展社区康复工作，促进精神残疾者的社会康复。

（5）提供社区心理咨询，满足社会人群心理卫生需求。

（6）参与制定社区精神卫生规划，为社区行政决策提供参考意见。

知识拓展

精神卫生的电话危机干预

电话危机干预又称“心理热线”，是近十余年中我国部分城市社区精神卫生服务中新发展的一种公益救助形式。它有简便、及时、经济且保密性强等优点，但是与直接面询的危机干预比较，也有某些难度和局限性。热线服务者的任务是迅速从声音、语调、语气及简洁应答中判断来电者的心理状态。稳定求助者的情绪，引导其倾诉，晓之以理，对特殊个案和紧急情况给予相应的援助。

三、严重精神障碍患者管理服务规范

（一）服务对象

辖区内常住居民中诊断明确、在家居住的严重精神障碍患者，主要包括精神分裂症、分裂情感性障碍、偏执性精神病、双相情感障碍、癫痫所致精神障碍、精神发育迟滞伴发精神障碍。

（二）服务内容

1. 患者信息管理　在将严重精神障碍患者纳入管理时，需由家属提供或直接转自原承担治疗任务的专业医疗卫生机构的疾病诊疗相关信息，同时为患者进行一次全面评估，为其建立居民健康档案，并按照要求填写严重精神障碍患者个人信息补充表。

2. 随访评估　对应管理的重性精神疾病患者每年至少随访4次，每次随访应对患者进行危险性评估。检查患者的精神状况，包括感觉、知觉、思维、情感和意志行为、自知力等；询问和评估患者的躯体疾病、社会功能情况、用药情况及各项实验室检查结果等。

知识链接

精神障碍患者的危险性评估分级

危险性评估分为6级。0级：无符合以下1~5级中的任何行为；1级：口头威胁，喊叫，但没有打砸行为；2级：打砸行为，局限在家里，针对财物；能被劝说制止；3级：明显打砸行为，不分场合，针对财物；不能接受劝说而停止；4级：持续的打砸行为，不分场合，针对财物或人，不能接受劝说而停止，包括自伤、自杀；5级：持管制性危险武器针对人的任何暴力行为，或者纵火、爆炸等行为，无论在家里还是公共场合。

3. 分类干预　根据患者的危险性评估分级、社会功能状况、精神症状评估、自知力判断，以及患者是否存在药物不良反应或躯体疾病情况对患者进行分类干预。

（1）病情不稳定患者，若危险性为3~5级或精神症状明显、自知力缺乏、有严重药物不良反应或严重躯体疾病，对症处理后立即转诊到上级医院。必要时报告当地公安部门，2周内了解其治疗情况。对于未能住院或转诊的患者，联系精神专科医师进行相应处置，并在居委会人员、民警的共同协助下，2周内随访。

（2）病情基本稳定患者，若危险性为1~2级，或精神症状、自知力、社会功能状况至少有一方面较差，首先应判断是病情波动或药物疗效不佳，还是伴有药物不良反应或躯体症状恶化，分别采取在规定剂量范围内调整现用药物剂量和查找原因对症治疗的措施，2 周时随访，若处理后病情趋于稳定者，可维持目前治疗方案，3 个月时随访；未达到稳定者，应请精神专科医师进行技术指导，1 个月时随访。

（3）病情稳定患者，若危险性为 0 级，且精神症状基本消失，自知力基本恢复，社会功能处于一般或良好，无严重药物不良反应，躯体疾病稳定，无其他异常，继续执行上级医院制定的治疗方案，3 个月时随访。

（4）每次随访根据患者病情的控制情况，对患者及其家属进行有针对性的健康教育和生活技能训练等方面的康复指导，对家属提供心理支持和帮助。

4. 健康体检 在患者病情许可的情况下，征得监护人与（或）患者本人同意后，每年进行 1 次健康检查，可与随访相结合。内容包括一般体格检查、血压、体重、血常规（含白细胞分类）、转氨酶、血糖、心电图。

（三）工作指标

严重精神障碍患者规范管理率 = 年内辖区内按照规范要求进行管理的严重精神障碍患者人数/年内辖区内登记在册的确诊严重精神障碍患者人数 ×100%。

第六节 传染病及突发公共卫生事件健康管理

扫码"学一学"

一、传染病的概述

（一）概念

传染病是指由病原微生物（病毒、立克次体、细菌、螺旋体等）和寄生虫（原虫或蠕虫）感染人体后产生的具有感染性并在一定条件下可以造成流行的疾病。传染病属于感染性疾病，但感染性疾病不一定是传染病，其中具有传染性的疾病才称之为传染病。

传染病学是指研究各种传染病在人体内发生、发展和转归的原因和规律，并研究其临床表现、诊断和治疗方法以及预防控制措施的科学。

（二）特征

传染病具有下列四个基本特征。

1. 有病原体 每种传染病都有其特异性的病原体，包括病原微生物和寄生虫。许多传染病都是先发现其临床表现和流行病学特征，经过研究然后再认识其病原体的，如霍乱、SARS 等。还有一些传染病的病原体迄今为止尚未研究清楚。病原体的问题是传染病学的一个精髓。

2. 有传染性 病原体从一个个体通过某种途径传播给他人体现其传染性。其传播强度与病原体种类、数量、毒力和易感者的免疫状态有关。传染性是传染病与其他感染性疾病的主要区别。

3. 有流行病学特征 即具有流行性、地方性和季节性。传染病在不同因素的影响下，会表现出不同的流行特征。

4. 有免疫性 人感染病原体痊愈后，不管是显性感染还是隐性感染，都会对同一种病原体产生特异性免疫。不同的传染病病后免疫状态有所不同，有的终身免疫，有的还可再感染。一般来说，病毒性传染病的感染后免疫持续时间最长，往往保持终身，如麻疹、天花等，但是有例外，如流感。细菌、螺旋体、原虫性的感染后免疫持续时间通常较短，但也有例外，如伤寒。蠕虫感染基本不产生保护性免疫。

（三）临床表现

1. 典型的传染病发展过程 可以分为6个阶段。

（1）潜伏期 从病原体侵入人体起，至开始出现临床症状为止的时期，称为潜伏期。相当于病原体在体内繁殖、转移、定位、引起组织损伤和功能改变导致临床症状出现的整个过程。

（2）前驱期 从起病到出现典型特征性症状之间的时期称为前驱期。前驱期的临床表现通常是非特异性的。

（3）发病期 在此期间充分表现该传染病特有的症状。

（4）恢复期 机体免疫力增长到一定程度，体内的病理生理过程基本终止，患者症状及体征基本消失，此期体内可能还有残余的病理和生化改变。

（5）再燃和复发 当传染患者的症状和体征逐渐减轻，体温尚未稳定下降至正常，体内病原体再度繁殖，又再次发热，初发病时的症状体征再度出现称为再燃。当传染患者进入恢复期后，已稳定退热一段时间，由于体内残存的病原体再度繁殖而使初发病的症状体征再度出现，称为复发。见于疟疾等。

（6）后遗症 某些传染病患者在恢复期结束后，机体功能仍长期未能复常的情形称后遗症，多见于中枢神经系统病变为主的传染病，如脊髓灰质炎等。

2. 常见的症状和体征

（1）发热 常见热型有5种：①稽留热，体温升高至39℃，且24小时体温波动<1℃。常见于伤寒，斑疹伤寒。②弛张热，如有高热，24小时内体温波动>1℃，但最低点仍未达正常就称为弛张热。见于伤寒缓解期及各期化脓性感染。③间歇热，高热与正常体温交替出现，多见于疟疾、败血症等。④回归热，退热数日然后又高温，多见于布鲁菌病。⑤不规则热，多见于流行性感冒、败血症等。

（2）皮疹 许多传染性疾病发热伴发皮疹，称为发疹性传染病。水痘风疹的皮疹多发生于起病第一日，猩红热于第二日，天花于第三日，麻疹于第四日，斑疹伤寒于第五日，伤寒于第六日等。皮疹的出现部位：水痘主要分布于躯干；天花多分布于面部及四肢；麻疹有黏膜斑（Koplik 斑）。皮疹的形态可分为斑疹、斑丘疹、疱疹、玫瑰疹、红斑疹、瘀点和瘀斑等，不同的传染病会出现不同的皮疹。

（3）中毒症状 病原体及各种代谢产物进入血循环乃至扩散全身，可出现4种中毒症状：毒血症、菌血症、败血症和脓毒血症。

（四）传染病的预防

（1）管理传染源 发现传染病患者应坚持就地发现、就地隔离、就地治疗的原则，并及时上报。

（2）切断传播途径 卫生处理和消毒是切断传染病传播的关键步骤，包括疫源地的消毒和预防性消毒，消灭传播媒介。

（3）保护易感人群 通过预防接种提高人群的主动或被动特异性免疫力。为有暴露风险人群提供防护措施。

二、突发公共卫生事件概述

（一）概念

突发公共卫生事件是指“突然发生的，造成或可能造成社会公众健康损害的重大传染病疫情、群体不明原因疾病、重大食物和职业中毒以及其他严重影响公众健康的事件。”

（二）特征

1. 突发性 突发性是指事件发生突然、大多不可预测，没有固定的时间、方式和发生人群，有很大的瞬时性和偶然性，一般只能做一些模糊推断。

2. 多样性 引起公共卫生事件的因素多种多样，比如生物因素、自然灾害、食品药品安全事件、各种事故灾难等。

3. 公共性 在事发区域或影响范围内所有人都有可能受该事件的威胁和损害。

4. 分布的差异性 不同的突发事件在时间和空间的分布上也存在差异，如传染病的季节差异、地质灾害的地域性差异。

5. 危害的严重性 突发公共卫生事件常是在瞬间、局部地区出现大量的症状相同的患者，或危险因素的大面积暴露等，若事先没有采取积极有效的预防控制措施，往往难以控制事态的发展。其破坏性强、损害严重，不但会打乱人们正常的生产生活秩序，造成人员的群死群伤，也会造成国家财产损失。

6. 处理的复杂性 突发公共卫生事件常常发生突然，因素多，原因不明，影响较大，对健康的损害大，甚至直接威胁生命。因此，给调查处理带来相当大的困难。要求我们在处置突发公共卫突发事件时必须做到快速及时、准确判断，处置措施得当有效，才能够使人群健康损害和生命财产的损失降到最小。

（三）突发公共卫生事件的分级及分级原则

1. 分级 我国根据突发公共卫生事件性质、危害程度、涉及范围将突发公共卫生事件划分为特别严重（Ⅰ级）、严重（Ⅱ级）、较重（Ⅲ级）和一般（Ⅳ级）四个级别，依次用红、橙、黄、蓝表示，并依据级别进行预警预报。

2. 分级原则

（1）危害第一原则，主要是根据其危害程度即对人群生命健康影响程度、涉及的人数、可能播散的速度和范围、社会经济发展影响的大小和强弱为主要依据进行分级的。

（2）区域第二原则，即事件发生的区域，因为事件发生在不同的地点、空间，其危害性也不一样。

（3）行政区域划分第三原则，将各级行政部门在应急反应中的职责按照我国现行的行政区域和管理体制进行划分，实行属地管理和分级负责制度，强调各级政府行政部门在突发公共卫生事件中的统一指挥与分工协作。

（四）突发公共卫生事件的应急准备

突发公共卫生事件应急工作应当遵循“预防为主、常备不懈”的方针，贯彻统一领导、分级负责、反应及时、措施果断、依靠科学、加强合作的原则。

1. 认真学习和熟悉突发公共卫生事件应急预案 《传染病防治法》为传染性疾病暴发的应急处理提供了法律依据，国务院公布施行的《突发公共卫生事件应急条例》（简称《应急条例》）将我国突发公共卫生事件应急工作纳入法制化轨道。各级人民政府都根据

《应急条例》，结合当地实际情况制订应对传染病暴发流行、自然灾害发生的多种应急预案，对各级卫生机构的职责都有明确规定。因此，乡镇卫生院（社区卫生服务中心）在组织全院（中心）职工学习相关法律法规的时候，要重点明确自己在当地各类突发公共卫生事件应急预案中的具体职责，确保突发公共卫生事件发生时迅速做出反应，各项应急处置措施在法律、法规规定的框架内，按照应急预案规定有序地组织开展。

2. 危险评估　乡镇卫生院（社区卫生服务中心或站）必须对本地区可能遭受的突发公共卫生事件的危险情况有一个清楚的认识。通过收集有关住房、生活条件、居住拥挤程度、基本卫生情况及地方病、自然疫源性疾病的信息或历史等，进行灾害脆弱性分析。

3. 物资储备　乡镇卫生院（社区卫生服务中心或站）应适时储备一定数量的应急物资，特别是医疗器械、特效药物、疫苗和消毒剂、防护物品的储备，才能保证在发生大规模中毒、疾病暴发时不出现慌乱。

4. 加强教育培训　一是培训专职人员，组建一支机动能力强的专业救援队伍；二是教育群众，加强对群众进行突发公共卫生事件的防范意识宣教。乡镇卫生院重点要加强医护人员在突发公共卫生事件临床诊断、治疗、消毒隔离技术、防护措施以及监测、流行病学调查等方面知识的培训。

三、传染病及突发公共卫生事件报告和处理服务规范

（一）服务对象

辖区内服务人口。

（二）服务内容

1. 传染病疫情和突发公共卫生事件风险管理　在疾病预防控制机构和其他专业机构指导下，乡镇卫生院、村卫生室和社区卫生服务中心（站）协助开展传染病疫情和突发公共卫生事件风险排查、收集和提供风险信息，参与风险评估和应急预案制（修）订。

2. 传染病和突发公共卫生事件的登记管理　乡镇卫生院、村卫生室和社区卫生服务中心（站）应规范填写分诊记录、门诊日志、入/出院登记本、X线检查和实验室检测结果登记本或由电子病历、电子健康档案自动生成规范的分诊记录、门诊日志、入/出院登记、检测检验和放射登记。首诊医生在诊疗过程中发现传染病患者及疑似患者后，按要求填写《中华人民共和国传染病报告卡》或通过电子病历、电子健康档案自动抽取符合交换文档标准的电子传染病报告卡；如发现或怀疑为突发公共卫生事件时，按要求填写《突发公共卫生事件相关信息报告卡》。

3. 传染病和突发公共卫生事件相关信息报告

（1）报告程序与方式　具备网络直报条件的机构，在规定时间内进行传染病和/或突发公共卫生事件相关信息的网络直报；不具备网络直报条件的，按相关要求通过电话、传真等方式进行报告，同时向辖区县级疾病预防控制机构报送《传染病报告卡》和/或《突发公共卫生事件相关信息报告卡》。

（2）报告时限　发现甲类传染病和乙类传染病中的肺炭疽、传染性非典型肺炎、埃博拉出血热、人感染禽流感、寨卡病毒病、黄热病、拉沙热、裂谷热、西尼罗病毒病等新发输入传染患者和疑似患者，或发现其他传染病、不明原因疾病暴发和突发公共卫生事件相关信息时，应按有关要求于2小时内报告。发现其他乙、丙类传染病患者、疑似患者和规

定报告的传染病病原携带者，应于24小时内报告。

（3）订正报告和补报　发现报告错误，或报告病例转归或诊断情况发生变化时，应及时对《传染病报告卡》和/或《突发公共卫生事件相关信息报告卡》等进行订正；对漏报的传染病病例和突发公共卫生事件，应及时进行补报。

4. 传染病和突发公共卫生事件的处理

（1）患者医疗救治和管理　按照有关规范要求，对传染病患者、疑似患者采取隔离、医学观察等措施，对突发公共卫生事件伤者进行急救，及时转诊，书写医学记录及其他有关资料并妥善保管，尤其是要按规定做好个人防护和感染控制，严防疫情传播。

（2）传染病密切接触者和健康危害暴露人员的管理　协助开展传染病接触者或其他健康危害暴露人员的追踪、查找，对集中或居家医学观察者提供必要的基本医疗和预防服务。

（3）流行病学调查　协助对本辖区患者、疑似患者和突发公共卫生事件开展流行病学调查，收集和提供患者、密切接触者、其他健康危害暴露人员的相关信息。

（4）疫点疫区处理　做好医疗机构内现场控制、消毒隔离、个人防护、医疗垃圾和污水的处理工作。协助对被污染的场所进行卫生处理，开展杀虫、灭鼠等工作。

（5）应急接种和预防性服药　协助开展应急接种、预防性服药、应急药品和防护用品分发等工作，并提供指导。

（6）宣传教育　根据辖区传染病和突发公共卫生事件的性质和特点，开展相关知识技能和法律法规的宣传教育。

5. 对结核病和艾滋病患者做好指导与治疗管理　协助上级专业防治机构做好结核病和艾滋病患者的宣传、指导服务以及非住院患者的治疗管理工作，相关技术要求参照有关规定。

（三）考核指标

（1）传染病疫情报告率 = 报告卡片数/登记传染病病例数 × 100%。

（2）传染病疫情报告及时率 = 报告及时的病例数/报告传染病病例数 × 100%。

（3）突发公共卫生事件相关信息报告率 = 及时报告的突发公共卫生事件相关信息数/应报告突发公共卫生事件相关信息数 × 100%。

扫码“学一学”

第七节　临终患者健康管理

对许多患者或老年人处于即将告别亲人、结束人生的最后日子时，在生理、心理和行为方面的反应也较为复杂，更需要一种全方位的照护和良好道德情操的抚慰，舒缓其身心痛苦，帮助他们安宁地度过生命的最后阶段。随着社会进步，体现人文关怀，社区卫生服务的发展以需求为导向，向社区人员提供临终关怀服务尤为重要，让临终患者安详舒适面对死亡。

一、临终关怀概述

（一）概念

临终关怀是指社会各层次为临终患者及其家属所提供的涉及生理、心理、社会等方面的一种全面的照护，包括医疗、护理、心理、伦理和社会等各个方面进行善终服务、安宁照顾；它不以延长临终者的生存时间为目的，而是以提高临终者的生命品质为宗旨，如提供姑息性及支持性疗法（如输液、止痛等）、给予心理辅导或者共同讨论死亡意义等。

（二）临终关怀的特点

（1）人群对象是临终患者，即患有各类疾病身心正遭受折磨的晚期患者。

（2）疾病无法治愈，不以治愈疾病为目的，只行支持疗法减轻症状和全面照护为主的缓和治疗。

（3）患者表现为日渐衰弱，对外界事物反应差。

（4）死亡过程为渐进的，患者表现恐惧、焦虑等，会影响其行为，在关注患者的躯体痛苦同时更需关注患者的心理关怀和社会支持。

（5）提供整体的、全方位的关怀。不但关怀患者，还要对其家属予以慰藉、关怀、帮助及居丧照护。

（三）临终关怀的目的

（1）对临终者提供全方位照顾，舒缓临终患者的身心痛苦，维护患者的生命尊严，使之安详地度过生命最后历程。

（2）家属的关怀：设身处地地对家属进行慰藉和支持也是临终关怀的重点。

（四）临终关怀的要求

了解患者的生理状况及需要，做好生活照护，减轻患者的疼痛；针对患者心理行为反应做好治疗和护理，以减轻患者对死亡的恐惧和忧虑；针对家属的心理状态，做好心理辅导，帮助其从痛苦、恐惧中解脱出来；贯彻人道主义精神，对患者实施全方位的整体服务。

（五）临终关怀的原则

尊重生命伦理关怀；护理为主适度治疗；注重生命质量；尊重死亡是一个自然的过程，因此不加速也不延迟死亡；协助患者安详地、有尊严地死去。最终使“去者能善终，留者能善留”。

二、临终关怀的内容

（1）针对临终者的哀伤过程，提供心理支持　分为5期，即否认期、愤怒期、妥协期、抑郁期、接受期。

（2）选择并布置临终场所　原则是尽量尊重患者的意愿，使其感觉舒适、自在与心安理得。

（3）进行良好的生活照护　保持患者身体清洁、衣物舒适等。

（4）控制疼痛　疼痛将严重影响临终患者的生活品质。控制疼痛就成为临终关怀非常重要的内容。原则为：以提高临终患者生活质量为宗旨，遵循WHO推荐的癌痛药物治疗5个要点“口服、按时、按阶梯、个体化、注重具体细节”，首选口服用药；采取综合治疗的方法；切勿用安慰剂代替止痛剂；对慢性剧烈疼痛定时、昼夜使用；必要时使用麻醉性止痛剂；支持临终者的亲友，尽量协调亲友和临终者的关系，尊重亲友的选择。

（5）社区医务人员的责任　社区医务人员承担着对社会人群进行死亡教育和实行临终关怀的责任。特别是对老年人和临终患者及其家属，社区医务人员在帮助患者减轻疾病痛苦做好护理同时，应针对其死亡观念及心理进行辅导，通过死亡教育减轻患者对死亡的恐惧和焦虑，转化为积极的人生态度，提升其生命品质和死亡尊严。同时，劝说患者家属正确认识死亡，不要过度悲伤等。另外，医务人员应增强对死亡恐惧的抵抗能力。

知识链接

WHO 提出的癌痛治疗的 5 个主要给药原则：①口服给药；②按时给药；③按三阶梯原则给药；④用药个体化；⑤严密观察患者用药后的变化，及时调整药物剂量。

癌痛的分级：1 ~4 级为轻度疼痛，患者虽有痛感但可忍受，能正常生活；5 ~6 级为中度疼痛，患者疼痛明显，不能忍受，影响睡眠；7 ~10 级为重度疼痛，疼痛剧烈，不能入睡，可伴有被动体位或自主神经功能紊乱表现。

三阶梯方案：

第一阶梯：轻度疼痛给予非阿片类（非甾类抗炎药）加减辅助止痛药。注意：非甾类止痛药存在最大有效剂量（天花板效应）的问题。

第二阶梯：中度疼痛给予弱阿片类加减非甾类抗炎药和辅助止痛药。弱阿片类药物也存在天花板效应。

第三阶梯：重度疼痛给予阿片类加减非甾类抗炎药和辅助止痛药。强阿片类药物无天花板效应，但可产生耐受，需适当增加剂量以克服耐受现象。

另外，一些辅助药物的使用增加了止痛的疗效，减少了止痛药的剂量，起到了良好的止痛效果。这些药物包括皮质类固醇激素、抗抑郁药、抗惊厥药、羟嗪类抗组胺药等。

此外，还要注意药物之间的相互作用以及药物止痛与其他方法相结合的综合治疗等问题。

本章小结

要点	内容
0 ~6 岁儿童健康管理内容	新生儿访视、满月健康管理、婴幼儿健康管理及学龄前儿童健康管理等
妇女保健工作的内容和任务	防治危害妇女健康的主要疾病，加强计划生育技术指导，做好妇女各期保健等
老年健康管理内容	生活方式和健康状况评估、体检、辅助检查和健康指导
慢性非传染疾病及严重精神障碍的管理	根据相关服务规范分类干预
传染病及突发公共卫生事件报告和处理服务内容	传染病疫情和突发公共卫生事件风险管理、传染病和突发公共卫生事件的发现、登记、相关信息报告、传染病和突发公共卫生事件的处理等
临终关怀工作	了解患者的生理状况及需要，做好生活照护，减轻患者的疼痛、针对患者心理反应做好治疗和护理，做好家属安慰、劝导工作，助其摆脱痛苦，对患者实施全方位的整体服务

习　题

一、选择题

【A1/A2 型题】

1. 下列哪项不是儿童健康管理的内容
   A. 建立网络系统和本地区儿童健康档案数据库
   B. 定期收集本地区儿童健康资料（包括各种常见病）存档
   C. 分析常见疾病死亡率、发病率，研究儿童生长和发育的基本规律和影响因素
   D. 统计每年辖区新生儿出生率
   E. 为本地区政府制定相关政策提供依据
2. 根据《0～6 岁儿童健康管理服务规范》，新生儿首次家庭访视应该在多久内完成
   A. 当天　B. 1 周内　C. 2 周内　D. 3 周内　E. 满月时
3. 婴儿健康管理要求在什么时间进行随访
   A. 1 周内、28 天、2 个月、3 个月、4 个月、5 个月、6 个月、1 周岁时，共 8 次
   B. 1 个月、2 个月、3 个月、6 个月、12 个月、18 个月、24 个月、30 个月时，共 8 次
   C. 1 个月、3 个月、6 个月、12 个月、18 个月、24 个月、30 个月、36 个月时，共 8 次
   D. 3 个月、6 个月、8 个月、12 个月、18 个月、24 个月、30 个月、36 个月时，共 8 次
   E. 3 个月、6 个月、8 个月、12 个月、16 个月、24 个月、32 个月、36 个月时，共 8 次
4. 学龄前儿童健康管理指的是多大年龄的儿童
   A. 2～6 岁　B. 3～6 岁　C. 4～6 岁　D. 3～7 岁　E. 0～6 岁
5. 学龄期儿童的健康管理内容不包括
   A. 培养良好的学习和生活习惯　B. 平衡膳食，加强营养
   C. 防治常见的心理行为问题　D. 性知识教育
   E. 接种卡介苗
6. 妇女健康管理工作的内容和工作任务不包括
   A. 防治危害妇女健康的主要疾病　B. 实行孕产妇系统管理
   C. 进行社区康复指导　D. 定期普查普治妇女常见病、多发病
   E. 加强计划生育指导
7. 围产期健康管理内容包括
   A. 经期保健和婚前保健
   B. 青春期性知识和性道德教育
   C. 婚前卫生指导、婚前医学检查和婚前卫生咨询
   D. 普查普治妇女常见病、多发病
   E. 定期开展恶性肿瘤的检查

8. 《孕产妇健康管理服务规范》对孕早期健康管理的要求错误的是

A. 建立《母子健康手册》

B. 进行第1次产前检查，并进行孕早期健康教育和指导

C. 对孕妇进行健康状况评估、开展孕早期生活方式、心理和营养保健指导

D. 按时产前检查，做好孕妇自我监护

E. 对具有妊娠危险因素和可能有妊娠禁忌证或严重并发症的孕妇，及时转诊到上级医疗卫生机构，并在2周内随访转诊结果

9. 根据《孕产妇健康管理服务规范》，孕中期什么时间进行健康教育和指导，对孕妇的健康状况和胎儿的生长发育情况进行评估和指导

A. 孕12～16周和孕21～24周　B. 孕14～18周和孕21～24周

C. 孕16～20周和孕24～28周　D. 孕12～16周和孕24～28周

E. 孕16～20周和孕21～24周

10. 根据《孕产妇健康管理服务规范》，下面哪项不是孕晚期健康管理的重点

A. 按时产前检查

B. 做好孕妇自我监护

C. 告知和督促孕妇进行预防出生缺陷的产前筛查和产前诊断

D. 预防和处理并发症

E. 做好分娩准备

11. 根据《孕产妇健康管理服务规范》，产褥期健康管理要求在收到分娩医院转来的产妇分娩信息后，应于产妇出院后多久到产妇家中进行产后访视，进行产褥期健康管理

A. 3～7天　B. 1周内　C. 2周内　D. 10天内　E. 15天内

12. 围绝经期的健康管理不包括

A. 自我保健知识的普及，做好有关更年期保健知识的健康教育

B. 注意劳逸结合，保持情绪稳定，保证充足睡眠，注意膳食营养搭配，适度运动，并保持心情愉悦

C. 注意个人卫生，应保持外阴清洁，防止感染

D. 注意避孕

E. 坚持适当运动

13. 老年人的身体组成成分以及代谢变化，主要表现为

A. 细胞数量下降，突出表现为脂肪组织的萎缩

B. 身体水分减少，主要为细胞外液减少

C. 骨组织矿物质减少，突出表现为钙减少

D. 身体水分增多，主要为细胞外液增多

E. 细胞数量下降，突出表现为神经细胞的萎缩

14. 对老年人实施日常生活的保健指导中不包括

A. 日常生活有规律　B. 保持乐观心态，增进心理健康

C. 适当运动锻炼　D. 注意合理营养

E. 加强运动

15. 《老年人健康管理服务规范》的服务内容不包括

A. 生活方式和健康状况评估　　B. 体格检查
C. 做好家属的心理抚慰　　D. 辅助检查
E. 健康指导

16. 突发事件应急工作应当遵循什么方针
A. 统一领导，分级负责　　B. 预防为主，常备不懈
C. 反应及时，措施果断　　D. 依靠科学，加强合作
E. 危害第一、区域第二、行政区划第三

17. 患者在未服用抗高血压药物的情况下，非同日 3 次检查到的血压为多少时，并持续这种状态为高血压
A. 收缩压≥130mmHg，舒张压≥90mmHg
B. 收缩压≥140mmHg，舒张压≥100mmHg
C. 收缩压≥140mmHg，舒张压≥90mmHg
D. 收缩压≥130mmHg，舒张压≥100mmHg
E. 收缩压≥140mmHg

18. 社区高血压患者的双向转诊中哪项不是转上级医院的指征
A. 初诊的妊娠和哺乳期妇女血压较高者
B. 初诊的因诊断需要到上级医院进一步检查
C. 初诊的血压水平较高的老年患者
D. 随诊的血压波动较大，临床处理有困难者
E. 随访过程中出现新的严重临床疾患

19. 对确诊的 2 型糖尿病患者，每年提供几次免费空腹血糖检测
A. 1　B. 2　C. 3　D. 4　E. 6

20. 下面哪项不是社区精神卫生工作任务
A. 指导患者的用药、家庭护理和社会心理康复
B. 协调社区力量，对严重精神障碍患者实施综合管理
C. 开发社会潜在资源，开展社区康复工作，促进精神残疾者的社会康复
D. 发现精神患者告诉社区居民远离他们，免受伤害
E. 提供社区心理咨询，满足社会人群心理卫生需求

21. 严重精神障碍管理工作中，分类干预说法正确的是
A. 病情不稳定患者，危险性为 3 ~ 5 级，对症处理后立即转诊到上级医院
B. 病情不稳定患者，需要转诊住院而未能住院或转诊的患者，联系精神专科医师进行相应处置，并在居委会人员、民警的共同协助下，1 周内随访
C. 病情基本稳定患者，若危险性为 1 ~ 2 级，在处理后 2 周随访，如果趋于稳定，可继续治疗 1 个月随访
D. 病情稳定患者，若危险性为 0 级，且精神症状基本消失，自知力基本恢复，社会功能处于一般或良好，无严重药物不良反应，躯体疾病稳定，无其他异常，继续执行上级医院制定的治疗方案，1 个月时随访
E. 单纯精神发育迟滞不伴有精神障碍的患者，每 3 个月随访一次

22.《传染病及突发公共卫生事件报告和处理服务规范》中要求 24 小时内报告的是

A. 传染性非典型肺炎　　B. 寨卡病毒病

C. 黄热病　　D. 流行性出血热

E. 发现其他传染病、不明原因疾病暴发和突发公共卫生事件相关信息时

23. 关于临终关怀的原则错误的是

A. 护理为主　　B. 注重生命质量

C. 积极治疗　　D. 尊重生命伦理关怀

E. 去者能善终，留者能善留

二、思考题

1. 《高血压患者健康管理服务规范》中分类干预的内容是什么？
2. 《2 型糖尿病患者健康管理服务规范》中分类干预的内容是什么？
3. 《严重精神障碍患者管理服务规范》中分类干预的内容是什么？
4. 简述孕早期健康管理内容。
5. 简述孕中期健康管理内容。
6. 简述学龄期儿童健康管理内容。
7. 简述老年保健的原则。

扫码“练一练”

（张炳智）

第七章　家庭健康管理

扫码“学一学”

学习目标

1. **掌握**　家庭、家庭生活周期、居家护理和家庭医生的概念；家庭的类型与特点、家庭的结构与功能、家庭访视的类型、家系图与家庭圈的绘制。

2. **熟悉**　家庭对健康和疾病的影响、家庭生活周期面临的问题与保健要点；家庭评估的基本方法；家庭访视的程序、居家护理的等级与形式；家庭医生签约服务的发展目标、服务提供者与服务项目。

3. **了解**　家庭护理诊断、计划、实施和评价；家庭访视的意义；居家护理的目的；家庭医生签约服务的形式。

4. 学会家庭护理评估的方法。

5. 具有以家庭为单位的健康服务理念；能够进行基本的家庭健康管理服务。

案例讨论

[案例] 张某，男，7岁。4个月来多次突发腹痛，皆由父母陪同要求全科医生予以急诊处理，然而所有的物理诊断和实验室及影像学检查均无阳性发现。经医生与其父母的深入交谈（采集病史）发现几年前曾发生类似腹痛数次，近2个月该儿童腹痛均发生于父母激烈争吵之时，而该儿童腹痛的突发使其父母的争吵暂时停止。

[讨论]

谁是真正的患者？

第一节　家庭与健康

一、家庭的概念和类型

家庭是社会的基本结构和功能单位。传统观念认为，家庭是在同一处居住，靠血缘、婚姻或收养关系联系在一起，由两个或更多人所组成的社会基本单位。但随着社会的发展，家庭的关系远远超出了单纯的血缘、婚姻或收养关系，家庭的概念也发生了一定的变化，目前比较公认的家庭概念是：家庭是一种重要的关系，是由一个或多个有密切血缘、婚姻、收养或朋友关系的个体组成的社会团体中最小的基本单位，是家庭成员共同生活、彼此依赖的场所。

家庭可分为核心家庭、主干家庭、联合家庭和其他家庭。

核心家庭是指由父母与未婚子女组成的家庭，也包括无子女夫妇和养父母及其养子女组成的家庭。核心家庭是我国现阶段最典型的家庭类型。核心家庭的优点是家庭成员少、规模小、家庭关系简单、家庭内部只有一个权力中心，缺点是相对缺少家庭资源、家庭关系存在亲密与脆弱的双重性。

主干家庭是由一对已婚子女同其父母、未婚子女或未婚兄弟姐妹构成的家庭，包括父和（或）母和一对已婚子女及其孩子所组成的家庭，以及一对夫妇及其未婚兄弟姐妹所组成的家庭。

联合家庭是由至少两对或两对以上同代夫妇及其未婚子女组成的家庭，包括由父母同几对已婚子女及孙子女构成的家庭，两对以上已婚兄弟姐妹组成的家庭等。

主干家庭和联合家庭统称为扩展家庭。扩展家庭的缺点是家庭成员众多、家庭关系较为复杂、易发生各种家庭内部矛盾，但其优点也比较明显，如家庭内外资源相对较多、有利于克服家庭危机。

其他家庭包括单身家庭、单亲家庭、重组家庭、丁克家庭、同居家庭、空巢家庭、同性恋家庭、少年家庭、群居家庭等。随着社会发展，家庭形式日益增多。这些家庭虽然形式多样，但都具备家庭的主要特征，执行着家庭的主要功能。

二、家庭内在结构和功能

（一）家庭内在结构

家庭的内在结构包括家庭角色、家庭沟通交流方式、家庭权利结构和家庭价值观四个方面。

1. 家庭角色 是指家庭成员在家庭中的特定身份，反映其在家庭中的相对地位和与其他成员之间的相互关系。需要注意的是，一个家庭成员往往同时扮有几个角色，如母亲角色，也可能还是女儿、妻子等其他角色，家庭成员对各个角色的期望值不同。另外，家庭角色会不断变化，如婚前单纯的女儿角色在结婚后就同时承担妻子、女儿、儿媳甚至母亲的角色。

2. 家庭沟通交流方式 家庭沟通交流是指家庭成员之间相互交换情感、思想、需要和愿望等各种个人信息的过程。沟通方式包括语言沟通和非语言沟通两种主要形式。沟通内容包括情感性沟通和机械性沟通。良好而有效的沟通交流有助于增进家庭成员之间的相互了解，能够及时发现家庭矛盾并解决家庭问题，有利于家庭成员之间建立亲密的关系，维持家庭的稳定。

3. 家庭权利结构 权利结构是指一个家庭成员影响家庭和其他成员的能力，反映了谁是家庭的决策者以及在作出决定时家庭成员相互作用的方式。家庭权利结构可分为传统权威型、工具权威型、情感权威型和分享权威型。传统权威型是指由家庭所在的社会文化传统规定所形成的权威，如传统上父亲当家作主的形式；工具权威型是指主要负责供养家庭的人是家庭的权威；情感权威型是家庭感情生活中起决定作用的人担当决策者；分享权威型是指家庭成员之间分享权力和责任，共同商议做出决定的一种形式。分享权威型的民主程度较高，值得推崇。

4. 家庭价值观 家庭成员在长期共同生活中或相同的文化背景下所形成的一种家庭判断是非的标准以及对某件事情所持的态度。家庭价值观可影响家庭角色的分配方式和执行方式，同时还影响家庭的健康观、疾病观和对外界各种干预的反应方式。

（二）家庭功能

家庭功能主要包括以下六个方面。

1. 满足情感需要　家庭成员通过情感和血缘联系在一起，相互之间通过有效沟通、相互支持、相互关爱、共同生活和娱乐等多种形式满足爱与被爱的需要。情感功能是形成和维持家庭的重要基础，家庭成员归属感与安全感的建立、爱的培植和表现、品德和情操的养成都离不开家庭。

2. 赋予成员地位　父母的合法婚姻本身给予了子女一个合法的地位。

3. 经济支持　家庭通过提供和分配经济资源，以满足家庭成员对衣、食、住、行等多方面的生活需要。

4. 生殖与性需要的调节　生养子女、繁衍后代是家庭的一项基本功能，只有基于这个功能，人类社会才能得以不断延续和发展。家庭同时还满足了人对性的需要，具有调节和控制性行为的功能，有助于稳定社会关系。

5. 社会化功能　社会化是个体通过社会交往和学习社会角色而把自己融于群体中的过程。家庭具有把其成员培养成合格的社会成员的社会功能。家庭是孩子社会化的主要场所之一，家庭为孩子提供最初和最基本的社会教育，帮助其完成社会化，家庭还影响家庭成员有关社会的知识、态度、信念和行为的形成。

6. 抚养和赡养家庭成员　家庭具有抚养子女和赡养老人的功能，通过抚养和赡养功能，保证人类和社会得以延续。

（三）家庭生活周期阶段的健康照顾及其特点

1. 家庭生活周期的概念　家庭生活周期是指家庭从诞生到消亡的过程。一般人为地将其划分为8个阶段，即：新婚期、第一个孩子出生、有学龄前儿童、有青少年、孩子离家创业、空巢期和退休期（表7－1）。

表7－1　家庭生活周期及面临的主要问题

阶段	定义	可能面临的问题	保健重点
1. 新婚	男女结合	双方适应及沟通、性生活协调、计划生育问题等	婚前健康检查、性生活指导、计划生育指导、心理咨询等
2. 第一个孩子出生	最大孩子介于0～30个月	父母角色的适应、经济压力问题、照顾幼儿的压力、母亲产后恢复等	母乳喂养、哺乳期性指导、新生儿喂养预防接种、婴幼儿营养与发育等
3. 有学龄前儿童	最大孩子介于30个月～6岁	儿童身心发育、孩子与父母部分分离等	合理营养、监测和促进生长发育、疾病防治、形成良好的习惯、防止意外事故等
4. 有学龄儿童	最大孩子介于6～13岁	儿童身心发展、上学问题等	学龄前期儿童的保健、引导儿童正确应对学习压力、合理进行社会化等
5. 有青少年	最大孩子介于13岁～离家	教育与沟通、性问题及与异性交往和恋爱等	防止意外事故、健康生活指导、青春期教育和性教育、防止早婚和早恋等
6. 孩子离家创业	最大孩子离家～最小孩子离家	与子女关系变为成人间的关系、父母逐渐有孤独感等	心理咨询、消除孤独感、定期体检、更年期保健等
7. 空巢期	父母独处～退休	恢复仅夫妻两人生活、重新适应婚姻关系、计划退休后的生活、计划与新家庭成员的关系等	防止药物成瘾、意外事故防范、定期体检、改变不健康生活方式等
8. 退休	退休～死亡	经济及生活依赖性增高、面临老年病、衰老、丧偶、死亡等	慢性病防治、孤独心理照顾、提高生活自理能力、提高社会生活能力、丧偶期照顾、临终关怀等

2. 家庭生活周期常见的健康问题 在家庭生活周期的每个阶段，家庭都面临不同的发展任务，需要家庭成员共同面对，良好的家庭能有效解决各阶段的发展任务，而不良的家庭就不易解决在各发展阶段中出现的矛盾，甚至演变成为家庭危机，影响家庭成员的健康。

三、家庭对健康的影响

（一）对遗传方面的影响

每个人的健康都会受到家族遗传基因的影响，尤其是一些遗传性疾病和与遗传有关的疾病，如21－三体综合征。

（二）对儿童生长发育与社会化的影响

儿童的生理、心理、精神、社会等各方面的发展和成熟都跟家庭有关，如幼年经历家庭变故的儿童易出现各种心理问题和人格缺陷。

（三）对家庭环境和生活方式的影响

家庭成员共同生活在一个小环境内，通过相互影响，往往形成相似的生活方式。良好的家庭环境和生活方式可以减少感染性病原体在家庭的滋生与传播，增强家庭成员的抗病能力，促进身体健康。有研究表明，高盐饮食往往有一定的家庭倾向。

（四）对疾病恢复的影响

家庭为患者提供经济资助和心理支持，对慢性病和伤残的治疗和康复影响很大。许多疾病在治疗和康复过程中，需要家人的配合与监督，如糖尿病患者血糖的控制需要家庭其他成员在饮食上的支持配合。

（五）对成人发病率和死亡率的影响

家庭的婚姻情况和家庭压力事件不仅影响成人疾病的发生和死亡率，还会影响家庭及患者对医疗服务的利用程度。

第二节 家庭评估

案例讨论

［案例］

全科医生对一位被初诊为心身疾病的45岁女患者进行家庭圈、家庭关怀度指数的测定，发现其家庭关系与功能存在某些问题。

［讨论］

1. 如何绘制家庭圈？
2. 如何利用家庭关怀度指数量表评估家庭功能？

一、家庭护理评估

家庭护理评估是护士通过一定的方法来了解家庭结构、家庭所处家庭生活周期的阶段以及已经出现或即将出现的健康问题、家庭资源和家庭的功能情况，是完整家庭照顾的重要组成部分。

家庭护理评估的内容一般包括对家庭结构、家庭功能、家庭资源、家庭生活周期各阶段问题、家庭压力事件的判断。家庭评估有客观评估、主观评估、分析评估和工具评估等类型。客观评估是对家庭客观的环境、背景、条件、结构和功能进行了解和评价。主观评估是用自我报告或主观测验等方法分别了解家庭成员对家庭的主观感觉、愿望和反应。分析评估是利用家庭学原理、家庭系统理论和家庭发展的一般规律分析家庭的结构和功能状况。工具评估是用预先设计好的家庭评估工具评价家庭结构和功能的状况。

目前应用比较广泛的家庭评估方法有家庭基本资料的收集、家系图、家庭圈、家庭关怀度指数（APGAR 问卷）等。

1. 家庭基本资料　在日常诊疗活动中有目的地了解和收集患者家庭的基本资料是护士进行家庭评估最常用、最简便的方法。家庭基本资料包括家庭环境状况（家庭住址、居家条件、周边环境、邻里关系、社区服务状况等）、家庭成员基本情况（姓名、性别、年龄、职业、教育、婚姻、家庭角色及主要健康问题等）、家庭经济状况（经济来源、人均收入、年均收入、年均开支、年度积累、消费内容、消费观念和经济目标等）、家庭健康生活情况（主要生活方式、家庭健康信念、家庭生活周期、家庭生活事件、自我保健及可利用卫生资源等）。

2. 家系图　家系图一般包括家庭结构、家庭成员疾病有无遗传倾向、家庭关系及家庭重要事件等，使医务人员能很快掌握患者家族的基本材料。家系图的资料比较稳定，可以作为家庭档案的基本资料保存在病历中。家系图一般包含三代人，既可以从最年轻的一代开始向上追溯，也可以从中间一代开始上下展开，根据不同性别、角色和关系用不同的符号来表示，同代人中年龄大的排在左边，年龄小的排在右边，每个人的符号旁边注明年龄、出生或死亡日期、婚姻状况、遗传病或慢性病等信息，还可以根据需要，在家系图上标明家庭成员的职业、文化程度，家庭主要经济来源、家庭重大生活事件及成员主要健康问题等信息。一般从家系图中可获得以下几个方面的资料：家庭成员的基本资料、家庭人数、家庭结构类型、家庭生活周期、家庭关系、遗传病的发病情况等。家系图是了解家庭客观资料的最佳工具，是家庭健康档案的重要组成部分，一般在 10～15 分钟内可绘制完成，其内容经过不断积累、修改，在家庭健康服务中被广泛应用。

家系图绘制中常用的符号见图 7－1，家系图绘制范例见图 7－2。

3. 家庭圈　家庭圈是由某个家庭成员（患者）主观描述和评价家庭内情感关系的一种方法。家庭圈的绘制法是：先画一个大圈代表患者的家庭，然后在大圈内画出若干小圈，分别代表患者本人和自认为重要的家庭人员，甚至可以在大圈内画出自认为很重要的其他“家庭”成员，如家里的宠物等。小圈的大小反映该成员在家庭内的地位高低或重要性的大小，圈与圈之间的距离反映关系亲密程度。待患者绘制完成家庭圈以后，医生向患者提问题或让患者解释图的含义，医生从中了解患者的家庭情况。家庭圈绘制范例见图 7－3。

扫码“看一看”

4. 家庭关怀度指数　家庭关怀度指数测评量表是一种家庭功能评价的问卷，反映某个家庭成员对家庭功能的主观满意度。家庭关怀度指数测评量表涉及的问题较少，评分容易，可以粗略和快速地评价家庭功能，比较适宜在基层工作中运用。它包括两个部分。

第一部分：测量个人对家庭功能的整体满意度，包括 5 个题目，每个题目代表一项家庭功能，简称 APGAR 问卷。APGAR 问卷涉及的指标名称及含义见表 7－2，APGAR 问卷的具体内容见表 7－3。

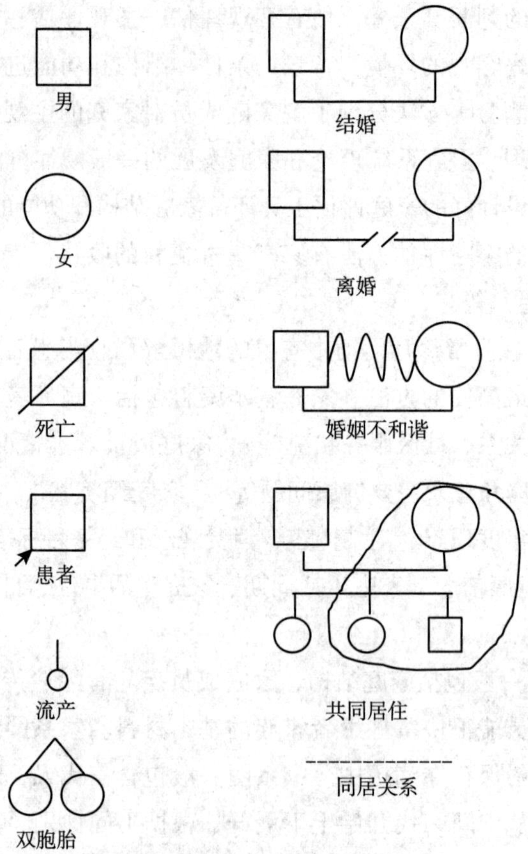

图7-1　家系图绘制中常用的符号

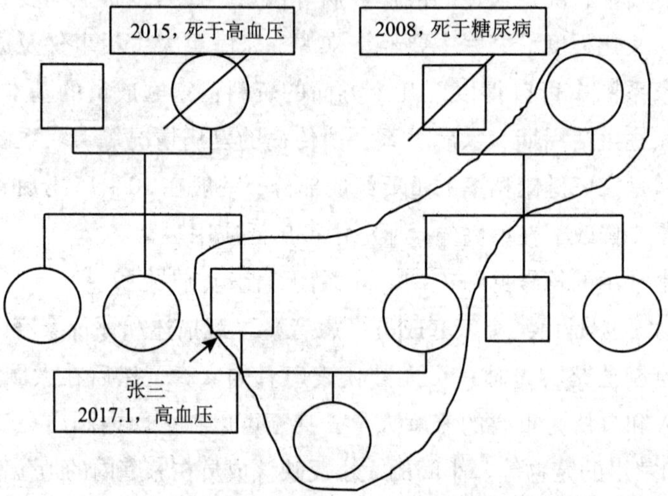

图7-2　家系图绘制范例

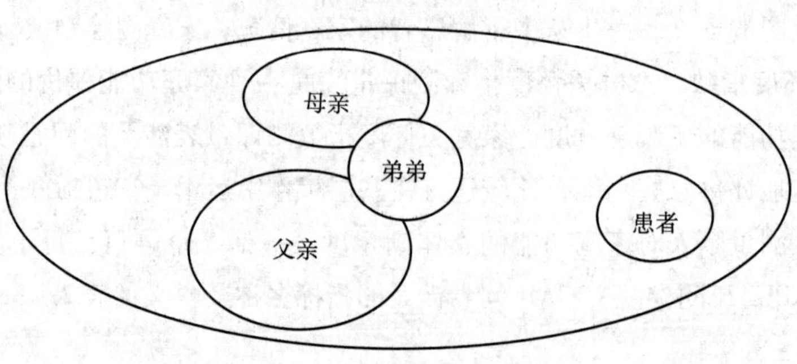

图7-3　家庭圈绘制范例

表 7-2　APGAR 问卷涉及的指标名称及含义

名称	含义
适应度	家庭遭遇危机时，利用家庭内、外源解决问题的能力
合作度	家庭成员分担责任和共同作出决定的程度
成熟度	家庭成员通过互相支持所达到的身心成熟程度和自我实现的程度
情感度	家庭成员间相爱的程度
亲密度	家庭成员间共享相聚时光、金钱和空间的程度

表 7-3　APGAR 问卷的具体内容

内容	2 分	1 分	0 分
	经常	有时	很少
1. 当我遭遇困难时，可以从家人处得到满意的帮助	□	□	□
2. 我很满意家人与我讨论各种事情以及分担问题的方式	□	□	□
3. 当我希望从事新的活动或发展时，家人都能接受且给予支持	□	□	□
4. 我很满意家人对我表达情感的方式以及对我的情绪的反应	□	□	□
5. 我很满意家人与我共度时光的方式	□	□	□

表 7-3 中的 5 个问题分别有 3 个可选择的答案，若答“经常这样”得 2 分，“有时这样”得 1 分，“几乎很少”得 0 分。将 5 个问题得分相加，总分 7～10 分表示家庭功能良好，4～6 分表示家庭功能中度障碍，0～3 分表示家庭功能严重障碍。此外，通过分析每个问题的得分情况，可以粗略判断家庭功能障碍的原因，即哪方面的家庭功能出了问题。

第二部分：了解受测者与家庭其他成员之间的个别关系，分为良好、较差、恶劣 3 种程度。

二、家庭护理诊断

家庭护理诊断是护士根据评估收集的资料，发现家庭现存的或潜在的健康问题并确定需要提供救助项目的过程。

（一）家庭评估资料的整理和分析

开展家庭护理评估以后，需要对所收集的资料进行整理和分析，去粗取精，去伪存真，为家庭护理诊断提供科学依据。

（二）护理诊断

家庭护理诊断的主要任务如下。

1. 确定家庭健康问题　护士通过考察患者在患病前后给家庭带来的改变或者家庭生活周期中出现未能完成的发展任务来确定家庭健康问题。

2. 确定需要提供的护理项目　经过评估，护士常常可以发现家庭同时存在多个健康问题，这就需要将这些家庭问题按照优先次序排序。排序遵循的原则是：对家庭成员的生命有威胁的、对健康影响最严重的问题排在第一位；不直接威胁家庭成员的生命，但可影响家庭成员身心健康的问题排在第二位；目前尚未出现，但未来可能出现的潜在问题排在第三位。经过排序以后，确定哪些问题需要护士提供紧急救护、哪些问题可以维持现状、哪些问题可以家庭自行解决。

3. 分析健康问题之间的关系　家庭中的健康问题常常相互影响，护士要把家庭作为一个整体去分析健康问题之间的各种联系，掌握家庭整体的护理需求，为家庭提供护理援助。

三、家庭护理计划

护士在明确了家庭主要健康问题以后，需要确定援助的项目并制定详细的援助计划，计划内容包括援助项目、援助类型、实施者、实施对象、实施目标等。

（一）确定援助目标

援助目标一般分为长期目标和短期目标，长期目标是家庭和护士希望达到的最终目标，短期目标是为了达成最终目标而制定的各个分目标。

护士在制定目标时需要注意以下问题。

1. 按照重轻缓急和难易程度对目标进行排序 护士要把急、重或易者排列在前面。

2. 家庭成员和护士共同参与制定 制定援助计划时，家庭成员和护士共同参与，充分尊重家庭的意愿，必要时要给予充分的解释说明，帮助家庭成员做出正确选择。

3. 援助目标的可行性 充分考虑家庭的实际情况，制定出可行性的目标，不能片面追求结果。

（二）制定具体计划

确定援助目标以后，护士应制定出详细的护理计划，计划的内容包括地点、时间、对象、内容、预期结果等。

不同的家庭需要制定有针对性的护理计划，制定家庭健康护理计划时应遵循的原则如下。

1. 互动性 制定护理计划需要家庭的参与，在家庭护理诊断、确定援助目标、选择护理措施、评价结果时都必须强调家庭和护士的互动。

2. 实际性 制定目标时要考虑家庭健康问题的性质、家庭内外资源等实际情况，不可能把家庭所有的健康问题都解决。

3. 特殊性 不同家庭的结构、资源、健康问题的性质、对问题的认识各不相同，因此护理干预的措施往往不相同。

4. 合作性 社区护士必须与社区其他专业人员、机构进行良好合作。

5. 意愿性 需要结合家庭价值观，尤其是健康观，护理计划才有可能成功实施。

四、家庭护理实施

家庭护理实施是根据家庭护理计划开展具体护理的过程。实施家庭护理计划时，主要的实施者和责任人是家庭成员而非社区护士。社区护士在实施家庭护理中的主要任务如下。

（一）帮助家庭认识影响健康的环境因素

许多环境因素会影响健康。自然环境中的污染、社会环境中的不安因素都会危害家庭成员的健康。社区护士要帮助家庭成员识别、控制或消除环境中的危害因素，尤其是家庭内的环境有害因素。

（二）援助家庭应对各种压力

社区护士通过健康指导，帮助家庭正确认识家庭生活压力事件和家庭危机并指导家庭发现和选用有效的应对方法缓解家庭压力。

（三）为家庭联系所需的资源

社区护士的职责之一是为家庭开发和获取所需的资源。为家庭联系资源时，应先明确资源是否可靠，其次是引导家庭对可利用资源合理的期盼。

（四）指导家庭适应家庭发展中的需求

社区护士通过健康教育为家庭提供相关的发展信息，帮助家庭处理现存问题。

五、家庭护理评价

家庭护理评价是为了评价制定的家庭护理目标是否合理、援助方法是否切实可行以及护理目标是否达成等。

（一）评价的方法

评价的方法包括过程性评价和终末评价。过程性评价是对家庭护理的评估、诊断、目标、计划、实施等不同阶段分别进行评价。终末评价是依据制定的目标对实施的效果进行评价。

（二）评价的内容

1. 影响家庭健康的环境问题　主要评价家庭对环境与健康影响的认识是否有提高、家庭中的环境有害因素是否消除或减少、家庭生活环境是否有改善等。

2. 家庭应对的各种压力　主要评价家庭生活压力事件是否有变化、能否正确理解压力原因、应对压力的措施是否有效等。

3. 家庭健康维护所需的资源　主要评价家庭动员与获得的家庭内、外资源的类型、数量、途径以及是否能满足家庭的需要等。

4. 家庭发展的需求　主要评价家庭能否正确理解家庭发展中面临的各种问题或矛盾、能否根据家庭发展阶段及时调整家庭内部的角色与任务以适应变化的要求等。

（三）评价的结果

评价是护理程序的最后一个环节，也是下一个护理程序周期的开始。评价一般有以下三种结果。

1. 终止计划　如果家庭问题完全或基本解决，家庭原来的需求也完全或基本满足，则可终止计划。

2. 维持原计划　评价显示原计划效果明显，则按原计划继续实施。

3. 修改计划　如果评价发现家庭护理效果不显著，护士应及时分析原因，修改护理计划。

第三节　家庭健康管理的基本内容

一、家庭访视

（一）家庭访视的意义

（1）有利于客观、完整的收集家庭背景资料，分析与评价个人健康问题与家庭的相互关系，找到健康问题的真正原因。

（2）有利于动员家庭内、外的资源，帮助患病的成员在家庭中获得康复。

（3）有利于早期接触没有就诊的患者、做出早期诊断以及提供综合性的预防保健服务。

（4）有利于全面地评价家庭功能、发现功能障碍的家庭或处于危机状态的家庭。

（5）有利于与患者及其家庭建立朋友式的医患关系。

（6）有利于满足一些特殊患者（如残疾人、老年人、不愿住院的患者、长期卧床的患者、临终患者等）及其家庭对医疗保健服务的需求，方便群众，降低医疗费用。

（7）有利于观察患者疗效，评价家庭照顾的质量。

（二）家庭访视的基本原则

（1）制定访视计划，按计划进行家庭访视。

（2）以生命周期和家庭周期涉及的问题为主线，确定健康问题。

（3）与家庭访视对象共同制定护理计划并实施和评价。

（4）掌握熟练的专业技能，确保护理对象的安全。

（5）运用有效的沟通技巧，取得护理对象的信任。

（6）充分动员与利用个人、家庭和社区资源。

（三）家庭访视的类型

1. 预防性家庭访视 预防性家庭访视是为了预防疾病和促进健康，主要用于妇幼保健与计划免疫。

2. 评估性家庭访视 评估性家庭访视是对照顾对象的家庭进行评估，常用于对有家庭问题或心理问题的患者，以及年老体弱患者的家庭环境考察，通常是一次性的。

3. 连续照顾性家庭访视 连续照顾性家庭访视是为患者提供连续性的照顾，主要用于患有慢性病或行动受限的家庭病床患者以及临终的患者，常定期进行。

4. 急诊性家庭访视 急诊性家庭访视是临时处理患者或家庭的紧急情况，多为随机开展。

（四）家庭访视的程序

家庭访视的程序可分为访视前阶段、访视中阶段和访视后阶段。

1. 访视前阶段

（1）查阅家庭健康档案资料、明确家庭访视目的、熟悉访视家庭及成员的健康相关信息，制定访视计划。

（2）预约家庭访视的时间，熟悉访视家庭的地址和路径、了解服务对象的态度。

（3）根据访视目的准备和检查必要的用品和设备，如体温计、消毒手套、药品、记录单。

（4）在工作单位留下访视家庭的日程安排，如家庭访视的对象、地址及预定的往返时间。

2. 访视中阶段

（1）与家庭成员轻松交谈、介绍本次访视的目的与内容。

（2）详细了解患者的健康问题。

（3）与患者及家庭成员共同制定护理计划。

（4）实施护理措施，如护理操作、健康咨询、健康教育等。

（5）简要记录访视情况，整理用品并洗手。

（6）预约下次访视的时间。

3. 访视后阶段

（1）做好家庭访视详细记录，如完善家庭健康档案信息、检查结果、健康问题的变化情况、评价访视效果等。

（2）根据访视评价结果作出是否需要转诊与修改护理计划的意见或建议。

（3）与相关的健康工作人员汇报或交流服务对象的情况。

（五）家庭访视的注意事项

（1）家庭访视的频度适当，必须是在很有必要时才进行。

（2）制定详细的家庭访视计划，提高访视效率。

（3）选择合适的家庭访视时间，避免给患者及家庭带来不便。

（4）熟练掌握与运用沟通技巧，与患者及家庭成员进行良好沟通。

（5）家庭访视的时间长度一般控制在30~60分钟以内。

（6）避免表现出对某个家庭成员特别亲热，尤其是对与自己年龄相近的异性家庭成员，以免引起误会或纠纷。

（7）家庭访视结束前需做一个简短的总结，告知家庭本次家庭访视的结果，有必要时可预约下一次家庭访视的时间。

（8）家庭访视时不宜接受患者或其家庭馈赠的物品。

（9）注意护理人员的自身安全。

二、居家护理

（一）居家护理的定义

居家护理是对有后续照护需求的患者及其家庭，在他们自己的居家环境中，提供定期性、综合性、专业性的健康照护服务，达到健康促进、健康维护与疾病预防的目的。居家护理作为住院护理的一种重要补充形式，有利于合理利用卫生资源，提高经济效益和社会效益，是配合我国医药卫生体制改革实施的一项重要工作。

（二）居家护理的目的

（1）为患者提供综合性、连续性的治疗和护理，使出院后的患者仍能获得专业护理。

（2）对患者和家属进行心理护理、健康教育、健康维护与疾病预防，减少疾病的复发，延缓病情的进展，帮助患者恢复自理能力，改善患者生活质量，提高患者家属的照护能力。

（3）减轻患者家庭的经济负担。

（4）提高住院床位周转率，利于医疗资源合理利用。

（三）居家护理的服务对象

（1）在家休养的患者，如慢性病急性发作治疗后病情稳定者。

（2）康复期患者，如神经系统疾病、运动系统损伤和伤残的康复患者。

（3）慢性病患者，如心血管系统疾病、糖尿病和慢性呼吸系统疾病患者。

（4）临终患者，如晚期恶性肿瘤、病情危重的心肺疾病且失代偿、不可逆的器官功能衰竭的患者。

（四）居家护理的特点

1. 服务对象的延展性　居家护理的直接服务对象为各类出院患者，间接服务对象为患者家属。

2. 服务的综合性　居家护理的服务内容包括预防、治疗、护理、康复、健康教育和健康促进等三级预防一体化的服务，不是一个单纯的技术性护理服务。

3. 服务的连续性　将患者纳入健康管理的范围，根据疾病的特点，为患者提供定期的居家护理服务。

4. 服务团队成员的多元性 居家护理服务常常由一个服务团队提供，除了护理人员外，还需配备医师、康复师、药剂师、营养师、心理咨询师等。

（五）居家护理的等级

根据病情和患者的需求制定居家护理等级。通过分级护理，突出工作重点，提高护理质量，也可作为评价护士服务与收费标准的参考指标。

1. 一级居家护理 根据病情和患者的需要，指导并协助患者家属对患者进行生命体征、运动能力、日常生活能力、营养状况、智力、心理的整体评估；指导患者开展自我护理，纠正不良的生活方式；进行安全管理，包括用药（药物配伍、用药间隔、药物与食物等）、用餐、环境、夜间外出等安全；保证“六洁”（口腔、手足、皮肤、脸、头发、会阴和床单清洁）、“五防”（防压疮、防直立性低血压、防呼吸系统感染、防泌尿系统感染、防交叉感染）、“三无”（无坠床、无便秘、无烫伤）、“一管理”（膳食管理）的实施。一级居家护理每日 1 次或每周 3 ~5 次。

2. 二级居家护理 根据病情和患者存在的问题，指导和教会患者及家属做好基础护理中的单项护理，如口腔护理、肠道护理、皮肤护理、膀胱护理的具体操作与注意事项，以及生命体征的观察和患者遵医行为的检查（医嘱、护嘱和服药等执行情况）。二级居家护理隔日 1 次或每周 1 ~2 次。

3. 三级居家护理 根据病情需要，观察并记录患者的生命体征，检查其遵医行为。三级护理每周 1 次或根据患者的需要而定。

（六）居家护理的形式

居家护理通常有家庭病床和家庭护理服务中心两种形式。

1. 家庭病床 家庭病床由综合医院和社区卫生服务机构设置。门诊患者或出院患者经医生确认建立家庭病床，也可以经过以下程序建立家庭病床（患者向特定医院申请、医生到家中评估、医保部门审批、签署协议）。家庭病床发生的巡诊手续费由患者自理，诊疗费按医疗保险的规定承担。家庭病床服务人员一般不固定，由设置机构统一派遣，根据患者情况实施不同级别的居家护理。

2. 家庭护理服务中心 家庭护理服务中心由医院、社会团体或民间组织机构等设置。中心的服务人员固定，一般由医生、护士和家政服务人员组成，有的尚配备康复师、营养师和心理咨询师等。获取家庭护理服务的一般流程为：家庭向中心提出申请、服务中心进行评估（包括家庭环境、服务内容、服务持续时间等）、制定居家护理计划、实施居家护理。

三、家庭医生签约服务

2016 年，国家发布了《关于推进家庭医生签约服务的指导意见》，明确了家庭医生签约服务的发展目标、服务主体、服务形式、服务内容等；2017 年，国家卫生计生委印发的《国家基本公共卫生服务规范（第三版）》明确要求“各地在实施国家基本公共卫生服务项目过程中，要结合全科医生制度建设、分级诊疗制度建设和家庭医生签约服务等工作，不断改进和完善服务模式，积极采取签约服务的方式为居民提供基本公共卫生服务”，这些政策文件有力地推进了家庭医生签约服务的开展。

（一）家庭医生签约服务的近期目标

（1）2016年，在200个公立医院综合改革试点城市开展家庭医生签约服务，鼓励其他有条件的地区积极开展试点。重点在签约服务的方式、内容、收付费、考核、激励机制等方面实现突破，优先覆盖老年人、孕产妇、儿童、残疾人等人群，以及高血压、糖尿病、结核病等慢性疾病和严重精神障碍患者等。

（2）到2017年，家庭医生签约服务覆盖率达到30%以上，重点人群签约服务覆盖率达到60%以上。

（3）到2020年，力争将签约服务扩大到全人群，形成长期稳定的契约服务关系，基本实现家庭医生签约服务制度的全覆盖。

（二）家庭医生签约服务的提供者

家庭医生签约服务原则上是由家庭医生服务团队提供。

家庭医生也称全科医生，是综合程度较高的医学人才，主要在基层承担预防保健、常见病多发病诊疗和转诊、患者康复和慢性病管理、健康管理等一体化服务，被喻为居民健康的“守门人”。现阶段家庭医生主要包括基层医疗卫生机构注册全科医生（含助理全科医生和中医类别全科医生），以及具备能力的乡镇卫生院医生和乡村医生等。

家庭医生服务团队主要包括家庭医生、社区护士、公共卫生医生（含助理公共卫生医生）、药师、健康管理师、心理咨询师、社（义）工等。家庭医生是签约服务的第一责任人，负责团队成员的任务分配和管理。

（三）家庭医生签约服务的形式

居民或家庭自愿选择1个家庭医生团队签订服务协议，明确签约服务内容、方式、期限和双方的责任、权利、义务及其他有关事项。签约周期原则上为一年，期满后居民可续约或选择其他家庭医生团队签约。居民或家庭在与家庭医生团队签约的同时，可自愿选择一所二级医院、一所三级医院，建立“1+1+1”的组合签约服务模式，在组合之内可根据需求自行选择就医机构，并逐步过渡到基层首诊；在组合之外就诊应当通过家庭医生转诊。

（四）家庭医生签约服务的内容

家庭医生团队为居民提供基本医疗、公共卫生和约定的健康管理服务。基本医疗服务包括常见病和多发病的中西医诊治、合理用药、就医路径指导和转诊预约等。公共卫生服务包括国家基本公共卫生服务项目和规定的其他公共卫生服务。健康管理服务主要是针对居民健康状况和需求，制定不同类型的个性化签约服务内容，如健康评估、康复指导、家庭病床服务、家庭护理、中医药“治未病”服务、远程健康监测等。现阶段签约服务可以从重点人群和重点疾病入手，确定服务内容，并逐步拓展服务范围，同时结合中医药在基本医疗和预防保健方面的重要作用，满足居民多元化健康需求。

（五）家庭医生签约服务的付费机制

> **考点提示**
> 家庭医生签约服务。

约定的签约服务，根据签约服务人数按年收取签约服务费，由医保基金、基本公共卫生服务经费和签约居民付费等分担。非约定的医疗卫生服务或向非签约居民提供的医疗卫生服务，按规定收取费用。由于签约服务的付费机制尚不完善，需要进一步积极探索家庭医生在医保付费控制中的作用。

本章小结

要点	内容
家庭与健康	家庭是由一个或多个有密切血缘、婚姻、收养或朋友关系的个体组成的社会团体中最小的基本单位，是家庭成员共同生活、彼此依赖的场所；家庭分为核心家庭、主干家庭、联合家庭和其他家庭等；家庭功能主要包括满足情感需要、赋予成员地位、经济支持、生殖与性需要的调节、社会化功能和抚养，以及赡养家庭成员等六个基本功能；家庭对健康的影响，一般包括对遗传、儿童生长发育与社会化、家庭环境和生活方式、疾病恢复和成人发病率和死亡率等影响
家庭评估	家庭护理评估的内容一般包括对家庭结构、家庭功能、家庭资源、家庭生活周期各阶段问题、家庭压力事件的判断等；家庭护理诊断是护士根据评估收集的资料，发现家庭现存的或潜在的健康问题并确定需要提供救助项目的过程
家庭健康管理	家庭访视包括预防性家庭访视、评估性家庭访视、连续照顾性家庭访视和急诊性家庭访视；居家护理是对有后续照护需求的患者及其家庭，在他们自己的居家环境中，提供定期性、综合性、专业性的健康照护服务；家庭医生签约服务原则上是由家庭医生服务团队为居民提供基本医疗、公共卫生和约定的健康管理服务

习题

一、选择题

【A1/A2 型题】

1. 由两对或两对以上的同代夫妇及其未婚子女所构成的家庭称为

A. 核心家庭　　B. 主干家庭　　C. 联合家庭
D. 传统家庭　　E. 现代家庭

2. 家庭的内在结构不包括

A. 家庭角色　　B. 家庭人数　　C. 权力结构
D. 沟通类型　　E. 价值观

3. 某家庭历来都由男性掌握家政大权，这个家庭属于哪种权力结构

A. 工具权威型　　B. 感情权威型　　C. 分享权威型
D. 传统权威型　　E. 转换权威型

4. 哪项不是家庭的基本功能

A. 抚养或赡养功能　　B. 满足情感需要　　C. 社会化
D. 经济功能　　E. 预防疾病

5. 家庭对健康与疾病的影响不包括

A. 疾病遗传方面　　B. 儿童发育方面　　C. 血液类型方面
D. 疾病传播方面　　E. 生活方式方面

6. 根据家庭的不同发展时期，将家庭生活周期分为

A. 3 个阶段　　B. 6 个阶段　　C. 7 个阶段
D. 8 个阶段　　E. 9 个阶段

7. 有青少年的家庭的主要发展任务是
A. 调整父母角色
B. 巩固婚姻关系，计划退休后生活
C. 把孩子从家庭释放到社会
D. 教育孩子，使孩子社会化
E. 适应和应对多种丧失

8. 家庭评估的主要目的是
A. 了解家庭的结构和功能状况　　B. 进行家庭生活干预
C. 了解家庭发展历史　　D. 了解患者的家庭矛盾
E. 了解家庭的人际关系

9. 家系图是
A. 对家庭结构、疾病遗传史及重要事件的描述　　B. 对家庭功能进行描述
C. 对家庭生活周期的描述　　D. 对家庭资源的描述
E. 对家庭人际关系情感的描述

10. 家庭圈反映的是
A. 家庭问题　　B. 家庭破裂　　C. 家庭危机
D. 家庭压力　　E. 家庭结构与关系

11. 关于评估性家庭访视，下列叙述正确的是
A. 目的是对照顾对象的家庭进行评估
B. 目的是为患者提供连续性的照顾
C. 目的是临时处理附近的紧急情况
D. 主要用于患有慢性病或行动受限的患者
E. 多为定期进行，有时也为随机性

12. 居家护理的对象不包括
A. 在家疗养的慢性病患者
B. 出院后病情已经控制但是还需要继续治疗或恢复的患者
C. 重病晚期在家中的患者
D. 残疾人
E. 急性消化道出血患者

13. 直接到患者家里，为各类患者所提供连续的、系统的基本医疗服务称为
A. 基础护理　　B. 整体护理　　C. 居家护理
D. 康复护理　　E. 心理护理

14. 居家护理最常见形式为
A. 家庭病床　　B. 家属安慰　　C. 家庭访视
D. 护理技能指导　　E. 检查患者遵医行为

15. 团队与居民签订哪种协议，可为签约居民提供主动、连续、综合、规范的家庭医生服务

A. 社区服务协议书　　B. 家庭医生式服务协议　　C. 社区家庭式管理
D. 社区一对一管理　　E. 医院服务协议

16. 在团队长领导下，对签约家庭提供基本医疗、慢性病规范化管理、健康教育、转诊预约等服务的是

A. 预防保健人员　　B. 社区护士　　C. 全科医师
D. 家庭保健员　　E. 营养师

17. 签约周期可视情况灵活掌握，原则上一个周期不应少于多久，期满后如需解约，居民需告知服务团队并签字确认，不提出解约视为自动续约

A. 1 个月　　B. 6 个月　　C. 1 年
D. 2 年　　E. 2 年

18. 家庭医生签约服务的主体是

A. 辖区居民
B. 家庭医生为提供签约服务的第一责任人
C. 辖区内重点人群
D. 患者
E. 社区领导

19. 家庭医生签约式服务

A. 以基本公共卫生服务项目为主要内容，涵盖基本医疗服务，由家庭医生与家庭成员代表签订服务协议，让家庭医生与群众形成契约式服务的一种工作模式
B. 家庭医生签约后，签约居民可在任何时间不论轻重缓急随时要求签约医生提供相关服务
C. 家庭医生提供的服务都是免费的
D. 家庭医生签约式服务费用可以完全报销
E. 家庭医生签约式服务是社区医院与社区领导签订的

二、思考题

1. 简述家庭的类型及特点。
2. 简述家庭对健康和疾病的影响。
3. 简述家庭评估的基本方法。
4. 简述家庭访视的意义。
5. 简述居家护理的等级。
6. 简述家庭医生签约服务的形式。

扫码“练一练”

（熊万军）

第八章　以社区为导向的基本医疗服务

扫码“学一学”

学习目标

1. **掌握**　以社区为导向的基本医疗服务的定义、基本要素和实施过程。
2. **熟悉**　以社区为导向的基本医疗服务的内容。
3. **了解**　以社区为导向的基本医疗服务的5个发展等级。
4. 学会应用以社区为导向的基本医疗服务的方法、理念开展社区卫生服务。
5. 具有在社区卫生服务中将个人健康与社区健康紧密联系的意识。

社区基本医疗服务是连续性、综合性、协调性的医疗保健服务，它立足于社区，以预防为导向；是个人的健康照顾与社区人群的健康照顾的结合；是个体的诊疗与社区的医疗的结合，是维护个人的健康与以社区预防为主的维护社区人群健康的结合；也是流行病学的理论、方法与临床个体诊疗的结合；它为社区全体居民的健康服务，超越了传统医疗只注重诊治个体患者的思维模式，是公共卫生与临床医疗实践的再次结合。既可提高基层医疗的实力与针对性，又能够强化流行病学在全科医疗科研中的作用，从而改善全科医生的素质和全科医疗的整体水平。

案例讨论

[案例]

某社区卫生服务站承担着该地附近5个居民委员会的社区卫生服务工作，共有居民5000余人。

2001年6月20日20：30，一名社区居民带其上小学的儿子前来看病，主述该儿童在回家后精神差、腹内胀痛、恶心、浑身无力、低烧。全科医生A判断可能是普通的胃肠炎，对其进行了对症治疗。22：00该医生临下班前又接到同样病例1名，同样方法处理，并未引起注意。6月21日凌晨3：00，值夜班的B医生也接到1名类似病例；8：30上早班的C医生陆续接到3名同样症状小学生，但都未引起重视。

所有值班医生将当天的出诊及接诊情况分别进行记录，并报社区卫生服务中心信息统计室。信息统计室的统计员小D汇总了各社区卫生服务站上报的信息，发现相近的几个社区卫生服务站所报的病例症状十分相似、接诊时间都很相近，马上引起了小D的警觉和怀疑。

小D立即向中心主任进行汇报，并向附近的医院进行询问，发现相同病例20余人，患者均来自该区某重点小学。小D马上联系该区卫生防疫部门，调查发现该校有相同症状学生100余人，防疫部门了解到该校大部分学生中午在学校食堂进餐，怀疑是食物中毒，拟进一步调查学生的进餐食物等情况来确定原因。

[讨论]

1. 该社区卫生服务站A、B、C三位全科医生为什么均未对类似病例引起注意和重视？
2. 小D根据什么对类似病例引起了警觉和怀疑呢？
3. 此案例说明了什么问题？

第一节 以社区为导向的基本医疗服务的概念

一、以社区为导向的基本医疗服务的定义

以社区为导向的基本医疗服务（Community Oriented Primary Care，COPC）是指基层医疗即应重视以个人为单位的临床诊疗，也应该注意到以社区为单位的重视预防保健的社区医疗，分析社区、环境、行为等与个人健康的关系，由重视个人健康扩大到社区的健康。居民的健康与其生活环境密不可分，通过社区诊断确定社区的主要健康问题、居民的健康需求、可利用的卫生资源、适宜的解决问题方法、采取的计划、实施与评价方法。例如，对于慢性疾病的控制，针对个体的预防措施：一是形成有利于健康的行为和生活方式，包括参加体育锻炼、合理营养、规律的生活方式、增强体质；二是培养良好的心理应对方式，保持开朗、乐观的性格；三是通过戒除不良嗜好等，消除或减轻影响健康的危险因素；同时，还需加强环境保护措施。针对社区的预防措施，可通过各种媒介向大众进行广泛的知识传播，使人群认识到慢性疾病的危害、危险因素、预防方法、治疗的意义等；采取早期发现、早期诊断、早期治疗的措施，对症治疗和康复治疗，降低病死率，防止伤残和促进功能恢复，提高生命质量；根据各地实情采取干预措施，如公共场所禁止吸烟、建立运动场所、开设减肥门诊等；调查社区中慢性病发生的原因是什么，了解居民对预防慢性病卫生知识的知晓率，以及对慢性病的治疗率、控制率等。根据COPC的模式，人们更关心的是预防减少慢性病的发生，而不仅仅是提高治疗慢性病的水平。

20世纪20~30年代，在英国等西方国家，公共卫生服务逐渐走向以社区为实施单位，开始强调不同社区的自主性与需求，并认识到社区资源在公共卫生服务中的重要作用，有人曾将这部分工作称为社区卫生。到40~50年代，流行病学、社会医学和预防医学逐渐兴起，社区卫生又与这些学科相结合，形成了一门以社区人群的健康为研究和服务对象的医学学科，英国于20世纪60年代率先将其称为社区医学。到60~70年代，社区医学已成为西方国家大部分医学院校正式设立的一门课程，并建立了专门的研究和教学机构，社区医学教育一度成为医学教育改革的一个热点，与此同时，又有人将社区医学与基层医疗相结合，建立了一种以社区为定向的基本医疗服务（COPC）模式。COPC的概念是由Sidney L. Kark提出。他指出基本医疗保健服务应注意到社区、环境、行为等因素与个人健康的关系，医疗服务的范围应由临床诊疗扩大到健康照顾。Donald Madison在20世纪80年代提出社区响应的医疗实践，强调医疗工作者应更多地承担起维护社区健康的责任，COPC是传统的公共卫生与临床医疗实践的再一次结合。其服务模式的建立，在北美引起人们的极大关注。但是COPC模式忽略了家庭的作用。全科医学则将家庭这一要素与COPC模式结合，将

个人疾病的诊疗服务扩大到以家庭为单位的服务，使以家庭为单位的保健与以社区为基础的服务有机结合起来，形成了一门整合生物医学、行为科学和社会科学等领域的最新研究成果和通科医疗成功经验的综合性医学学科——家庭医学（全科医学）。可见，COPC 与家庭医学两者有相同的历史背景，理论和方法有重叠。COPC 的重心在社区保健上，全科医疗重心是以家庭为单位的服务。全科医疗的实施使 COPC 的原则更容易在基层贯彻，COPC 又为全科医疗里的社区卫生保健服务提供理想的参考模式。全科医疗的实施使 COPC 模式的原则更容易贯彻到基层医疗服务中去。而最终，家庭医学以其理论的系统性、实用性、综合性和先进性得到了人们更广泛的推崇。

知识拓展

全科医学及全科医生

全科医学是一个面向社区与家庭，整合临床医学、预防医学、康复医学以及人文社会学科相关内容于一体的综合性医学专业学科，是一个临床二级学科；其范围涵盖了不同年龄、性别、器官系统以及疾病。其主旨是强调以人为中心、以家庭为单位、以社区为范围、以整体健康的维护与促进为方向的长期综合性、负责式照顾，并将个体与群体健康融为一体。

全科医生称为家庭医生，是接受过全科医学专门训练的新型医生，是执行全科医疗的卫生服务提供者，是为个人、家庭和社区提供优质、方便、经济有效、一体化的医疗保健服务，进行生命、健康与疾病全方位负责式管理的医生。

二、以社区为导向的基本医疗服务的基本要素

（一）以社区为导向的基本医疗服务的三个基本要素

（1）一个基本医疗项目或单位，如城市的一级医院或农村乡、镇卫生院，村卫生室。

（2）一个特定的人群，如某社区的人群。

（3）解决社区主要健康问题的过程，如主要包括确定社区和目标人群、社区卫生诊所、开展社区诊断、制订社区卫生计划和实施社区卫生干预及效果评估。

扫码"看一看"

COPC 的模式，体现了全科医学立足社区，采取以预防为导向的措施，为社区居民提供连续性、协调性、综合性、可及性服务的基本精神。注重在社区层面解决健康问题，为推进社区整体健康水平的提高而努力。

（二）以社区为导向的基本医疗服务的 5 个发展等级

COPC 模式的实施一般分 5 个发展等级，其中 0 级是原始阶段，4 级是理想阶段，是 COPC 实施的最终目标（表 8－1）。

0 级无社区概念，对所在社区的主要健康问题不了解，只对社区居民提供门诊医疗服务。

1 级对所在社区的健康问题有所了解，但缺乏社区内个人健康问题的资料，只根据医生个人的主观印象确定健康问题的优先顺序及解决方案。

2 级对所在社区的健康问题有进一步的了解，有间接调查得到的社区健康问题的资料，具备制订计划和评价的能力。

3 级通过社区卫生调查或建立个人健康档案，掌握所在社区 90% 以上居民个人的健康状况，针对社区的健康问题采取对策，但缺乏有效的预防策略。

4 级对社区内的每一个居民均能建立个人健康档案，掌握个人的健康问题，建立家庭健康档案与社区健康档案，采取有效的预防保健与治疗疾病的措施，建立社区内健康问题资料的收集渠道和评价系统，具备解决社区健康问题的能力和协调管理社区资源的能力。

考点提示

1. COPC 的概念。

2. COPC 模式包括三个基本要素。

3. COPC 模式的五个发展等级。

表 8-1 COPC 的 5 个发展等级

分级	社区健康问题了解程度	提供服务
0 级	-	门诊医疗服务
1 级	+	根据主观印象确定的健康问题的优先顺序及解决方案
2 级	+ +	会制订计划和评价
3 级	+ + +	针对健康问题采取对策但缺乏有效预防策略
4 级	+ + +	具备有效的策略和解决问题的能力

注：-表示不了解，+表示了解，+越多表示了解程度越高。

三、以社区为导向的基本医疗服务的实施

以社区为导向的基本医疗服务借助社会医学、预防医学的观念和理论，利用流行病学与卫生统计学的基本方法，通过开展社会调查、社区调查和人群筛查等活动收集信息和资料，并对此进行统计、分析和评价，作出社区诊断，找出影响社区人群健康的主要问题和影响因素，分析问题产生与发展的原因，辨明社区居民对卫生服务的需求和需要，列出可用于解决问题的资源和解决问题的优先顺序，最后，制订和实施一系列的社区卫生服务计划，动用社区内外的医疗和非医疗资源，维护和促进社区人群的健康，并对社区卫生项目的过程、效果、效率、效益和效用进行评估，以便使有限的资源产生最佳效益。

COPC 的开展必须包括三个要素，即一个基本医疗单位、一个特定人群、解决社区问题的过程，通过将临床诊疗与流行病学的手段、方法结合起来，将个人疾病的诊疗活动扩大到社区医学服务，一般包括 5 个步骤。

1. 确定社区及社区人群 确定的社区可为功能性社区，如一个工厂、一个企事业单位；或生活性社区某个城市街道、农村乡（镇）、村为一社区。收集该社区的社会人口学资料（包括出生率、死亡率等静态人口学资料，也包括迁出率等动态人口学资料）以及经济状况、健康相关行为等情况。

例 1 2017 年，某社区卫生服务中心人口 74925 人，男性 46782 人，女性 28143 人，60 岁及以上人群占总人口的 10.05%；报告传染病 255 例，其中感染性腹泻 132 例，手足口病 27 例，乙肝 23 例，结核病 7 例，其他 65 例。居民所患慢性疾病，前四种为高血压、冠心病、糖尿病、脑卒中，这四种慢性病占慢性病患病总人次数的 82.54%。成年男性吸烟率为 32.12%；主动体育锻炼率为 58.17%，超重肥胖率为 49.56%，并随着年龄的增长而升高；居民主要的膳食不合理问题表现为乳及乳制品、水果、蔬菜摄入量偏低，分别为 145g、113g、253g。通过询问与检查，15 岁以上人群现场检出高血压共 533 人，检出率为 25.56%；居民首位死因为心脏病，其次为脑血管病；由疾病别死因顺位分析可见，冠心

病、脑血管病和恶性肿瘤是威胁该社区居民的主要死因。

2. 确定一个主要负责的基本医疗单位　城市可确定一个社区卫生服务中心（站）、社区医院，农村可确定一个农村乡（镇）卫生院、村卫生所为实施COPC的基本医疗单位。

3. 确定主要问题及解决顺序　通过社区诊断（方法、步骤见第三章社区诊断），确定社区的主要健康问题及优先应解决的健康问题。

例1中，该社区存在的主要卫生问题：传染病为传染性腹泻、手足口病、乙肝、结核病；慢性非传染性疾病为高血压，冠心病、糖尿病、脑卒中；人群健康危险因素主要是吸烟、不合理膳食以及主动体育锻炼不足。应优先解决慢性病的危险因素控制问题。

4. 制定计划并实施　根据应优先解决的健康问题，合理利用现有的卫生资源，制订社区保健计划并实施，积极开展社区动员，调动社区领导、各相关部门、全体居民的积极性，投身于这一活动中，做好COPC的实施。

5. 评价COPC计划的实施　按计划的要求，在计划实施过程中进行评价，判断正在实施的计划与预想的目标是否相当，如未达到目标，需分析原因，如设定的目标不合理、实施的人员不适当等，对此应做相应的调整，并继续推动计划的执行。直至完成此次COPC的计划。

COPC的实施就是不断提高社区居民的健康素质和生活质量的过程，循环往复，发现健康问题，通过计划、实施、控制、评价得到解决，同时又发现新的健康问题，又进入新一轮的COPC实施过程，见图8－1。

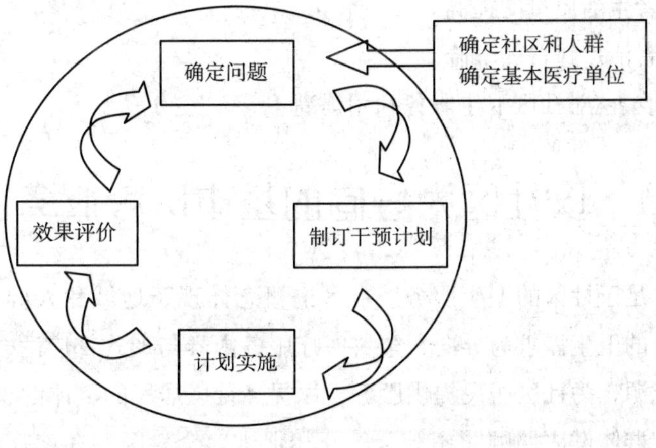

图8－1　COPC的实施过程

例2　糖尿病的社区控制项目

（1）社区诊断经调查，发现某社区35岁及以上人群糖尿病的患病检出率高达25.20%，患病率为10.8%，男性为13.0%，女性为9.2%。糖尿病是一种多病因的以糖代谢紊乱为标志的慢性代谢性疾病，其发病与防治都和生活方式有密切关系，有效干预可降低危险因素水平，从而降低患病率及延缓合并症的发生。

（2）针对原因制定干预计划

1）建立35岁及以上人群首诊测血压制度，及时发现血糖不正常的居民。

2）对糖尿病患者定期随访，强调量血糖的频率（每周一天或两天），按糖尿病不同类型建立完整的病历档案，两周随访一次。

3）强化糖尿病规范管理及个体化指导，包括非药物治疗和药物治疗，注重药物的成本效益。

4）通过糖尿病患者小组活动教会患者自测糖尿病；使患者提高遵医行为，规范服药并掌握服药时间的相关知识，延缓合并症的发生。

5）通过全人群教育提高全人群对糖尿病测量的重视，提高糖尿病防治的知晓率。

6）高危人群管理，即建立健康意识，纠正不良行为习惯，降低人群发病率。

（3）实施干预计划

1）制定时间表和经费预算。

2）组建糖尿病监控网络（街道办事处、居委会、红十字会、社区卫生服务中心及站、志愿者）。

3）人员培训：医护人员的糖尿病规范管理培训、志愿血糖测量员培训。

4）设备配备：每楼配备糖尿病监测信箱。

5）建立监督机制：医生－护士－志愿者－患者。

6）建立糖尿病管理信息系统。

（4）评价

1）个体/群体糖尿病健康知识知晓率。

2）糖尿病的管理率和控制率上升幅度。

3）糖尿病患者/整个人群血糖下降幅度。

4）糖尿病患者生活质量的提高。

5）糖尿病患者治疗经费的下降。

6）医患关系改善/对社区卫生服务利用提高。

第二节　以社区为导向的基本医疗服务的内容

全科医疗是立足于社区的卫生服务。社区的概念体现于地域和人群，即以一定的地域为基础、以该人群的卫生需求为导向，全科医疗服务内容与形式都应适合当地人群的需求，并充分利用社区资源，为社区居民提供服务，以提高社区居民的整体健康为己任。COPC 将全科医疗中个体和群体健康照顾紧密结合、互相促进。全科医生在诊疗服务中，既要利用其对社区背景的熟悉去把握个别患者的相关问题，又要对从个体患者身上反映出来的群体问题有足够的敏感性，必要时追踪个别患者的病因，了解其所属单位、团体或住宅区域可能发生的重大生活事件，评估其对个体患者的负面影响；并设法提出合理的社区干预计划。这样既可提高基本医疗的实力与针对性，又能够强化流行病学在全科医疗科研中的作用，从而改善全科医生的素质和全科医疗的整体水平。以社区为导向的基本医疗服务的内容包括以下几个方面。

一、维护个人及其家庭的健康

COPC 的实施可以使全科医生了解社区中存在的主要健康问题，从只对个别患者的关注，转向对社区整体健康的关注，有利于促进社区人群的健康水平的提高，体现了“以社区为范围服务”的思想理念。只有通过提供以社区为范围的服务，以相对简便、便宜而有效的手段解决社区居民大部分的健康问题，并根据需要安排患者及时进入其他级别或类别的医疗保健服务，才能全面了解人类健康问题的性质、形态和公众的就医行为。医生在诊所或医院中所接触到的疾患或患者仅仅是社区中所有健康问题或患者中的一小部分。例如，一项调查表明，1 年中 100 个人所得的疾患平均为 250 种次，其中只有不到 100 种次（40%）能在诊所或医院中见到，60% 的疾患没有进入医疗保健系统，这些疾患只有在进行社区调查或社区筛检时才能接触到。另一项调查表明，1 个月中 1000 名成人有 750 人有健康问题，但只有 250 人主动就医，另外 2/3 的患者没有主动就医。因此，如果仅根据在诊所或医院中所接触到的患者去研究人类健康问题的性质、形态和公众的就医行为，那是无法获得关于人类健康问题的完整印象的。实际上，医生所接触到的患者仅仅是社区中所有患者的一小部分（约 30%），大部分患者通过各种形式的自我保健获得痊愈。因此，在维护个人及其家庭的健康方面，个人及其家庭的主观能动性起决定性的作用，医生所起的作用是非常有限的。

二、通过社区预防，提高居民健康水平

COPC 对社区健康的整体负责与全程管理，要求落实“预防为主”思想，即在人健康时、由健康向疾病转化过程中以及疾病发生早期（无症状时）就主动提供关注，其服务对象除了患病者外还包括高危人群与健康人群。只有这样，才能更有效地维护社区全体居民的健康。求医者不一定有十分严重的健康问题，而未求医者的问题不一定就不严重，在未求医者之中常常隐藏着更多的危险性或难以解决的问题（如贫困、愚昧无知、迷信、不良的健康信念和疾病因果观、对医务人员的不信任等），因此，未求医者的问题往往更严重地影响社区居民的健康状况。另一方面，只治病而不防病就像只救火而不防火一样，不仅不符合卫生经济学的观念，而且医疗保健服务也难以取得理想的成效。对于维护社区健康来说，社区预防比个人疾病的诊疗更有价值。COPC 注重并实施“生命周期保健”，根据服务对象生命周期的不同阶段中可能存在的危险因素和健康问题，提供一、二、三级预防。即在日常临床诊疗活动中对个体患者及其家庭提供随时随地的个体化预防服务；同时还根据需要与可能，协助其团队成员提供某些公共卫生服务。这样做使卫生保健系统的运行更符合成本－效益原则，合理利用现有的卫生资源，更有效的维护社区居民的健康。

三、应用流行病学思维，观察健康问题

理论研究与实践都证明，慢性非传染性疾病的有效预防应该根据不同人群所处的社区环境来开展，因为不同的社区中，可能的致病因素和人群特征是有所差别的，流行病学工作的重点应该融入社区卫生层面。例如，我国许多地区居民食盐的摄入量过高，这对心血管病的发生具有重要影响，应从社区的层面干预居民食盐摄入量高的行为，降低每日食盐摄入量，对控制心血管病的高发、提高社区居民的健康水平具有重要意义。

全科医生在诊疗服务中，既要利用其对社区背景的熟悉去把握个别患者的相关问题，又要对从个体患者身上反映出来的群体问题有足够的敏感性，必要时追踪个别患者的病因，了解其所属单位、团体或住宅区域可能发生的重大生活事件，评估其对个体患者的负面影响；并设法提出合理的社区干预计划。这样既可提高基层医疗的实力与针对性，又能够强化流行病学在全科医疗科研中的作用，从而改善全科医生的素质和全科医疗的整体水平。

知识拓展

社区预防

社区预防服务项目实施的基本步骤包括社区动员、社区诊断、实施、监测与评价五个连续的阶段。其中任何步骤都离不开“社区参与”，其贯穿于社区预防服务计划的始终。

(1) 社区动员：是指通过发动社区群众广泛参与，让他们依靠自己的力量实现特定社区健康发展目标的群众性运动。社区动员的目的是：使社区人群主动参与社区预防服务项目的整个管理过程，包括需求评估、计划、实施、评价的过程；获得社区预防服务工作所需要的资源；建立强有力的行政和业务技术管理体系。

(2) 计划的制订：是以社区诊断所获得的信息为基础，确定其中需优先解决的健康问题，然后设定解决优先问题的目标、策略和方法。

(3) 计划的实施：社区预防服务计划的实施涉及人员广泛，需落实到细致的活动，包括资金、人力、时间、设备等的管理。

评价：社区预防服务项目的监测和评价是整个项目的一个重要组成部分，其贯穿于项目的每一个阶段之中，目的是通过检测了解各阶段活动的进展情况，通过评价了解干预/服务的效果，进行信息反馈，这对调整不符合实际的计划、保证社区预防服务项目的成功是非常重要的。

四、合理利用有限的卫生资源

只有通过提供以社区为范围的服务，才能合理利用有限的卫生资源，并在动员社区内外医疗和非医疗资源的基础上，最大限度地满足社区居民追求健康生活的要求。社区是解决人群健康问题的理想场所和有效资源，维护社区居民的健康不仅仅是医务人员、个人及其家庭的责任，而是整个社区乃至整个社会的责任。社区的积极参与可以弥补卫生资源的不足，可以使维护社区健康的活动在有关政策、制度或其他行政干预的推动下成为全社区参与的群众性运动，最终产生单纯依靠医疗保健机构的努力而无法取得的效果。对社区资源的利用程度是社区保健成败的关键。

五、有效地控制各种疾病在社区中的流行

只有提供以社区为范围的服务，才能有效地控制各种疾病在社区中的流行。全科医生通过接触个别病例，及时地预测或掌握有关疾病在社区中的流行趋势和规律，同时可迅速采取有效的预防和控制措施，以便及时阻止有关疾病在社区中的流行。从个人及其家庭预测社区，又从社区预防的角度去维护个人及其家庭的健康，这是以社区为范围的服务的重要特征。例如，在墨西哥的某农村社区，进行一次以社区为基础的病例对照研究，新发腹泻病例由志愿参加的母亲确认，然后教母亲给腹泻儿童口服补液治疗。研究结果：在腹泻高峰季节，腹泻发生率达30%，但儿童患腹泻病前2周母亲先有腹泻，与水源、储水器具、垃圾等无关，这一发现对治疗很有意义。当一个母亲患腹泻时，她应做好她的孩子可能患病的准备；通过口服补液来治疗疾病和挽救孩子的生命，这不需要高级技术、很多的钱、先进的设备。因为在社区往往没有先进设备及专业技术人员，也不能向人群提供最完善的

健康信息。

六、提高基层医生的服务能力和服务效益

提供社区规划性的医疗保健服务是提高基层医生的服务能力和服务效益的理想途径，也是实施全民健康保险的基础。

本章小结

要点	内容
COPC 概念	指基本医疗不应将工作仅仅局限在对个人疾病的诊疗上，而应该注意到社区、环境、行为等与个人健康的关系，由狭小的个人健康扩大到社区的健康
COPC 模式的三个基本要素	一个基本医疗项目或单位；一个特定的人群；解决社区主要健康问题的过程
COPC 模式实施的 5 个发展等级	0 级是原始阶段；4 级是理想阶段，是 COPC 实施的最终目标
社区导向基本医疗的内容	维护个人及其家庭的健康；应用流行病学思维，观察健康问题；通过社区预防，提高居民健康水平；合理利用有限的卫生资源；有效地控制各种疾病在社区中的流行；提高基层医生的服务能力和服务效益

习　题

一、选择题

【A1/A2 型题】

1. 对“以社区为基础的服务”描述正确的是
   A. 对辖区内全体居民进行健康登记
   B. 在居民社区内设立全科医学诊室
   C. 以一定的人群健康需求为基础，提供个体和群体相结合的服务
   D. 对社区内所有居民进行健康状况普查
   E. 组成医－护－公卫团队每日巡回于居民区
2. 对“以家庭为单位的服务”描述最佳的是
   A. 全科医生将家庭访视作为其日常工作的最主要内容
   B. 全科医生必须为社区内所有家庭建立家庭健康档案
   C. 全科医生负责管理每个家庭所有成员疾病的诊疗及康复
   D. 全科医生应利用家庭资源进行健康与疾病的管理
   E. 全科医生在接诊患者时首先应了解并记录其家庭情况
3. 以人为中心处理现患问题时，不需要
   A. 清楚地解释病情
   B. 鼓励患者承担治疗和康复的责任
   C. 针对所患健康问题为患者开治疗处方
   D. 与患者一起制订干预计划
   E. 把病历交给患者保管

4. 患者感到愤怒，欲放弃治疗。医生耐心说服患者进行规范治疗。医生行为的最佳伦理学理由是

A. 救死扶伤是医生的天职

B. 医生不应该放弃患者

C. 知情同意既保护了患者，也保护了医生

D. 医生应该有社会责任感

E. 患者自主决定对自身有害时，医生可以适当干涉

5. 全科医生的工作方式，不包括

A. 以人为中心提供服务

B. 以家庭为单位提供服务

C. 提供机会性预防服务

D. 主要提供急诊和住院服务

E. 以团队的形式提供所需服务

6. “以患者为中心”的服务原则不包括

A. 建立以全科医生为核心的工作团队，发挥团队合作的功效

B. 重视疾病的同时，更重视患者的患病感受和价值观

C. 满足患者提出的各种要求

D. 尊重患者的权利

E. 注重提供临床预防服务

7. 促使全科医学产生的背景不包括

A. 人口的迅速增长与老龄化

B. 人群疾病谱与死因谱的变化

C. 医疗费用的高涨

D. 健康观的变化

E. 环境污染的加剧

8. 以人为中心的服务要求不包括

A. 以患者的健康和服务需求为导向

B. 以预防为导向提供服务

C. 建立长期稳定的医患关系

D. 以患者为中心组建照顾团队

E. 每个患者每次应诊时间不得少于 20 分钟

二、思考题

1. COPC 概念及实施过程是什么？

2. 简述 COPC 的内容。

3. COPC 的 5 个发展等级是什么？

扫码“练一练”

（杨　黎）

第九章　社区常见病、多发病的诊治

扫码“学一学”

学习目标

1. **掌握**　社区常见病、多发病的诊断；社区常见病、多发病的治疗和预防；常见急危重症的诊断与初步抢救治疗。

2. **熟悉**　社区常见病、多发病的临床表现。

3. **了解**　社区常见病、多发病的各项辅助检查的临床意义。

4. 学会社区常见病、多发病的诊断与治疗。

5. 具有对社区常见病、多发病患者进行健康教育并进行随访的能力。

案例讨论

［案例］

李某，男性，65 岁。30 年前原因不明出现慢性咳嗽、咳痰，开始为白色稀薄痰，后逐渐转变为白色泡沫痰，较黏稠。此后该症状年年出现，迁延不愈，冬季明显。除上述症状外，逐渐出现气短，以活动后及咳嗽咳痰严重时为明显。近 10 年出现下肢间断性水肿。近 5 年咳嗽咳痰发作明显频繁，呼吸困难和下肢水肿加重。5 天前因上呼吸道感染，咳嗽、咳黄色痰，气短明显入院。检查：体温 38.4℃，脉搏 102 次/分，呼吸 20 次/分，血压 135/85mmHg。桶状胸，双肺叩诊为过清音，心界向左侧扩大，双肺下野可闻及中湿啰音，S_1 亢进，$P_2 > A_2$；双下肢凹陷性水肿。心电图 $RV_1 + SV_5 = 1.12mV$，P 波 =0.26mV；X 线胸片：双肺透光度增加，肋骨水平可见点片及条索状阴影，右肺下动脉干 =19mm。Hb 150.0g/L，WBC $11.0 \times 10^9/L$。

［讨论］

1. 该患者最可能的诊断是什么？

2. 该如何治疗？

第一节　社区常见病、多发病

一、慢性支气管炎

慢性支气管炎（简称慢支）是指气管、支气管黏膜及其周围组织的慢性非特异性炎症，临床上主要表现为咳嗽、咳痰或喘息。随病情进展可并发阻塞性肺气肿和肺源性心脏病。

（一）临床表现

1. 症状

（1）咳嗽　特点是长期、反复、逐渐加重，一般晨间咳嗽较重，白天较轻，晚间睡前有阵咳或排痰。

（2）咳痰　多为白色黏痰或白色泡沫痰，早晚痰多，合并感染时痰量增加。

（3）喘息　喘息型慢性支气管炎有支气管痉挛，可引起喘息并伴有哮鸣者，早期无气促现象，反复发作数年，并发阻塞性肺气肿时，可伴有轻重程度不等的气促。

2. 体征　早期可无任何异常体征。急性发作期可有散在的干、湿啰音，啰音的多少或部位不一定。喘息型者可听到哮鸣音及呼气延长。

3. 临床分型和分期

（1）临床分型　根据临床表现的不同可分为以下两型：①单纯型，只有咳嗽、咳痰。②喘息型，除咳嗽、咳痰外，并伴有喘息。

（2）临床分期　①急性加重期：咳嗽、咳痰和（或）喘息任何一种症状加重持续时间在一周内；②慢性迁延期：咳嗽、咳痰和（或）喘息持续一个月不缓解；③临床缓解期：咳嗽、咳痰和（或）喘息基本消失保持2个月以上。

（二）辅助检查

1. X线检查　胸部透视早期无异常，随病情加重，可见肺纹理增多，走行紊乱变形、中断，亦可见网状纹理，以下肺野较为明显。

2. 呼吸功能测定　早期无异常，如有小气道阻塞时，最大呼气流量－容量曲线在50%和25%肺容量时，流量明显降低。通气功能随病情发展可逐步下降，第一秒用力呼气量（FEV_1）及最大通气量（MVV）均下降。

3. 血常规　急性发作期白细胞总数及中性粒细胞计数可增多，喘息型慢性支气管炎嗜酸性粒细胞增多。

4. 痰常规　急性发作期为黄色，显微镜下可见大量脓细胞，喘息型痰中可见较多嗜酸粒细胞。

（三）诊断

根据咳嗽、咳痰或伴喘息，每年发病持续3个月，连接两年或以上，并排除其他心、肺疾患（如肺结核、哮喘、支气管扩张、肺癌等）时，可做出诊断。如每年发病持续不足3个月，而有明显的客观检查依据（如X线、呼吸功能等）亦可诊断。

（四）治疗

1. 预防　戒烟对预防慢性支气管炎的发生、发展至关重要。加强体育锻炼及耐寒能力，提高抗病能力；避免有害气体、粉尘及过敏原的吸入均是成功预防该病的重要环节。

2. 急性发作期治疗

（1）控制感染　根据病情选择有效抗生素。轻者可口服，应选用胃肠吸收好、耐药性低的药物，较重者用肌内注射或静脉注射抗生素，常用青霉素、红霉素、氨基糖苷类、喹诺酮类、头孢菌素类等。

（2）祛痰剂　祛痰与止咳药物应配合服用。祛痰剂促进痰液排出，有利于通畅呼吸道及控制感染。常用祛痰止咳药有氯化铵合剂、溴己新。中成药也有一定的效果。

（3）支气管舒张剂　常用氨茶碱、舒喘灵，或气雾剂（喘康速）吸入。

3. 缓解期治疗　加强锻炼，增强体质，提高免疫功能。加强个人卫生，避免各种诱发因素的接触和吸入。寒冷季节注意保暖，积极预防和治疗感冒、流感，吸烟者应戒烟。

二、慢性阻塞性肺气肿

慢性阻塞性肺气肿（简称肺气肿）指由于慢性支气管炎、支气管哮喘等肺部疾病引起细支气管的狭窄或不完全阻塞，导致终末支气管的远端气腔过度充气、持久膨胀、结构破坏，肺组织弹性回缩力降低及肺容积增大。慢性阻塞性肺疾病（简称慢阻肺，COPD）是一组以气流受限为特征的肺部疾病，其特征为气流受限不完全可逆，呈进行性发展。COPD 与慢性支气管炎、慢性阻塞性肺气肿密切相关。患慢性支气管炎和慢性阻塞性肺气肿的患者，如肺功能检查出现气流受限并且不能完全可逆时，则诊断为 COPD，若无气流受限，则不能诊断。

（一）临床表现

1. 症状　早期肺气肿无明显临床表现。肺气肿出现症状时主要表现为呼吸困难，活动后加重，可有慢性咳嗽。全身症状有疲劳感、食欲不振和体重减轻等。

2. 体征　轻度肺气肿可无异常发现，肺气肿加重时，胸廓前后径增大，呈桶状胸，呼吸运动减弱。触诊语颤减弱，叩诊呈过清音，心浊音界缩小或消失，肝浊音界下移；听诊呼吸音减弱，呼气延长，有时在两肺底听到哮鸣音和干、湿啰音；心率增快，心音遥远，肺动脉瓣区第二心音亢进。

3. 并发症

（1）肺部急性感染　抵抗力和肺功能较差的老年患者，易并发支气管肺炎。

（2）慢性肺源性心脏病　通气功能障碍和肺动脉高压如得不到及时防治，将会发展为慢性肺源性心脏病，且发生急性呼吸道感染时，缺氧和二氧化碳潴留加重，可诱发心功能不全。

（3）呼吸衰竭　常在 COPD 急性加重时发生，表现为缺氧和二氧化碳潴留。

（4）自发性气胸　由于肺泡破裂，空气进入胸膜腔所致，剧烈咳嗽常为其诱因。

（二）辅助检查

1. 血常规　一般无异常，继发感染时，白细胞和中性粒细胞升高。

2. 痰液涂片或培养　可见肺炎球菌、流感嗜血杆菌等致病菌，涂片中可见大量中性粒细胞。

3. X 线检查　可见肺野透光度增强、膈下降、膈顶平坦。

4. 肺功能检查　最大通气量（MVV）降低、第 1 秒钟用力呼气量（FEV_1）/用力肺活量 <60%、残气量（RV）增加，RV/肺总量 >40%。

5. 血气分析　动脉血氧分压（PaO_2）下降及动脉血二氧化碳分压（$PaCO_2$）增高。在失代偿性呼吸性酸中毒时，pH 下降。

（三）诊断

典型肺气肿可根据原发病（主要是慢性支气管炎）的存在、逐渐加重的呼吸困难及肺气肿体征做出诊断。

（四）治疗

1. 去除病因　积极防治引起肺气肿的原发病，如慢性支气管炎、支气管哮喘、肺结核等。预防感冒和呼吸道感染，以便控制肺气肿的进一步恶化，预防肺气肿并发症的发生。

2. 增强肺功能疗法　患者坚持做呼吸操，方法是：取立位，一手放胸前，一手放腹部，用鼻吸气，尽力将腹部挺出；用口呼气并使口形作吹口哨样，将腹部内收。吸气与呼气时间之比为1∶2或1∶3，每日2次，每次10～20分钟。

3. 康复治疗 做力所能及的体育锻炼，如气功疗法、太极拳、散步等，有助于增进健康，提高运动耐力。

4. 家庭氧疗 每天10～15小时（1～2L/min）持续的给氧能延长寿命，改善生活质量。

三、原发性高血压

原发性高血压是以血压升高为主要临床表现伴或不伴有多种心血管危险因素的综合征，通常简称为高血压。高血压是最常见的心血管疾病之一，也是多种心、脑、肾、血管疾病的重要病因和危险因素，长期高血压可影响心、脑、肾和血管的功能，最终导致脏器功能衰竭，并伴有全身代谢性改变。

（一）临床表现

1. 症状 通常起病隐袭，病情发展缓慢，早期常无症状，约半数患者于体格检查或因其他疾病就医检测血压时才发现有高血压，少数患者甚至在出现心、脑、肾等并发症时才发现高血压。一般可有头痛、头晕、耳鸣、眼花、健忘、注意力不集中、心悸、气急、疲劳等症状。

2. 体征 早期血压波动性升高，在精神紧张、情绪波动、劳累时血压暂时升高，休息后降至正常。随着病情进展，血压呈持续性升高。体检时可有下列体征：主动脉瓣区第二心音亢进呈金属音调，主动脉瓣区收缩期吹风样杂音或收缩早期喀喇音。长期持续高血压可有左心室肥大体征（心尖搏动向左下移位，心界向左下扩大等），并可闻及第四心音。

3. 并发症

（1）血压持久增高致左心室肥厚、扩大形成高血压性心脏病，最终导致充血性心力衰竭。部分高血压患者，并发冠状动脉粥样硬化，可出现心绞痛、心肌梗死、心力衰竭及猝死。

（2）长期高血压，由于小动脉微动脉瘤的形成及脑动脉粥样硬化的产生，可并发急性脑血管病（脑出血、短暂性脑缺血发作、脑血栓形成）。血压极度升高可发生高血压脑病。

（3）高血压病可有肾动脉粥样硬化、肾硬化等肾脏病变，早期可无任何表现，随着病情的发展可出现蛋白尿、肾功能损害。

（二）辅助检查

1. 尿常规 早期正常，以后可有少量蛋白、红细胞，偶有透明管型和颗粒管型。

2. 肾功能 早期无异常，晚期肾实质损害加重可有血肌酐、尿素氮和尿酸升高，内生肌酐清除率降低，浓缩及稀释功能减退。

3. 血脂测定 有血清总胆固醇、三酰甘油及低密度脂蛋白增高，高密度脂蛋白降低。

4. 血糖、葡萄糖耐量试验及血浆胰岛素测定 部分有空腹和/或餐后2小时血糖及血胰岛素增高。

5. 胸部X线检查 可见主动脉迂曲、延长，其升部、弓部或降部可扩张。高血压性心脏病时有左心室肥大，左心衰竭时有肺淤血征象。

6. 心电图检查 可出现左心室肥大并劳损的图形，也可有左心房肥大的表现。

7. 超声心动图　二维超声可见主动脉内径增大、左心房扩大、左心室肥大。

8. 动态血压监测　可测定白昼与夜间各时间段血压的平均值和离散度，能较敏感、客观地反映实际血压水平。

（三）诊断

主要靠动脉血压测定，目前仍以规范操作下进行水银柱血压计测量作为高血压诊断的标准方法。必须以非药物状态下两次或两次以上不同日的血压测量值（每次不少于3个读数，取均值为测量值）均符合高血压的诊断标准，并排除继发性高血压，方可诊断为高血压。目前取消以靶器官损害为标准的高血压分期方法，根据血压水平分为理想、正常、正常高值血压和1、2、3级高血压。18岁以上成年人血压的具体分法见表9-1。

表9-1　成年人血压水平的定义和分类（WHO/ISH）

类别	收缩压（mmHg）	舒张压（mmHg）
理想血压	<120	<80
正常血压	<130	<85
正常高值	130~139	85~89
1级高血压（轻度）	140~159	90~99
亚组：临界高血压	140~149	90~94
2级高血压（中度）	160~179	100~109
3级高血压（重度）	≥180	≥110
单纯收缩期高血压	≥140	<90
亚组：临界收缩期高血压	140~149	<90

注：本标准适用于成年人，当收缩压和舒张压分属于不同分级时，以较高的级别作为标准。

（四）治疗

1. 非药物治疗　非药物治疗作为高血压治疗方案的一部分，是治疗高血压的基础，它能达到药物治疗无法达到的效果，因此，在高血压的治疗中，应对患者进行健康指导，积极推行非药物治疗方法。

（1）合理饮食　高血压的饮食方面应注意三低二高，即低盐、低脂、低糖、高优质蛋白、高维生素饮食。控制主食及脂肪摄入量，尽量少吃或不吃糖果点心、甜饮料、油炸食品等高热能食品；减少烹调用盐及含盐高的调料，少食各种咸菜及盐腌食品；少吃肥肉及各种动物性油脂，控制动物脑髓、鱼籽等高胆固醇食物；增加含钾、钙高的食物，如绿叶菜、鲜奶、水果、豆类制品等；适当增加海产品摄入，如海带、紫菜、海产鱼类等；戒烟、限酒。

（2）控制体重　减轻体重有利于降低血压，因此，应合理进行体力活动，根据自己的体力情况决定运动的种类、时间、频率和强度。

（3）心理治疗　原发性高血压是一种心身疾病（心理生理疾患），精神、心理因素与高血压发病有密切的关系。长期情绪紧张，心理负担重如恐惧、恼怒、狂躁、失意、怨恨、焦虑等都能使中枢神经处于兴奋状态，内分泌功能发生变化，并通过一系列升压机制使血压升高。保持健康心理状态，对高血压患者是极其有利的。如果发现心埋不健康的迹象时，应主动调节，尽快纠正。

高血压的心理疗法包括：保持乐观情绪、减轻心理负担、克服多疑心理、纠正不良性格、抵御不良社会因素、进行心理咨询、音乐疗法及气功锻炼等。精神紧张睡眠不佳者可选用镇静剂，如地西泮、氯氮䓬、甲丙氨酯、苯巴比妥等。

2. 药物治疗 当前用于降压的药物主要有以下五大类，即利尿药、β－受体阻滞剂、血管紧张素转换酶抑制剂（ACEI）、血管紧张素Ⅱ受体阻滞剂（ARB）、钙离子拮抗剂（CCB）。

知识拓展

高血压药物降压治疗原则

1. 个体化原则 根据不同患者的病理生理特点、病程进展和并发症，而采用不同的药物不同的剂量，除非紧急情况，一般不必急剧降压，尤其老年人，以逐渐降压为宜。

2. 联合用药 当一种首选用药未能使血压满意下降时，可加用第2种降压药，以达到协同降压的疗效，并减少药物不良反应的发生。

3. 坚持长期用药 药物降压，不是病因治疗，应长期用药，甚至终生治疗，采取最小有效量，长期坚持。

4. 平稳降压 为防止靶器官损害，预防猝死、脑卒中及心脏病的发生，最好选用1日1次给药、24小时平稳降压的药物。

扫码“看一看”

四、心绞痛

心绞痛是指在冠状动脉粥样硬化狭窄的基础上，由于心肌负荷的增加引起的心肌急剧而短暂的缺血、缺氧所致的临床综合征。

（一）临床表现

1. 症状 心绞痛最主要的症状是胸痛，具有以下特点。

（1）部位 典型部位在胸骨体上段或中段之后，可波及心前区，疼痛范围约手掌大小，界限不清，可向左肩、左臂内侧放射达小指、无名指。少部分为上腹部、咽部、颈部痛，每次心绞痛发作的部位是相对固定的。

（2）性质 半数以上患者有紧缩和压迫样疼痛，常伴有焦虑、恐惧感，重者有濒死感，少数为烧灼感、钝痛。每次发作疼痛轻重程度不一，但性质基本一致。

（3）持续时间和缓解方式 为阵发性，每次1～5分钟，很少超过15分钟，超过30分钟应考虑有发生心肌梗死的可能。停止活动或含服硝酸甘油可迅速缓解。心绞痛发作频率多则一天数次，也可几天或几周甚至几个月发作一次。

（4）诱因 体力劳动、运动、情绪激动是最常见的诱因，疼痛一定出现在劳累的当时，而不是在劳累之后，也有因饱餐、便秘、吸烟、寒冷诱发者。

2. 体征 平时无特异性体征，心绞痛发作时可有面色苍白或伴冷汗，强迫停立位，心率加快，血压升高，心尖部出现第四心音、收缩期杂音等。

（二）辅助检查

1. 心电图检查

（1）静息时心电图 平时心电图正常或有非特异性ST-T改变。心绞痛发作时90%患者可有心肌缺血的改变：①在以R波为主的导联上ST段水平型或下斜型压低≥0.1mV最有意义；②伴或不伴有 T 波倒置。平时 T 波倒置，心绞痛发作时 T 波变为直立，称为“伪改善”。

（2）运动心电图　运动可诱发心肌缺血出现，ST 段水平型或下斜型压低≥0.1mV（J 点后 0.08 秒）持续 2 分钟作为阳性标准。不稳定型心绞痛、急性心肌梗死、严重的心律失常、心力衰竭患者禁忌作该项检查。

（3）动态心电图　可发现与症状有关的 ST-T 改变和各种心律失常。

2. 冠状动脉造影　是诊断本病的“金标准”，可明确冠状动脉狭窄的部位和程度，管腔狭窄超过 50% 有意义。心绞痛行冠状动脉造影检查的适应证包括：①对疑似心绞痛而不能确诊者；②药物治疗无效的心绞痛；③多种客观检查提示有高危性猝死可能的患者。

3. 放射性核素检查　通过核素心肌显像帮助确定缺血部位。

（三）诊断

根据心绞痛发作时的典型症状，结合冠心病的易患因素，排除其他原因引发的心绞痛即可诊断冠心病型心绞痛。心电图、胸片、超声心动图检查有助于排除其他诊断，冠状动脉造影可确诊。

（四）治疗

1. 发作期治疗

（1）心绞痛发作时应立即休息，去除诱因。

（2）药物治疗。立即舌下含服作用快、疗效高的硝酸酯类制剂。可选用：①硝酸甘油片 0.3～0.6mg，1～2 分钟发挥作用，30 分钟后作用消失。②硝酸异山梨酯（消心痛）5～10 mg，2～5 分钟发挥作用，持续 2～3 小时后作用消失。变异型心绞痛可联用硝苯地平 5～10mg，舌下含服。

2. 缓解期治疗

（1）缓解期应尽量去除一切可能诱发心绞痛的因素，如劳累、情绪激动、过饱等。

（2）通过改变生活方式及药物治疗控制各种危险因素，如高血压、高血脂、高血糖、肥胖等。

（3）药物治疗常用的口服制剂有硝酸异山梨酯和单硝酸异山梨酯，硝酸异山梨酯 5～30mg，3～4 次/日，口服，单硝酸异山梨酯 20～40mg，2 次/日，口服。钙离子拮抗剂是预防和改善冠状动脉痉挛的首选药物。可选用硝苯地平 30～80mg/d，分 3～4 次口服。地尔硫䓬 120～240mg/d，分 2～3 次口服。维拉帕米 240mg/d，分 3 次口服。也可选用缓释剂或控释剂，如氨氯地平、尼群地平等。

五、急性心肌梗死

急性心肌梗死（AMI）是在冠状动脉病变的基础上，发生冠状动脉血供急剧减少或中断，使相应的心肌严重而持久的急性缺血导致急性心肌坏死，属于急性冠脉综合征的严重类型。

（一）临床表现

1. 症状

（1）先兆　半数以上的患者发病数天或数周前有先兆症状，表现为心绞痛发作较前频繁，持续时间长，硝酸甘油不易缓解，甚至在安静状态下有心绞痛发作。部分患者可有全身不适、活动时气促、心悸等前驱症状。

(2)疼痛　胸痛是最早最明显的症状，特点为胸骨后突发压榨样剧烈疼痛或呈紧迫感、烧灼感，有窒息感或濒死感，性质与心绞痛相似，但疼痛剧烈且持续时间长，休息或舌下含服硝酸甘油不能缓解。

(3)胃肠道症状　表现为上腹部疼痛，伴恶心、呕吐，易误诊为急腹症，以急性下后壁心肌梗死多见。

(4)全身症状　可有发热，一般均出现在疼痛后。体温在发病数小时后升高，达38℃左右，伴全身乏力、大汗等。

2. 体征　心脏查体可有心脏浊音界正常或稍增大、心率增快，少数患者可有心率减慢，血压先升高，后降低，心肌收缩力减弱时心尖部第一心音减弱，心力衰竭时心尖部出现第三心音、第四心音，二尖瓣乳头肌功能失调或断裂时心尖部可闻及收缩期吹风样杂音伴收缩中晚期喀喇音。并发纤维素性心包炎可有心包摩擦音。

(二)辅助检查

1. 心电图检查　急性心肌梗死心电图具有典型的表现及动态演变规律，对本病的诊断、定位及判定预后有重要价值。

急性透壁性心肌梗死心电图特征性改变：①宽而深的Q波(病理性Q波)；②ST段呈弓背向上型抬高；③T波倒置。

动态演变过程：①超急期，起病数分钟至数小时内出现异常高大双支不对称的T波；②急性期，起病数小时ST段弓背向上型抬高，与直立的T波前支连接形成单向曲线；数小时至2天出现病理性Q波，R波降低；③亚急性期，ST段抬高持续数日至2周左右恢复到基线水平，T波变成平坦或倒置；④慢性期，起病数周至数月后，T波倒置，双支对称，永久存在或逐渐恢复正常，病理性Q波一般永久存在。

2. 血清心肌标志物检查

(1)心肌酶学检查　常用的心肌酶：①肌酸激酶(CK)及其同工酶(CK-MB)，CK于起病后6小时内升高，24小时达高峰，3~4日恢复正常。CK-MB起病后4小时内升高，16~24小时达高峰，3~4日恢复正常。②天门冬氨酸氨基转移酶(AST)，在起病后6~12小时开始升高，24~48小时达高峰，3~6日恢复正常。③乳酸脱氢酶(LDH)及其同工酶(LDH_1)，LDH在起病后8~10小时升高，2~3天达高峰，1~2周恢复正常。同工酶对诊断的特异性比心肌酶高。

(2)肌钙蛋白测定　肌钙蛋白T和肌钙蛋白I在心肌损伤或坏死后出现时间早，持续时间长，是目前特异性最高的实验室检测指标。

3. 超声心动图　有助于了解室壁运动及心功能情况。对发现室壁瘤、心脏破裂、乳头肌功能失调有重要价值。

4. 放射性核素检查和冠状动脉造影　可对梗死部位和范围进行判定，为血运重建治疗提供依据。

(三)诊断

诊断依据：①缺血性胸痛的临床病史；②心电图的动态演变；③血清心肌标志物浓度改变。三项中具备两项即可诊断。对老年患者，出现原因不明的心律失常、休克、心力衰竭时，也应考虑本病的可能。

（四）治疗

1. 一般治疗

（1）监护　使患者尽早进入监护病房，进行血压、心电图、血氧饱和度监测及病情的密切观察。

（2）休息　卧床休息时间依据病情及有无并发症决定，一般1周左右。

（3）吸氧　发病早期吸氧1～2天，氧流量3～5L/min。

（4）缓解疼痛和恐惧　先舌下含服硝酸甘油，随即静脉滴注硝酸甘油，如不能缓解，使用吗啡或哌替啶止痛。哌替啶止痛作用较吗啡弱，但副作用少，可与吗啡交替使用。

（5）去除诱因　对便秘、咳嗽、焦虑者对症治疗及护理。

2. 再灌注心肌治疗　是近年治疗急性心肌梗死最重要的手段，能有效地解除疼痛，挽救濒临坏死的心肌，缩小梗死面积。治疗措施如下。

（1）溶栓治疗　原则为越早越好，发病时间在12小时内，最好在发病3小时内；心肌缺血性疼痛时间达30分钟以上，不能被硝酸甘油缓解；心电图至少相邻两个导联ST段抬高0.1mV以上，或新出现的左束支传导阻滞。

（2）血运重建治疗　不宜溶栓或溶栓未成功者可选择介入治疗。包括经皮腔内冠状动脉成形术（PTCA），PTCA可同时行支架植入术。不宜介入治疗者可择期行冠状动脉旁路移植术（CABG）治疗。

（3）药物治疗　①硝酸酯类药物：发病早期疼痛及ST段明显抬高时，先舌下含服硝酸甘油0.6mg，继以静脉滴注硝酸甘油24～48小时。静脉使用硝酸甘油从小剂量10μg/min开始，每5～10分钟增加5～10μg，直到达到有效治疗剂量，注意血压、心率变化。口服制剂：硝酸异山梨酯5～30mg，3～4次/日，口服；单硝酸异山梨酯20～40mg，2次/日，口服。②抗血小板制剂：阿司匹林150～300mg/d，3天后改为50～150mg/d，长期使用作用明显。氯吡格雷用于阿司匹林过敏者或支架植入术后，初始剂量300mg/d，以后改为75mg/d维持。③抗凝治疗：急性心肌梗死无论有无溶栓治疗，均应使用肝素或低分子肝素治疗，有出血倾向、有脑出血史、血压高于180/110mmHg、严重肝肾疾患等禁忌证者除外。④β受体阻滞剂：急性心肌梗死早期患者应用β受体阻滞剂可降低病死率，改善患者的长期预后。⑤血管紧张素转换酶抑制剂（ACEI）：使用ACEI能够降低急性心肌梗死患者的死亡率和心力衰竭的发生率，常用制剂有卡托普利或其长效制剂。

六、慢性胃炎

慢性胃炎系指不同病因引起的各种慢性胃黏膜炎性病变，是消化系统常见病，其发病率在各种胃病中居首位。本病男性多见，且随年龄增长发病率逐渐增高。

（一）临床表现

本病进展缓慢，常反复发作，中年以上好发，并有随年龄增长而发病率增加的倾向。部分患者可无任何症状，多数患者可有不同程度的消化不良症状，体征不明显。各型胃炎的表现不尽相同。

1. 浅表性胃炎　可有慢性不规则的上腹隐痛、腹胀、嗳气等，尤以饮食不当时明显，部分患者可有反酸、恶心、呕吐及上消化道出血症状。

2. 萎缩性胃炎　可出现明显厌食、体重减轻、舌炎、舌乳头萎缩，可伴有贫血。萎缩性胃炎影响胃窦时胃肠道症状较明显，特别有胆汁反流时，常表现为持续性中上腹部疼痛，于进食后出现，可伴有含胆汁的呕吐物和胸骨后疼痛及烧灼感，有时可有反复小量上消化道出血，甚至出现呕血。

（二）辅助检查

1. 胃镜和活组织检查　是慢性胃炎最可靠的诊断方法。非萎缩性胃炎时病变局限或弥散，黏膜充血、水肿，呈红白相间样改变，以红为主，黏液分泌增多，有时可见出血点或少量糜烂；萎缩性胃炎时皱襞细小而平坦，黏膜变薄呈颗粒状，可透见紫蓝色血管网，病变区呈苍白色或灰白色；黏液湖缩小或干枯。胃镜所见与活组织检查的病理表现有时不一定完全一致，在临床诊断时应以病理学诊断为准。

2. 幽门螺杆菌检测　幽门螺杆菌检测是慢性胃炎重要的检查项目之一。目前临床上常用的有活检标本快速尿素酶试验、黏膜涂片染色镜检以及非创伤性检查、^{13}C－或^{14}C－尿素呼气试验等。

3. 免疫学检查　自身免疫性胃炎血清壁细胞抗体和内因子抗体多为阳性；血清维生素B_{12}浓度测定及维生素B_{12}吸收试验有助于对恶性贫血的诊断。

4. 血清学检查　属于无创伤检查，有助于判断萎缩是否存在及其分布部位和程度。①血清胃泌素 G17 水平：胃体萎缩者升高，胃窦萎缩者降低；②血清胃蛋白酶原Ⅰ/Ⅱ比值：胃体萎缩者下降，胃窦萎缩者Ⅰ/Ⅱ正常；③全胃萎缩者两者均降低。

5. X 线钡餐检查　胃 X 线气钡双重造影显示萎缩性胃炎黏膜皱襞相对平坦和减少，胃窦炎症时可见局部痉挛性收缩，皱襞增粗、迂曲等。

（三）诊断

慢性胃炎症状无特异性，体征很少，X 线检查主要用于排除其他胃部疾病，故确诊要靠胃镜检查及胃黏膜活组织检查。

知识拓展

诊断胃炎时要与以下疾病相鉴别：

1. 胃癌　慢性胃炎的症状如食欲不振、上腹不适、贫血等少数胃窦胃炎的 X 线征与胃癌颇相似，需特别注意鉴别。绝大多数患者纤维胃镜检查及活检有助于鉴别。

2. 消化性溃疡　两者均有慢性上腹痛，但消化性溃疡以上腹部规律性、周期性疼痛为主，而慢性胃炎，疼痛很少有规律性并以消化不良为主。鉴别依靠 X 线钡餐透视及胃镜检查。

3. 慢性胆道疾病　如慢性胆囊炎、胆石症常有慢性右上腹痛、腹胀、嗳气等消化不良的症状，易误诊为慢性胃炎。但该病胃肠检查无异常发现，胆囊造影及 B 超异常可最后确诊。

4. 其他　如肝炎、肝癌及胰腺疾病亦可因出现食欲不振、消化不良等症状而延误诊治，全面细微的查体及有关检查可防止误诊。

（四）治疗

1. 消除病因　祛除各种致病因素，如避免进食对胃黏膜有强刺激的饮食及药品，戒烟忌酒。注意饮食卫生，防止暴饮暴食。积极治疗口、鼻、咽部的慢性疾患。

2. 药物治疗　疼痛发作时可用阿托品、普鲁本辛、颠茄合剂等。胃酸增高可用西咪替丁、雷尼替丁、氢氧化铝等；胃酸缺乏或无酸者可给予1%稀盐酸或胃蛋白酶合剂，伴有消化不良者可加用胰酶片、多酶片等助消化药；对幽门螺杆菌感染引起的慢性胃炎，应予幽门螺杆菌根除治疗，目前临床上多主张三联疗法，即除了选用两种抗菌药（如呋喃唑酮、羟氨苄西林、甲硝唑、克拉霉素等）外，再加用质子泵抑制剂（PPI），如奥美拉唑；胆汁反流明显者可用胃肠动力药以增强胃窦部蠕动，减少胆汁反流；考来烯胺、硫糖铝可与胆汁酸结合、减轻症状。

3. 手术治疗　慢性萎缩性胃炎伴重度异型增生在目前多认为系癌前病变，多主张早期手术治疗。

七、糖尿病

案例讨论

[案例]

刘某，男性，55岁。乏力、多尿伴体重减轻2年余。2年前无明显诱因出现全身无力，排尿增多，无心悸、多汗症状。发病以来，食欲佳，睡眠尚可，体重减轻4kg。既往无服用特殊药物史。查体：T 36.8℃，P 76次/分，R 16次/分，BP 135/85mmHg，身高162cm，体重78kg。神志清，营养中等，浅表淋巴结未触及。甲状腺不大，未闻及血管杂音。心肺检查未见异常。腹平软，无压痛及反跳痛，肝脾肋下未触及，肠鸣音4次/分，双下肢无水肿。实验室检查：空腹血糖9.5mmol/L，餐后2小时血糖14.1mmol/L。

[讨论]

1. 患者诊断为什么疾病？

2. 患者该如何治疗？

糖尿病（DM）是因为体内胰岛素绝对或者相对不足，而导致血葡萄糖水平慢性增高为特征的一组代谢异常综合征。由于胰岛素分泌缺陷或作用缺陷引起高血糖，进而引起脂肪、蛋白质、水、电解质等代谢紊乱。

（一）临床表现

1. 症状　典型患者表现为“三多一少”，即多尿、多饮、多食、体重减轻。

2. 体征　患者可出现皮肤瘙痒，尤其是外阴瘙痒，高血糖还可使眼房水、晶体渗透压改变，引起屈光改变。

3. 并发症

（1）急性并发症　包括：①糖尿病酮症酸中毒和高渗性非酮症糖尿病昏迷；②糖尿病患者常反复发生疖、痈等皮肤化脓性感染，严重时可致败血症或脓毒血症。皮肤真菌感染如足癣、体癣也常见。真菌性阴道炎是女性常见并发症。糖尿病合并肺结核发生率较高，且病情严重。尿路感染尤其多见于女性，反复发作，可转为慢性。

（2）慢性并发症　包括：①大血管病变：糖尿病患者中动脉粥样硬化患病率较高，主要侵犯主动脉、冠状动脉、脑动脉、肾动脉和肢体动脉，引起冠心病、脑血管病、肾动脉和肢体动脉硬化等。②微血管病变：糖尿病微血管病变的典型改变是微循环障碍、微血管瘤形成和微血管基底膜增厚，主要累及视网膜、肾、神经和心肌组织，尤以肾病和视网膜病最为重要。糖尿病肾病是1型糖尿病的主要死因。在2型糖尿病其危害仅次于冠状动脉和脑血管粥样硬化。糖尿病视网膜病变是失明的主要原因。③神经病变：主要累及周围神经，常为对称性，由远至近缓慢进展，感觉障碍呈手套袜子型分布，运动障碍出现稍迟，肌张力降低，肌力减弱，以四肢远端明显，单一外周神经损害主要发生在颅神经，以动眼神经麻痹为主，其次为外展神经。自主神经病变也较常见，影响胃肠、心血管、泌尿生殖系统功能，如瞳孔改变、排汗异常、腹泻、直立性低血压、尿潴留、阳痿等。④眼部其他病变：可引起白内障、青光眼、黄斑病和屈光不正等。⑤糖尿病足：按WHO定义为与下肢远端神经异常和不同程度的周围血管病变相关的足部（踝关节或踝关节以下的部分）感染、溃疡和（或）深层组织破坏，是截肢致残的主要原因。

（二）辅助检查

1. 尿糖测定 尿糖是测定糖尿病的重要指标之一，每日4次尿糖定性（三餐前、睡前或分段检查）、24小时尿糖定量，可作为判断疗效指标和调整降糖药物剂量的参考。

2. 血糖测定 血糖升高是诊断糖尿病的重要指标之一，也是判断病情和病情控制的主要依据，抽静脉血或毛细血管血，可用血浆、血清和全血。临床诊断时主张用静脉血浆测定，正常空腹血糖范围为3.9～6.0mmol/L。

3. 葡萄糖耐量试验 血糖高于正常范围又未达到糖尿病诊断标准值，需进行口服葡萄糖耐量试验（OGTT）。OGTT应在清晨进行。取空腹血标本后，受试者口服含有75g葡萄糖粉的水溶液250～300ml，5分钟内饮完，2小时后再测静脉血浆血糖值。

4. 糖化血红蛋白 A_1（$GHbA_1$）的测定 为糖尿病控制的监测指标之一，不作为诊断依据。能反映取血前8～12周血糖的总水平，含量与血糖浓度呈正相关，是糖尿病控制情况的监测指标之一，正常值为8%～10%。

5. 血浆胰岛素和C－肽测定 有助于评价胰岛B细胞的储备功能，并指导治疗。正常人基础血浆胰岛素水平为35～145pmol/L（5～20mU/L），C－肽和胰岛素以等分子数从胰岛B细胞合成和释放。

（三）诊断

目前，以血糖升高为主要诊断依据。做出诊断时应考虑是否符合诊断标准、原发性或继发性、分类、有无并发症。

1980年以来，国际通用WHO的诊断标准。1997年美国糖尿病协会提出了修改糖尿病诊断标准的建议。1999年WHO专家委员会公布协商性报告，1999年月10月，我国糖尿病协会决定采用新的诊断标准如下。

符合以下三点之一即可诊断：①糖尿病症状＋任意时间血浆葡萄糖水平≥11.1mmol/L（200mg/dl）。②空腹血浆葡萄糖（FPG）水平≥7.0mmol/L（126mg/L）。③OGTT试验中，2小时PG水平≥11.1mmol/L（200mg/dl）。

糖尿病诊断基于空腹血糖（FPG）、任意时间或OGTT中的2小时血糖值（2hPG）。空腹指8～10小时内无任何热量摄入。任意时间指一日内任何时间，OGTT采用75g无水葡萄糖负荷。糖尿病症状指多尿、烦渴多饮和难以解释的体重减轻。FPG 3.9～6.0mmol/L（70～108mg/dl）为正常；6.1～6.9mmol/L（110～125mg/dl）为空腹血糖调节受损

（IFG）；≥7.0mmol/L（126mg/dl）应考虑为糖尿病。OGTT 2hPG 小于7.7mmol/L（139mg/dl）为正常糖耐量；7.8～11.0mmol/L（140～199mg/dl）为糖耐量减低（IGT）；≥11.1mmol/L（200mg/dl）应考虑糖尿病。

（四）治疗

1. 健康教育　健康教育是糖尿病重要的基础治疗之一。通过不同的方式使患者及家属了解糖尿病基本知识，认识其治疗的长期性和重要性，知晓糖尿病的治疗控制目标和努力的方向，学会简单的血糖测量（如使用便携式血糖计）和尿糖测量方法及胰岛素注射技术，掌握饮食控制的具体方法和运动锻炼的基本要求，熟知治疗药物的副作用及预防、处理措施，重视生活中的注意事项等。通过良好而扎实的糖尿病健康教育，可以充分调动患者的主观能动性，促成患者积极配合治疗，从而取得最佳的控制效果。

2. 饮食治疗　可以减轻胰岛B细胞的负担，促进其功能的恢复，有利于降低血糖，减少降糖药物的剂量。饮食治疗是各类糖尿病最重要的基础治疗措施，必须严格执行和长期坚持。治疗方案如下。

（1）计算总热量　根据患者的理想体重（标准体重）和工作性质计算每日所需总热量。成人休息状态下每日每千克理想体重给予105～125.5kJ，轻体力劳动给予125.5～146kJ，中度体力劳动给予146～167kJ，重体力劳动给予167kJ以上。儿童、孕妇、哺乳期妇女、营养不良者、消瘦者，以及伴有消耗性疾病者总热量应酌增，肥胖者酌减，使患者逐步恢复到理想体重。

（2）计算三大营养物质的量　碳水化合物占总热量50%～60%，蛋白质不超过总热量15%，脂肪占总热量30%。儿童、孕妇、哺乳期妇女、营养不良者或伴有消耗性疾病者适当增加蛋白质的摄入，血尿素氮升高适当减少蛋白质的摄入。依据每克碳水化合物、蛋白质、脂肪分别产热16.7kJ、16.7kJ、37.7kJ的比例将各自所占的热量转化为营养成分的重量。

（3）餐量分配　各营养素的量一般按每日三餐分配为1/5、2/5、2/5或者1/3、1/3、1/3；按每日四餐分配为1/7、2/7、2/7、2/7。

（4）制定食谱　根据生活习惯、病情和药物治疗情况合理安排并制定成食谱。在食谱的制定时提倡用粗制米面和一定量杂粮，忌食葡萄糖、蔗糖、蜜糖及其制品；蛋白质至少1/3来自动物蛋白；每日胆固醇摄入量应在300mg以下，以植物油为主；纤维素食物每日不少于40g，多食用绿叶蔬菜、豆类、块根类、粗谷物、低糖分水果；食盐摄入量每日不超过10g；限制饮酒；增加微量元素和纤维素的摄入。

（5）随访　调整饮食控制的关键在于控制总热量。当患者需要变换食谱时，应在总热量保持不变的情况下，增加一种食物的同时应撤减热量相当的另一种食物，以保证饮食平衡。当患者因饮食控制而出现饥饿感时，可以增加含糖较低的蔬菜，如大白菜、卷心菜、芹菜等。每周定时定状态测量体重，如肥胖患者在治疗适当的情况下体重无下降，应酌减总热量；当消瘦患者体重增加后也应适当调整，防止营养过度。

3. 运动疗法　适当的运动可以使糖尿病患者减轻体重，改善血糖、血脂水平，降低胰岛素抵抗。应在医生指导下，因人而异，选择适当的运动量，并随身携带食品以防低血糖的发生。

4. 口服药物治疗

(1) 磺脲类 主要适应证：饮食和运动治疗不能有效控制血糖的2型糖尿病患者；应用双胍类不能有效控制血糖的2型糖尿病患者；未用胰岛素或胰岛素每日量在20～30U以下者；胰岛素不敏感者。常用药物有格列吡嗪、格列本脲等。

(2) 格列奈类 主要适应证：2型糖尿病早期餐后高血糖阶段和以餐后高血糖为主的老年患者。是一种快速作用的促胰岛素分泌剂，降糖作用快速而短暂，于餐前或进餐时口服。常用药物有瑞格列奈（诺和龙）、那格列奈。

(3) 双胍类 主要适应证：轻、中度2型糖尿病患者，尤其是肥胖者；经磺脲类治疗效果不佳者；1型糖尿病血糖波动大的，可加用本类药物。常用药物有二甲双胍、苯乙双胍（降糖灵）等。

(4) α－糖苷酶抑制剂 主要适应证：1型糖尿病配合胰岛素治疗；肥胖的2型糖尿病。常用药物有阿卡波糖（拜糖平）等。

(5) 噻唑烷二酮类 主要适应证：症状轻、肥胖的2型糖尿病患者，特别是有胰岛素抵抗的患者。常用药物有罗格列酮、吡格列酮等。

5. 胰岛素治疗

(1) 适应证 1型糖尿病；2型糖尿病口服药物治疗未达良好控制者；糖尿病急性并发症，如酮症酸中毒昏迷、高渗性昏迷和乳酸酸中毒；糖尿病合并严重感染、消耗性疾病、急性心肌梗死、肝肾功能不全、脑卒中；创伤、手术、妊娠及分娩；继发性糖尿病。

(2) 使用原则和剂量调节 在饮食和运动治疗基础上进行，根据血糖反应做出适当调整。开始时宜用速效胰岛素，从小剂量开始。重度并发症或合并症应用普通胰岛素，剂量稳定后如40U以下者可用长效或中效胰岛素，1～2次/天。通常采取皮下注射法，部位在上臂三角肌、腹壁、大腿、臀部轮换注射，以免皮下脂肪萎缩。

6. 血糖监测 自我监测血糖是近年以来糖尿病管理方法的主要进展，为患者和医务人员提供动态数据，为药物剂量调整提供依据。另外，定期检测$GHbA_1$，了解糖尿病病情控制情况，以便及时调整治疗方案。事实证明，长期良好的病情控制可在一定程度上预防和延缓并发症的发生。

第二节 社区急救

社区急救属于院前急救。在患者危重情况出现时，急救工作人员应迅速到达现场，实行综合救治措施，挽救垂危患者的生命，争分夺秒，减少伤病员痛苦，达到急救目的，在现场首先建立有效的循环和呼吸，然后在转送途中连续监护及做必要治疗。

一、昏迷的急救

昏迷是最严重的意识障碍，是脑功能发生高度抑制的病理状态，即意识持续中断或完全丧失。主要特征为：随意运动消失，对外界刺激不起反应，或出现病态的反射活动，而生命体征存在。深度昏迷的患者对身体内、外环境的一切刺激均无反应。

(一) 病因

颅内病变多见，如脑出血、脑血栓形成、颅脑挫裂伤、脑炎、脑肿瘤、癫痫等，意外性伤害如电击、溺水、中暑等所致昏迷者有所减少。

（二）临床表现

1. 症状　急骤发生的昏迷，多为意外原因所致，如中毒、颅脑外伤、低血糖等。也可见于慢性疾病所引起的急性并发症，如高血压动脉硬化引起的急性脑血管意外、阿－斯综合征等。渐进加重的意识障碍或昏迷，多见于中毒性或代谢性脑病、中枢神经系统感染等。这些患者在意识障碍前多伴有原发病的症状，如慢性肺、肝、肾病变，糖尿病等。且原发病随着意识障碍的加重而加重。

2. 体征

（1）脑膜刺激征　脑膜刺激征阳性伴局灶性体征，突然起病者见于脑出血、脑栓塞、脑血栓形成，以发热为前驱症状者见于脑脓肿、血栓性静脉炎等。存在脑膜刺激征而不伴局灶体征，突然起病以剧烈头痛为前驱症状者见于蛛网膜下腔出血。脑膜刺激征阴性又不伴局灶性体征者多见于中毒、全身性疾病及癫痫等。

（2）眼底检查　视乳头水肿常提示颅内压增高，多见于脑肿瘤等颅内占位性病变。蛛网膜下腔出血可伴有视网膜较广泛的新鲜出血，尿毒症及糖尿病者有典型渗出物。

（3）瞳孔　双侧瞳孔缩小见于脑干出血、巴比妥类药物中毒、尿毒症的患者。双侧瞳孔散大见于阿托品中毒的患者。

（4）眼球异常运动　眼球运动消失提示脑干功能抑制严重、自发性眼球游动多见于大脑半球损害。眼球震颤常提示脑干病变。双眼凝视正常肢体一侧，提示大脑半球损害；双眼凝视瘫痪肢体一侧，则提示脑桥病变；双眼向上凝视，提示脑干病变；双眼向下凝视，见于脑干的中脑顶盖部压迫。

（5）运动功能障碍　昏迷时如有面瘫、压迫眶上切迹时，瘫侧面肌无收缩反应。上肢偏瘫检查可见"落鞭征"，即将患者双手抬起而突然松手时，瘫侧肢体下落迅速。下肢瘫痪者取仰卧位时，瘫侧足掌呈外旋位，屈曲双膝使其双足立于床面，瘫侧迅速外倒。

（6）异常运动反应　与神经损害部位关系分别是：①去皮质强直，常见于急性双侧大脑半球病变；②去大脑强直，见于脑疝形成压迫间脑与中脑；后颅凹中病变，扩大或破坏桥脑上部；③代谢疾病，见于低血糖及脑缺氧；④局限运动性抽搐，常见于中央前回病变；咀嚼肌抽动病变在杏仁核；意识丧失伴病灶对侧抽搐，病变常在额叶。

（三）诊断

根据病史、起病情况、体格检查（特别是神经系统检查）及辅助检查结果。

（四）急救措施

1. 一般处理

（1）首先解开衣领，摘除义齿，使患者头侧偏，以防分泌物或呕吐物引起窒息。

（2）保持呼吸道通畅，必要时行气管切开。

（3）吸氧可纠正缺氧及保持组织内细胞的氧张力，根据患者缺氧程度，选择氧流量。

（4）输液以维持水电解质平衡。

2. 对症处理

（1）呼吸衰竭的处理　在吸氧、保持呼吸道通畅情况下，应用呼吸中枢兴奋剂刺激呼吸中枢或颈动脉化学感受器。常用药物：①山梗菜碱（洛贝林）3～6mg，肌内注射或静脉注射，定期给药或9～18mg稀释于250～500ml葡萄糖溶液内静脉滴注。②尼可刹米（可拉明）每次 0.375g 肌内注射或静脉注射，也可与山梗菜碱交替注射，每 2 小时一次。剂量过大时可有出汗、呕吐、面肌抽搐等副作用。③回苏灵每次 8mg 肌内注射，也可于葡萄糖溶液或生理盐水内加入 16mg 静脉滴注。④贝美格（美解眠）对延髓呼吸、循环中枢均有强力兴奋作用，通常以 100mg 缓慢静脉注射或 100 ~ 200mg 稀释后静脉滴注，剂量过大或过快可引起癫痫大发作。

（2）维持循环功能　昏迷患者常常出现血压下降、循环衰竭，故应视患者的具体情况加以处理。常用药物有：①间羟胺（阿拉明），作用为增强心肌收缩力、收缩血管，可增加脑、肾及冠状动脉血流量，升压作用快而持久，保护心、脑、肾功能，为临床常用首选的升压药，一般以 10 ~ 20mg 肌内注射，每 30 ~ 120 分钟 1 次或 40 ~ 100mg 加入生理盐水或 5% ~ 10% 葡萄糖液 500ml 静脉滴注。②多巴胺，作用是收缩皮肤及肌肉小动脉，扩张脑、肾血管，并能增加心肌收缩力。与阿拉明合用效果更好。以 20 ~ 60mg 加入 5% ~ 10% 葡萄糖液 250 ~ 500ml 静脉滴注，每分钟 20 滴，每分钟不超过 500μg。③去甲肾上腺素，作用是增加心肌收缩力，收缩血管，升高血压。剂量为 5 ~ 10mg 加入 5% 葡萄糖液 500ml 静脉滴注。不做首选用药，药物漏出血管外会引起组织坏死。④阿托品类血管扩张药物，适用于休克早期，1 ~ 2mg 静脉注射，10 ~ 20 分钟 1 次，连用 2 ~ 3 次。

（3）降低颅内压　常用药物有：①甘露醇，常用剂量为 1.0g/kg 静脉注射或静脉滴注，于 15 ~ 30 分钟内滴注完，必要时 4 ~ 6 小时重复一次。心功能不全时慎用。②甘油，是高渗脱水剂，一般用 10% 甘油溶液，剂量为 1.0g/kg，静脉滴注。也可配成 50% 甘油盐水鼻饲，每千克体重每次为 1 ~ 2ml，降颅压作用不及甘露醇，稍强于高渗葡萄糖。③50% 葡萄糖液 60 ~ 100ml，每 4 ~ 6 小时静脉注射一次，其脱水作用不强，且可通过血脑屏障，引起“反跳现象”。本药可提供热量，升高血糖，促进脑细胞代谢，改善脑功能，可与利尿剂及其他脱水剂交替使用。④利尿剂，可用利尿酸钠 25mg 或呋塞米 20 ~ 40mg 加于 10% 葡萄糖 500ml 内缓慢滴注，也有用呋塞米 250mg 加入林格液 500ml 内，1 小时内静脉滴注完毕，其降颅压作用持久而无反跳现象，症状一般在 4 小时后改善，但易引起电解质紊乱、血容量减少、急性听力减退及胃肠道反应。⑤肾上腺皮质激素，主要作用机制在于降低毛细血管通透性，从而减轻脑水肿。⑥其他，如人体清蛋白、双氢克尿塞、氨苯蝶啶等。

（4）促进脑代谢剂　常用脑活素、谷氨酸钠、ATP 等。

（5）苏醒剂　改善脑细胞代谢，促进意识恢复，常用的有克脑迷（AET），剂量为 1.0g，溶于 10% 葡萄糖溶液 250 ~ 500ml 中静脉滴注。每分钟不超过 40 滴；胞二磷胆碱，剂量为 0.2g 肌内注射，或每日 0.2 ~ 0.6g 加入 10% 葡萄糖液 500ml 中静脉滴注，5 ~ 10 日为一疗程。

（6）其他　如有癫痫发作可加地西泮 10mg 静脉缓慢注射或肌内注射。高热可采取酒精擦浴、冰袋冷敷等物理降温方式或人工冬眠。

3. 病因治疗　在检查处理过程中，应尽快找出导致昏迷的原因，针对主要病因进行治疗；感染性疾病所致的昏迷，须及时给予抗感染治疗。对低血糖昏迷，通过补高渗糖治疗可使患者苏醒。

二、急性呼吸衰竭的急救

急性呼吸衰竭是指原呼吸功能正常，某种突发原因引起呼吸功能急剧下降，肺泡通气量严重不足，导致缺氧和（或）二氧化碳潴留甚至呼吸停止。

（一）病因

呼吸系统疾病导致肺通气和（或）换气功能障碍，如严重呼吸系统感染、急性呼吸道阻塞性病变、重度或危重哮喘、各种原因引起的急性肺水肿、肺血管疾病、胸廓外伤或手术损伤、自发性气胸和急剧增加的胸腔积液等；颅脑病变直接或间接抑制呼吸中枢，如急性颅内感染、颅脑外伤、脑血管病变（脑出血、脑梗死）等；神经－肌肉传导系统障碍引起通气不足，如脊髓灰质炎、重症肌无力、有机磷中毒及颈椎外伤、溺水等；上述各种原因均可造成急性呼吸衰竭。

（二）临床表现

1. 呼吸困难和发绀　急性呼吸衰竭时多数患者有明显的呼吸困难，是最早出现的症状。可表现为频率、节律和幅度的改变。较早表现为呼吸频率增快，病情加重时出现呼吸困难，辅助呼吸肌活动加强，如三凹征。中枢性病变或中枢神经抑制性药物所致的呼吸衰竭，表现为呼吸节律改变。缺氧的典型表现是发绀。

2. 多脏器功能受损的表现

（1）神经系统　急性缺氧可出现精神错乱、躁狂、昏迷、抽搐等症状。

（2）循环系统　多数患者有心动过速，严重低氧血症、酸中毒可引起心肌损害，亦可引起周围循环衰竭、血压下降、严重心律失常、心跳停止。

（3）消化系统　因胃肠道黏膜屏障功能损伤，导致胃肠道黏膜充血水肿、糜烂渗血或应激性溃疡，引起上消化道出血。这些症状随呼吸衰竭缓解而消失。

（4）泌尿系统　严重呼吸衰竭也可影响肾功能，部分患者出现尿蛋白、红细胞及管型，血浆尿素氮升高。

（三）诊断

呼吸衰竭因病因不同，病史、症状、体征和实验室检查结果都不尽相同。除原发疾病和低氧血症导致的临床表现外，呼吸衰竭的诊断主要依靠血气分析，如 $PaO_2<60mmHg$ 或伴有 $PaCO_2>50mmHg$。

（四）急救措施

1. 一般处理　急性呼吸衰竭多突然发生，并可迅速导致死亡，而且又常发生在医院外，若急于搬动及转运，也易发生意外。因此，现场抢救是最关键的措施。

（1）清理呼吸道　清理分泌物、积水、泥沙、血块，摘除义齿等。

（2）口对口人工呼吸　目的是为患者肺内提供氧气。是一种有效的供氧和通气方法，但只是临时的紧急措施，应尽可能争取时间做气管插管，安装简易手捏呼吸器进行人工呼吸。

（3）维持循环功能　部分患者虽无自主呼吸而心跳尚有力并能维持一定的排血量，但若不能有效地改善通气，机体持续严重缺氧或无氧供应，心脏循环也将随之停止。通常紧急采取胸部捶击和胸部按压术，以建立循环。

2. 对症处理

（1）保持呼吸道通畅　主要采取如下措施：①若患者昏迷应使其处于仰卧位，头后仰，托起下颌并将口打开；②清除气道内分泌物及异物；③若以上方法无效，必要时应建立人工气道。人工气道的建立一般有三种方法，即简便人工气道、气管插管及气管切开，后两者属气管导管。

（2）氧疗　通过增加吸入氧浓度来纠正患者缺氧状态的治疗方法即为氧疗。①吸氧浓度：确定吸氧浓度的原则是保证 PaO_2 迅速提高到 60mmHg 或脉搏容积血氧饱和度（SpO_2）达 90% 以上的前提下，尽量减低吸氧浓度；②吸氧装置面罩：主要包括简单面罩、带储气囊无重复呼吸面罩和文丘里面罩，病情危急时有条件应选择面罩给氧或选用鼻导管或鼻塞；③高压氧治疗：在急性呼吸衰竭经初步抢救，当自主呼吸较平稳后，但意识障碍无明显恢复，或缺氧纠正不满意时，可进行高压氧治疗，有望使病情改善和康复。通常高压氧多用 152.0～202.6kPa（1.5～2.0 大气压），每日 1 次，每次 40 分钟左右，主要适用于单纯缺氧性呼吸衰竭，及 CO 中毒等内呼吸性呼吸衰竭。高压氧疗法对排出 CO_2 毫无作用，而且高压舱减压过程中可能引起肺泡破裂，故一般不用于 COPD 所致的Ⅱ型呼吸衰竭。

（3）增加通气量、改善 CO_2 潴留　常用方法有：①呼吸兴奋剂，主要适用于以中枢抑制为主、通气量不足引起的呼吸衰竭，对因肺炎、肺水肿、弥漫性肺纤维化等病变引起的以肺换气功能障碍为主所导致的呼吸衰竭者，不宜使用。常用的药物有尼可刹米、洛贝林和多沙普仑。②机械通气：使呼吸肌得以休息，有利于恢复呼吸肌的功能。

3. 病因治疗　引起急性呼吸衰竭的原发疾病多种多样，在解决呼吸衰竭本身造成危害的前提下，应积极治疗原发病，否则呼吸衰竭难以解除，已纠正的缺氧难以维持。如颅脑感染、脑血管意外、药物中毒所致的呼吸衰竭应消除其对呼吸中枢的抑制；呼吸肌麻痹无力者应设法恢复呼吸肌功能；溺水者必须清除呼吸道和肺内水的淹溺；重症哮喘应着重消除支气管的炎症、水肿和痉挛；严重呼吸系感染所致呼吸衰竭应选用有效抗菌药物控制感染等。

三、心肺复苏术

心肺复苏术（CPR）就是当呼吸终止及心跳停顿时，合并使用人工呼吸及心外按压来进行急救的一种技术。

溺水、心脏病、高血压、车祸、触电、药物中毒、气体中毒、异物堵塞呼吸道等导致的呼吸终止、心跳停顿，在医生到来之前，均可利用心肺复苏术维护脑细胞及器官组织不致坏死。

知识拓展

心跳呼吸骤停临床诊断包括：①意识突然消失；②呼吸停止；③大动脉搏动消失。

临床判断采用一拍或摇（判断意识）、二听（判断呼吸）、三触摸（判断心跳是否停止）。另外有心音听不到、血压消失，瞳孔散大、面色发绀等。临床判断应迅速、果断，以免延误抢救时机。心跳呼吸骤停一旦诊断，应分秒必争，积极抢救，除大声呼救别人帮忙，自己或请别人拨打“120”急救电话外，还应立即进行复苏。

心肺复苏诊断和抢救过程口诀：一摇二听三触摸，大声呼救。托颈压额提下颌，人工呼吸口对口。胸骨下段心按压，操作比例要掌握，胸外按压有禁忌，复苏成功有标志。器械药物齐上阵，重点保心脑肺肾。

（一）心肺复苏术的程序

心肺复苏术的程序包括：①初期复苏，主要是现场抢救，这是保证生命的关键，包括A（Airway）——气道通畅，B（Breathing）——人工呼吸，C（Circulation）——人工循环；②二期复苏，是在初期复苏成功的基础上进行，主要采用药物和器械对呼吸、循环进行进一步支持，即通过补液给药和进行心电监测与除颤；③后期复苏，指复苏后的处理和脑复苏，恢复脑细胞和其他脏器正常功能。

初期复苏是社区急救的重要环节，是进行二期复苏和后期复苏的基础。本节只介绍初期复苏的有关内容。

（二）初期复苏的步骤

1. 开放气道并保证通畅　开放气道并保持气道通畅是复苏的关键。急救者应位于患者右侧，右手托患者颈后，左手压患者前额；也有人认为抢救者在患者左侧，左手置于患者颈后向上托起，右手压患者前额。另一方法是提颌法，使气道拉直，同时清除口腔和呼吸道分泌物，保证气道通畅，尤其是对溺水患者。

2. 人工呼吸　气道开放并通畅后应迅速进行人工呼吸是应首要采取的措施。最有效的方法是口对口人工呼吸法，它是最有效、最及时的人工呼吸法。急救者右手托患者颈后，左手掌小鱼际侧压患者前额，拇、示指捏住患者鼻孔，使患者口唇张开，深吸气后贴紧患者口部用力吹气，而后放开鼻孔，抢救开始用同样方法连续吹气4次，以后维持10～12次/分，胸廓起伏是有效标志，患者的吸气和呼气之比为1∶2。因呼出的气体含氧量约18%，比空气含氧量稍低，但吹入患者的潮气量是正常潮气量的2倍多（吹入的潮气量达800ml），一般能够保证患者供氧，但不能提高患者血氧张力，且急救者也不能持久操作，应早用器械辅助呼吸。

在临床上有时上呼吸道梗阻而导致呼吸、心跳骤停，气管插管困难或时间紧迫时应采用损伤轻微而又有效的气管针刺方法来保证呼吸道通气通畅，常在环甲膜处穿刺。

3. 人工循环　现场急救多采用胸外心脏按压建立人工循环。患者平卧于地面或硬板床上，急救者一般位于患者右侧，用左手掌根置于胸骨下段，手臂与胸骨垂直，右手放在左手背上，上肢伸直，用全身的重力垂直按压，使胸骨下陷4～5cm，而后放松稍抬起，但手掌不离开胸壁。成人胸外按压100次/分，按压的有效标志是能触摸到大动脉的搏动和收缩压≥60mmHg。

急救时常与人工呼吸同时进行，现场急救人员不管是对成年人还是儿童，采取的急救方法是连续吹两口气，胸外按压30次（2∶30）。

（三）初期复苏的注意事项

（1）人工按压心脏时，不可用力过猛以免引起肋骨骨折。

（2）对小儿心肺复苏心脏按压时，用单手掌根按压胸骨中段，每次下压2～3cm，对新生儿要双手环抱胸廓，两拇指按压胸骨中点，下压1～2cm，按压频率为100～120次/分。

（3）复苏操作不能间断，要组织好人力，积极准备二期复苏。

（4）在心脏按压过程中，护士应观察收缩压，如果收缩压≥60mmHg、大动脉有搏动，说明心脏按压操作正确；有以上情况，且瞳孔缩小、自主呼吸恢复、发绀好转、神志恢复，说明心脏按压有效。

（四）终止心肺复苏术的条件

已恢复自主的呼吸和脉搏；有医务人员到场；心肺复苏术持续一小时之后，伤者瞳孔散大固定，心脏跳动、呼吸不恢复，表示脑及心脏死亡。

本章小结

疾病	内容
慢性支气管炎与慢性阻塞性肺气肿	慢性阻塞性肺疾病与慢性支气管炎和肺气肿密切相关，发病与吸烟、感染、职业粉尘和化学物质、大气污染、蛋白酶－抗蛋白酶平衡失衡等因素有关。临床主要表现是长期咳嗽、咳痰、喘息、气促。主要采取控制感染、祛痰、平喘、吸氧等治疗措施
原发性高血压	原发性高血压早期多无症状，偶尔体检时发现血压增高，或有头晕、头痛、眼花、注意力不集中等症状。血压持续升高出现心、脑、肾等脏器受累的表现。原发性高血压需要终身治疗，降压的药物主要有利尿药、β－受体阻滞剂、血管紧张素转换酶抑制剂（ACEI）、血管紧张素Ⅱ受体阻滞剂（ARB）、钙离子拮抗剂（CCB）等
心绞痛与急性心肌梗死	心绞痛典型表现是胸骨后中上段发作性、压榨性疼痛，一般不超过15分钟，休息、含化硝酸甘油缓解，治疗原则为改善冠状动脉供血、减少心肌氧耗、治疗动脉粥样硬化。急性心肌梗死临床表现为持久的胸骨后剧痛、心律失常、心力衰竭、心源性休克等，心电图特征呈进行性改变和血清心肌酶增高。早期溶栓治疗能降低急性期和远期病死率，改善其预后
慢性胃炎	慢性胃炎发病缓慢，病情常反复发作，幽门螺杆菌是其发病的主要原因。最可靠的诊断方法是胃镜和活组织检查。治疗方式主要是改善饮食习惯，根治幽门螺杆菌
糖尿病	糖尿病是由于胰岛素分泌缺陷和（或）作用缺陷，引起以慢性高血糖为特征的代谢紊乱，还有脂肪、蛋白质代谢异常。典型患者表现为“三多一少”，即多尿、多饮、多食、体重减轻，还可出现各种急、慢性并发症。血糖升高是目前诊断糖尿病的主要依据。治疗原则是早期治疗、长期治疗、综合治疗、个体化治疗。糖尿病治疗的五个要点：健康教育、饮食治疗、运动治疗、药物治疗和血糖监测
昏迷、急性呼吸衰竭患者的社区急救与心肺复苏术	如患者出现昏迷、急性呼吸衰竭等危重情况时，急救工作人员应迅速到达现场，实行综合救治措施，挽救垂危患者的生命。心肺复苏术是指当呼吸终止及心跳停顿时，合并使用人工呼吸及心外按压来进行急救的一种技术。心肺复苏术有必要成为每个人都要学会的基本技能

习 题

一、选择题

【A1/A2 型题】

1. 慢性支气管炎典型肺部X线表现是

A. 无特殊征象　　B. 双肺纹理增粗、紊乱　　C. 肺野透光度增高

D. 膈肌下降　　E. 胸廓扩张，肋间隙增宽

2. 慢性支气管炎的诊断标准是

A. 每年发病持续3个月，连续3年或以上

B. 每年发病持续3个月，连续2年或以上

C. 每年发病持续2个月，连续3年或以上

D. 每年发病2个月，连续2年或以上

E. 发病连续5年以上

3. 下列关于高血压治疗的说法，正确的是
   A. 降压是硬道理，且降得越低患者越能获益
   B. 高血压急症的患者，均应立即迅速降低血压至正常值范围
   C. 降压目标因人而异，降压治疗应实施个体化治疗
   D. 高血压患者服药一段时间后血压恢复正常，此时可以停药
   E. 所有高血压患者均应戒烟戒酒
4. 治疗高血压的药物不包括以下哪一种
   A. 利尿药　　B. β－受体阻滞剂　　C. 强心剂
   D. 血管紧张素转换酶抑制剂
   E. 钙离子拮抗剂
5. 导致冠心病心绞痛的最主要病因是
   A. 风湿性冠状动脉炎　　B. 主动脉瓣狭窄或关闭不全
   C. 冠状动脉粥样硬化　　D. 肥厚型心肌病
   E. 甲状腺功能亢进症
6. 慢性胃炎的最主要致病因素是
   A. 胆汁反流　　B. 非甾体抗炎药　　C. 饮酒、吸烟
   D. 幽门螺杆菌感染　　E. 刺激性食物
7. 根除幽门螺杆菌治疗首选
   A. 胃黏膜保护药物＋选用两种抗菌药
   B. 米索前列醇＋选用两种抗菌药
   C. H_2 受体拮抗剂＋选用两种抗菌药
   D. 质子泵抑制剂＋选用两种抗菌药
   E. 铋剂＋选用两种抗菌药
8. 早期诊断糖尿病最有意义的是
   A. 多饮、多尿　　B. 多食、消瘦　　C. 尿糖阳性
   D. 空腹血糖升高　　E. 皮肤瘙痒
9. 有糖尿病症状时，空腹血糖值为多少时可以确诊为糖尿病
   A. FPG≥5.0mmol/L　　B. FPG≥6.0mmol/L
   C. FPG≥7.0mmol/L　　D. FPG≥8.0mmol/L
   E. FPG≥9.0mmol/L
10. 院前处理突发昏迷首先选择
   A. 呼叫“120”急送医院　B. 行心肺复苏术　　C. 测量血压
   D. 检查瞳孔　　E. 保持呼吸道通畅
11. 昏迷的主要特征是
   A. 意识丧失　　B. 随意运动消失
   C. 对外界刺激减缓或无反应　　D. 大小便失禁
   E. 以上都是
12. 不属于昏迷的院外救护措施的为
   A. 合适的体位　　B. 畅通气道　　C. 禁食
   D. 骨折复位　　E. 建立静脉通道

13. 呼吸衰竭最主要的临床表现是

A. 呼吸费力伴呼气延长　B. 呼吸频率增快　C. 呼吸困难与发绀

D. 神经精神症状　E. 双肺有大量湿啰音

14. 心肺复苏时胸外按压与通气的比率为

A. 30∶2　B. 15∶2　C. 30∶1　D. 15∶1　E. 5∶2

15. 成人心肺复苏时胸外按压的深度为

A. 胸廓前后径的一半　B. 1～2cm　C. 2～3cm

D. 4～5cm　E. 6～7cm

16. 成人心肺复苏时胸外按压的频率为

A. 80～100次/分　B. 100次/分　C. 120次/分

D. 60～80次/分　E. 80次/分

17. 男性，52岁，肺气肿患者，剧烈咳嗽后，突然出现呼吸困难、大汗、发绀，最可能的诊断是

A. 急性肺水肿　B. 急性心肌梗死　C. 自发性气胸

D. 支气管肺炎　E. 肺栓塞

18. 男性，65岁，有高血压及糖尿病史十余年，近数月来劳累后发生心前区闷痛，每次持续1～3分钟，含服硝酸甘油可迅速缓解，发作前后心电图有动态改变，对该患者有确诊意义的检查是

A. 运动平板试验　B. 超声心动图　C. 胸片

D. 冠状动脉造影　E. 放射性核素检查

19. 女性，35岁，2个月来于饭后1小时上腹疼痛。进食不缓解，呕吐后减轻。需做以下哪项检查有助于诊断

A. 胃液分析　B. 胃镜　C. 腹部B超

D. CT　E. 大便隐血试验

20. 一位糖尿病患者近期出现食欲减退、乏力，呼气略闻及烂苹果味，意识不清，血液pH7.2，最大可能是并发

A. 糖尿病酮症　B. 糖尿病酮症酸中毒　C. 糖尿病肾病

D. 高渗性非酮症昏迷　E. 末梢神经炎

二、思考题

1. 简述慢性支气管炎的诊断标准、分型、分期。
2. 试述高血压的分级及治疗原则。
3. 心绞痛和急性心肌梗死有哪些诊断要点？
4. 糖尿病有哪些临床表现？
5. 社区急救的原则是什么？院前抢救有什么意义？
6. 试述心肺复苏术的程序。

扫码“练一练”

（张　敏）

第十章　中医药适宜技术

扫码“学一学”

学习目标

1. **掌握**　针法、灸法、拔罐法、刮痧法等常用操作技术；社区常见疾病的中医药适宜技术治疗。
2. **熟悉**　中医药适宜技术的选定原则。
3. **了解**　中医药适宜技术的政策背景。
4. 学会开展中医药适宜技术的方法。
5. 具有中医药适宜技术的操作技能。

第一节　概　论

一、概念

中医药适宜技术通常是指安全有效、成本低廉、简便易学的中医药技术。是祖国传统医学的重要组成部分，其内容丰富、范围广泛、历史悠久，经过历代医家的不懈努力和探索，取得了巨大的成就。

二、分类

（一）针法

针法又称刺法，古称“砭刺”，是由砭石治病发展而来，含义较广，既是指使用不同的针具，也可包括非针具，通过一定的手法刺激机体的一定部位，激发经络气血，以调节整体功能、防治疾病为目的一种方法。常用的有毫针、头针、耳针、梅花针、火针、电针及穴位注射、小针刀疗法等。

知识拓展

距今两千多年以前的古书中，经常提到原始的针刺工具是石器，称为砭石。应用砭石治病，符合原始时代广泛使用石器的特点。我国的原始时代，又分为从远古到距今一万年前的旧石器时代和距今一万年前到四千年前的新石器时代。在旧石器时代，先民们就懂得了使用尖状器、刮削器之类的打制石器以刺破痈疡，排出脓血，使病痛缓解；随着经验的积累，石器刺病的应用范围也逐渐扩大。到了新石器对代，由于掌握了磨制精巧石针的技术，遂产生了专门的医疗工具砭石，并且进一步发展砭石的用途。

（二）灸法

灸法又称艾灸，是指用艾火治病的方法。采用艾绒为主要材料制成艾柱或艾条点燃后熏熨体表及腧穴以防治疾病的一种方法，还可包括一些非火源的外治疗法。

刺法和灸法都是通过刺激人体的一定部位（腧穴），以起到疏通经络、调节脏腑、行气活血的作用，从而达到扶正祛邪、治疗疾病的目的。

（三）按摩疗法

按摩疗法是运用各种推拿手法，作用于人体体表的特定部位及穴位达到防治疾病的一种方法。包括头部按摩、足底按摩、踩跷疗法、整脊疗法、捏脊疗法、背脊疗法、按摩疗法、拨筋疗法、护肾疗法、按揉涌泉穴、小儿推拿疗法、点穴疗法等。

（四）外治疗法

外治疗法包括刮痧疗法、灌肠、火罐、竹罐、药摩、天灸、盐熨、熏洗、药浴、香薰、火熨、芳香、外敷、膏药、中药蜡疗、敷脐、蜂针等。

（五）内服法

内服法包括方药应用（老中医验案、民间土单验方应用、古方今用、成药应用、临床自拟方应用等）、中药雾化吸入疗法、中药茶饮法、中药药酒疗法、传统背脊疗法、饮食药膳、养生保健、中医护理、膏方疗法以及冬病夏治等。

（六）中药炮制适宜技术

中药包括中药材、中药饮片和中成药三种。

中药来自天然的动物、植物、矿物。中药的产地、采收与贮藏是否合宜，直接影响药物的质量和疗效。如中药材，特别是植物药，要按适当时节和正确的采收方法进行采集，择优采选。中药材还要进行炮制处理，以符合临床用药的需要。炮制方法有修治，包括纯净、粉碎、切制药材三道工序。水制法有漂洗、浸泡、闷润、喷洒、水飞等方法。火制法有炒、炙、烫、煅、煨等方法。水火共制有煮、蒸、炖、燀、淬等方法。其他有制霜、发酵、发芽、精制、药拌等。服用中药可采用汤剂煎服，或制成中成药服用，常用剂型有丸剂、散剂、粉剂、膏剂、冲剂、糖浆剂等。

三、政策背景

根据《中医药事业发展“十一五”规划》，为充分发挥中医药适宜技术在基层防治常见病多发病中的优势和作用，自2007年以来，中央财政三年安排专项资金用于农村和社区推广中医药适宜技术，2010年底已实现中西部地区所有的县级中医医院、乡镇卫生院、社区卫生服务中心、村卫生室、社区卫生服务站中医药适宜技术推广覆盖率达到100%，每个乡镇卫生院和社区卫生服务中心至少有1人掌握不少于10项中医药适宜技术，每个村卫生室和社区卫生服务站至少有1人掌握不少于4项中医药适宜技术。

知识拓展

中医学，即我国的传统医学，是中华民族在长期医疗实践和生活实践中积累而成的独特的医学理论体系，其历史悠久，早在春秋战国至汉代，就已有了系统的医学理论和许多高超的治病方法。2000多年来，中医学世代相传，不断完善，创造了世界医学史上的众多“第一”。目前中医学仍在不少医学领域中保持优势。中医学是中国优秀文化的一个重要组成部分，是一个伟大的宝库，是中华民族五千年文明史中一颗璀璨的明珠。

第二节　常用的中医药适宜技术

一、毫针刺法

毫针刺法，是指利用毫针针具，通过一定的手法刺激机体的穴位，以疏通经络、调节脏腑功能，从而达到扶正祛邪、治疗疾病的目的。

（一）基本操作方法

1. 消毒　主要是针具、进针部位、医生手指等消毒，目前多采用一次性针灸针，消毒以医用酒精为主。

2. 进针法　毫针刺法进针多采取双手配合，右手持针，拇指、示指、中指夹持针柄，左手按压针刺部位，以固定局部皮肤，常用的进针方法有以下几种：

（1）舒张进针法　用左手拇指、示指将局部皮肤撑开绷紧，右手持针刺入，常用于皮肤松弛部位的腧穴。

（2）指切进针法　以左手拇指或示指或中指的爪甲切按在穴位旁，右手持针，紧靠指甲，将针刺入皮肤，适用于短针的进针。

（3）挟持进针法　以左手拇指、示指挟持消毒干棉球，挟住针身下端，露出针尖，将针尖固定于针刺穴位的皮肤表面，右手持针柄，使针身垂直，在右手指力下压时，左手的拇、示两指同时用力，两手协同将针刺入皮肤，适用于长针的进针。

（4）提捏进针法　以左手拇、示两指将欲刺腧穴两旁的皮肤捏起，右手持针从捏起部位的上端刺入，使用皮肉浅薄部位的进针，如印堂穴。

（二）行针与得气

行针又称运针，是指将针刺入腧穴后，为了使之得气、调节针感和进行补泻而施行的各种针刺手法。得气也称针感，是指将针刺入腧穴后所产生的经气感应，同时，患者出现酸麻胀重等感觉。

1. 行针

（1）提插法　先将针刺入一定部位后，使针在腧穴内上下进退的操作方法，临床操作中，应根据患者的体质、病情和腧穴的部位以及医生所要达到的目的灵活掌握提插幅度的大小、层次的有无、频率的快慢和操作时间的长短等。

（2）捻转法　将针刺入一定深度后，用拇指和示指挟持针柄，作一前一后、左右交替旋转捻动的动作。临床操作时，应根据实际情况掌握捻转角度的大小、频率的快慢和时间的长短。

2. 得气　针刺治病的机制就在于其具有“调气”作用，《针灸大成》指出：“宁失其时，勿失其气。”可以看出，历代医家是十分重视气的得失变化。

（1）得气　当针刺入腧穴后，通过施用捻转提插等手法，使针刺部位产生特殊的感觉和反应，谓之得气，亦称“针感”。当这种经气感应产生时，施针者会感到针下有徐和或沉紧的感觉，同时，患者也会出现局部酸、麻、胀、重等感觉，这种感觉可沿着一定部位和方向扩散传导，得气与否与针刺疗效关系紧密，一般来说，得气迅速时，疗效较好，得气慢，疗效就差，若不得气，就可能无治疗效果。

（2）候气　候气是将针留置于腧穴之内，安静地较长时间的留针；也可采取间歇运针的方法，用捻转提插等催气手法，直待气至。

（3）催气　针刺后如不得气，可均匀地进行捻转提插的手法，或轻轻摇动针柄，也可采用弹、循、刮等方法，以激发经气，促其气至。

（4）守气　得气是临床取得疗效的关键，一旦得气就必须谨慎地守护其气，可采用留针，时间一般 10 ~ 15 分钟，最长 30 分钟，留针过程中间歇行针。此外，还应针对体质、病情，施以针刺补泻手法。

（三）针刺注意事项

（1）妊娠三个月以内者，不宜针刺小腹部的腧穴，妊娠三个月以上者，其腹部、腰骶部腧穴也不宜针刺，三阴交、合谷、昆仑、至阴等活血通经的腧穴，在妊娠期也应禁刺。

（2）小儿囟门未闭合时，头顶部的腧穴不宜针刺。

（3）常有自发性出血或损伤后出血不止者，不宜针刺。

（4）皮肤有感染、溃疡、瘢痕或肿瘤的部位，不宜针刺。

（5）胸、胁、腰、背、脏腑所居之处的腧穴不宜直刺、深刺。

（6）患者过于饥饿、疲劳、精神过度紧张时，不宜立即进行针刺。

（7）针刺眼区和项部的腧穴如风府、哑门和脊椎部的腧穴，要注意掌握好角度。

二、艾灸疗法

灸法是以艾绒或以艾绒为主要成分制成的灸材，点燃后悬置或放置在腧穴或病变部位，借灸火的热力及药物的作用，激发经气，达到预防疾病目的的一种外治方法。

（一）灸法的种类

1. 艾炷灸　将艾绒捏紧成圆锥体，即成艾炷，其小如麦粒，中如黄豆，大如蚕豆。将艾炷置于应灸穴位上，以火点燃，点燃一个艾炷，称为一炷。可分为直接灸和间接灸。

（1）直接灸　在施灸部位上置艾炷点燃，待患者感觉烫、微痛时取掉，易炷再燃，一般可灸 3 ~ 5 炷。以局部皮肤充血红润为度。

（2）间接灸　是指艾炷与皮肤之间隔垫上某种物品而施灸的一种方法，常用的隔物灸有隔姜灸、隔蒜灸、隔盐灸等。

1）隔姜灸　将鲜生姜切成直径 2 ~ 3cm、厚 0.2 ~ 0.3cm 的薄片，中间以针穿刺数孔，上置艾炷放在应灸的部位，然后点燃施灸，一般可灸 5 ~ 10 壮。

2）隔蒜灸　用鲜大蒜头，切成厚 0.2 ~ 0.3cm 的薄片，中间以针刺数孔，然后置于应灸的部位，再将艾炷放置于蒜片上，点燃施灸一般可灸 5 ~ 7 壮。

3）隔盐灸　用纯净干燥的食盐填敷于肚脐部，使其与脐平，上置艾炷施灸，一般可灸 5 ~ 9 壮。

2. 艾条灸　用点燃的艾条，对准施灸部位，距离皮肤 3 ~ 5cm 处熏烤，使患者局部感觉温热而无灼痛感，一般施灸时间为 10 ~ 15 分钟。

（1）温和灸　用点燃的艾条，对准施灸部位，距离皮肤 3cm 左右处熏烤，使患者局部感觉温热而无灼痛感，灸至以皮肤潮红为度，一般施灸时间 10 ~ 15 分钟。

（2）雀啄灸　施灸时，艾条点燃的一端与施灸部位的皮肤并不固定在一定的距离，而是像鸟雀啄食一样，一上一下施灸。

（3）回旋灸　施灸时，艾条点燃的一端与施灸部位的皮肤虽保持一定的距离，但不固定，而是向左右方向移动或反复旋转的施灸。

（二）灸法的注意事项

（1）面部腧穴、乳头、大血管等处均不宜使用直接灸，以免烫伤形成瘢痕。关节活动部位亦不宜用化脓灸，以免化脓溃破不易愈合，影响关节活动。

（2）一般空腹、过饱、极度疲劳和对灸法恐惧者，应慎用灸法。

（3）孕妇的腹部和腰骶部也不宜施灸。

（4）注意防止艾灰脱落或艾炷倾倒烫伤皮肤。

三、拔罐疗法

拔罐疗法是一种以罐为工具，借助热力排除其中空气，造成负压，使之吸附于腧穴或应拔部位的体表，而产生刺激，使局部皮肤充血、瘀血，以达到防治疾病目的的方法。常用的罐包括竹罐、陶罐、玻璃罐、抽气罐、易罐等。

扫码“看一看”

知识拓展

祖国医学认为，疾病是由于各种致病因素，致使机体阴阳偏盛偏衰、气机升降失常、脏腑经络气血功能紊乱。拔罐后的真空负压有一种较强的吸拔力，其作用于经络穴位上，能够开泄腠理，使病邪、邪气、毒气、恶物从皮毛吸出体外，使经络气血得以疏通，恢复机体“阴平阳秘”状态，促进脏腑经络功能恢复到正常状态，长期的临床实践证实拔罐疗法具有以下作用：扶正祛邪，平衡阴阳，疏通经络，祛风除湿，温经散寒，泄热解毒，行气活血，舒筋和脉，消肿止痛，拔毒排脓，强身健体和调整脏腑。

（一）操作方法

1. 闪火法　充分暴露穴位或受拔部位，罐口朝下，用长纸条或镊子夹住95%酒精棉球点燃后，深入罐内2/3处燃烧片刻抽出，迅速将罐扣在选定部位。

2. 投火法　将长纸条或酒精棉球点燃放入罐内，不等其燃烧完迅速将罐扣在选定部位。

（二）常用的拔罐法

1. 留罐　又称坐罐，是拔罐后将罐子吸拔留置于施术部位10～15分钟，然后将罐起下。

2. 走罐　又称推罐，一般用于面积较大、肌肉丰厚的部位，如腰背部、大腿部等。多选用口径较大的玻璃罐，先在罐口或欲拔部位涂抹凡士林油膏，再将罐拔住，然后用手握住罐子，上下往返推移，至所拔皮肤潮红、充血、瘀血时，将罐起下。

3. 闪罐　是指将罐拔住后，又立即取下，再迅速拔住，如此反复多次地拔上起下，直至皮肤潮红。

4. 留针拔罐　此法是将针刺和拔罐相结合应用的一种方法。即先针刺待得气后留针，再以针为中心点，将火罐拔上，留置10～15分钟，然后起罐起针。

5. 刺络拔罐　又称刺血拔罐，即在应拔罐部位的皮肤消毒后，用三棱针点刺出血或皮肤针叩刺，然后将火罐吸拔于点刺的部位，使之出血，以加强刺血治疗的作用。

（三）注意事项

（1）起罐时，一般先用左手夹住火罐，右手拇指或示指在罐口旁边按压一下，使空气进入罐内，即可将罐取下。

（2）拔罐时要选择适当体位和肌肉丰满的部位，若体位不当、移动或骨骼凹凸不平、毛发较多的部位均不适宜。

（3）拔罐时要根据所拔部位的面积大小选择适宜的罐，操作时必须迅速，才能将罐拔紧，吸附有力。

（4）用火罐时要注意避免灼伤皮肤，若烫伤或留罐时间太长而皮肤起水疱时，小疱用消毒纱布敷盖，防止擦破。水疱较大时，用消毒针将水放出，涂以龙胆紫药水，或用消毒纱布包敷，以防感染。

（5）皮肤有过敏、溃疡、水肿和大血管分布部位不宜拔罐，高热抽搐和孕妇的腹部、腰骶部不宜拔罐。

四、刮痧疗法

刮痧疗法是运用刮痧器具刮拭皮表，达到疏通经络、排出痧毒、治愈疾病的一种治疗方法。

（一）基本操作方法

1. 器具的选择 刮痧器具常用的有檀香木、沉香木、水牛角、玉石等制作成椭圆形、方形、缺口形、三角形、梳形刮痧板，临床使用时，根据刮痧部位选择合适的刮痧板，也可选用如铜钱、瓷片等材料。

2. 介质的选择 常用的有刮痧油和刮痧乳。刮痧油是中草药与医用油精炼而成，具有清热解毒、活血化瘀、解肌发表、缓解疼痛的功效，适用于成人刮痧或刮痧面积较大者；刮痧乳是天然植物合成的乳剂，具有改善血液循环、促进新陈代谢、润滑、护肤、增效的作用，适用于儿童刮痧、面部刮痧。

3. 握持刮痧板的方法 根据所选刮痧板的大小和形状，使用便于操作的握板方法。一般为单手握板，将刮痧板放置掌心，一侧由拇指固定，另一侧由示指和中指固定，或由拇指以外的其余四指固定。刮痧时利用指力和腕力使刮痧板与皮肤之间夹角约45°为宜。

4. 刮痧的次序 总原则为先头面后手足，先胸腹后腰背，先上肢后下肢，逐步按顺序刮痧。

5. 刮痧的方向 总原则为由上向下，由内向外，单方向刮拭，尽可能拉长距离。头部一般采用梳头法，面部一般由正中向两侧，下颌向外上刮拭，胸部正中应由上向下，肋间则应由内向外，腰背腹则应由上向下，逐步由内向外扩展，四肢宜向末梢方向刮拭。

6. 刮痧的程度 刮痧时用力要均匀，由轻到重，以能够承受为度，一般刮至皮肤出现潮红、紫红色等颜色变化，或出现粟粒状、丘疹样斑点，或片状、条索状斑块等形态变化，并伴有局部热感或轻微疼痛。

（二）注意事项

（1）刮痧时应选取适当的部位进行操作，以经脉循行和病变部位为主，刮痧部位应进行消毒。

（2）刮痧时应注意室内保暖。

（3）刮痧过程中产生的酸、麻、胀、痛、沉重等感觉，以及局部皮肤出现的潮红、紫红的颜色变化和粟粒状、丘疹样斑点或片状、条索状等形态变化，都属于刮痧的正常反应。

（4）刮痧过程中若出现头晕、目眩、心慌、出冷汗、面色苍白、恶心呕吐，甚至神昏等晕刮现象，应立即停止刮痧，使患者呈头低脚高平卧位，饮用温开水或温糖水，注意保温，点按百会、人中、内关、足三里、涌泉等腧穴。

（5）严重心脑血管疾病、肝肾功能不全、全身水肿、极度虚弱或消瘦者不宜刮痧。

（6）有出血倾向的疾病如严重贫血、血小板减少性紫癜、白血病等禁止刮痧。

（7）急性骨髓炎、结核性关节炎、传染性皮肤病、烧伤、体表肿瘤、皮肤溃烂或急性外伤等禁止刮痧。

（8）精神分裂症、抽搐等不配合者禁忌刮痧。

（9）孕妇的腹部、腰骶部禁止刮痧。

（10）眼、耳、口、鼻、乳头、肚脐、前后二阴、大血管显现处禁止刮痧。

第三节　中医药在社区基本医疗服务中的应用

根据“基层中医药适宜技术手册”丛书（国家中医药管理局组织编写）分类，中医药适宜技术分别针对基层医疗机构西医人员、中医（中西医结合）人员，县级以上医疗机构中医（中西医结合）人员。中医药适宜技术注重通俗性、实用性和创新性。本章节遴选适用于社区常见病、多发病的中医药适宜技术。

一、感冒

相当于西医学的上呼吸道感染、流行性感冒等，在临床上以鼻塞、流涕、喷嚏、头痛、恶寒、发热、全身不适为主要表现。

（一）常见证型及主要症状

1. 风寒感冒　恶寒发热，鼻塞，流清涕，咳嗽，痰白清稀，舌淡苔薄白，脉浮紧。

2. 风热感冒　恶寒轻，发热重，咽喉疼痛，痰黄黏稠，舌尖红，苔薄白或黄，脉浮数。

3. 气虚感冒　年老或体虚，恶寒发热，倦怠无力，脉浮弱。

4. 暑湿感冒　发热恶风，头身困重，胸脘痞闷，独见于夏季。

（二）单方验方

1. 姜葱糖水　生姜 20 ~ 30g，捣碎，红糖适量，葱白 2 段，水煎煮，热服，服后加衣被，取微汗，每日一剂，适用于风寒感冒。

2. 苏叶茶　苏叶 20g，为粗末，沸水冲泡，红糖适量，频服，适用于风寒感冒初起。

3. 藿荷饮　鲜藿香叶 10g，鲜荷叶 15g，冰糖适量，水煎服。适用于暑湿感冒。

4. 金菊薄荷茶　金银花 15g，菊花 10g，薄荷 6g，沸水冲泡，频服。适用于风热感冒。

（三）简易治疗技术

1. 火罐　选大椎、大杼、肺俞等腧穴，留罐 20 分钟，或用闪罐法，适用于风寒感冒。

2. 刮痧　选风池、大椎、风门、肺俞、肩胛部、中府、前胸、足三里等腧穴，刮痧1 ~ 2 分钟，适用于风热感冒。

二、咳嗽

相当于西医学中的急慢性支气管炎、支气管扩张、肺炎、上呼吸道感染等，临床上以咳嗽为主要表现。分为外感和内伤两大类。

（一）常见证型及主要症状

1. 风寒咳嗽 咳嗽新起，恶寒发热，痰白清稀。

2. 风热咳嗽 咳嗽新起，发热重，痰黄黏稠。

3. 燥热咳嗽 咳嗽无痰，或痰黏稠难以咳出，咽干口燥。

4. 痰湿阻肺 久咳，痰多色白，周身困重，纳差，便溏，苔腻。

（二）单方验方

1. 黄芩汤 黄芩30g，水煎服，每日2～4次，适用于风热咳嗽。

2. 桑叶汤 嫩桑叶30～60g，水煎服，每日2～4次，适用于燥热咳嗽。

3. 百合款冬花饮 百合30～60g，款冬花10～15g，冰糖适量，水煎服，饮水食百合，睡前服用，适用于燥热咳嗽。

4. 川贝蒸梨 雪梨或鸭梨1个，川贝母6g，冰糖20g。将梨掏空去核，放入贝母粉，加冰糖，少量水，隔水蒸30分钟，食用梨和贝母，适用于久咳不愈。

5. 杏仁萝卜汤 苦杏仁（打碎）6～10g，生姜3片，白萝卜100g切块，加少量白糖，水煎服，每日1～2次，适用于风寒咳嗽。

（三）简易治疗技术

1. 刮痧 选大椎、风门、肺俞、膻中、中府等腧穴，刮痧1～2分钟。

2. 穴位按摩 按揉天突、肺俞、膻中、风池等腧穴2～3分钟，敲打后背2～3分钟。

三、胃痛

本病相当于西医学中的急、慢性胃炎，上消化道溃疡、胃痉挛、功能性消化不良等疾病，以上腹部疼痛为主要临床表现。中医认为，胃痛的病因主要是饮食失调、情志不畅、劳倦过度、脾胃虚弱等所致的气机阻滞。

（一）常见证型及主要症状

1. 饮食停滞 因暴饮暴食为诱因，症见胀满、嗳腐吞酸等。

2. 肝气犯胃 因情志不畅引起，症见胃脘胀满、胸闷嗳气、善太息等。

3. 脾胃虚寒 胃部受寒后导致，症见胃脘隐痛、喜温喜按、空腹痛甚、得食则缓。

（二）单方验方

1. 浓盐水 取食用盐，用热开水调成浓盐水，咸度以能忍耐为度，痛时服下，消化性溃疡慎用。

2. 胡椒葱汤 胡椒粉1g，葱白3g，生姜6g。葱白、生姜合煎，用汤送服胡椒粉。可暖胃止痛，适用于胃寒疼痛，胃热忌用。

3. 乌贝散 乌贼骨、浙贝等量，打碎成粉，每次6g，温水送服，早晚各一次，空腹服用，适用于脾胃虚寒或消化性溃疡。

（三）简易治疗技术

1. 按摩法 按内关、外关1分钟；按足三里1分钟；急性胃痛可在背部的脾俞、胃俞周围找压痛点，揉按2分钟。

2. TDP灯 使用TDP灯照射上腹部疼痛处，每次照射30分钟。

3. 外敷法 食盐（粗盐为佳）500g，大葱白（切段）200g。共炒至食盐呈黄色，装入布袋，热敷患处15～30分钟。

4. 灸法　急性期用艾灸灸两侧足三里或梁丘，每穴 15 分钟；慢性期灸中脘 20 ~ 30 分钟。

四、泄泻

本病相当于西医学中的腹泻，可见于多种消化系疾病，临床以排便次数增多、粪便稀溏，甚至泻出如水样便等为主要表现。中医认为本病的发生多是由于各种因素引起的脾胃运化功能失调，湿邪内盛或肝郁乘脾，肾阳虚衰，使清浊不分，并走大肠所致。

（一）常见证型及主要症状

1. 寒湿困脾　泄泻阵作，大便清稀甚或如水样，肠鸣辘辘。

2. 湿热内蕴　泻下急迫，粪质黏稠，气味臭秽，或伴腹痛，肛门灼热。

3. 肝郁乘脾　每因情绪激动或精神紧张时腹痛、泄泻，便后腹痛减或缓解，再痛再泻。

4. 肾阳虚衰　黎明之前，腹部作痛肠鸣即泻，泻后则安。

（二）单方验方

1. 泡姜散　泡姜 6g，研末，米汤调服，适用于寒证泄泻。

2. 莲子扁豆散　莲子、扁豆各 60g，研末，米汤送服，每日 2 次，补脾止泻。

3. 苹果方　苹果 1 ~ 2 个，烤熟去皮，蘸红糖少许食用，每次可服 1 ~ 2g，每日 2 次，可涩肠止泻。

（三）简易治疗技术

1. 刮痧　选取中脘至天枢，曲池、外关、上巨虚、足三里、胃俞、大肠俞，每穴 2 分钟。

2. 拔罐　选取天枢、足三里、脾俞、关元、大肠俞，以留罐 15 分钟，每日 1 次，3 日为一疗程。

五、中暑

中暑是由于暴露于高温环境过久而引起身体体温调节机制的障碍所致，根据临床表现的轻重，可分为先兆中暑、轻症中暑和重症中暑，重症中暑又可分为热痉挛、热衰竭、日射病和热射病。

（一）常见证型及主要症状

1. 暑湿阻遏　头昏头痛，身热汗出，疲倦乏力，胸闷心悸，恶心欲吐。

2. 暑热蒙心　高热无汗，面红目赤，烦躁不安，甚则神昏。

（二）单方验方

（1）绿豆 60g，鲜丝瓜花 8 朵，清水一大碗，先煮绿豆至熟，捞出绿豆，加入丝瓜花煮沸，温服汤汁。可清热解暑，预防夏季气温酷热引起的中暑，或用于中暑轻症。

（2）鲜冬瓜 1 个，洗净切块，打成汁，内服。可消暑清热，适用于中暑后烦躁不安、口渴、尿黄等。

（3）鲜姜、大蒜、韭菜适量，洗净，共捣烂取汁，灌服。可解表温中，适用于中暑神昏。

（4）绿豆、西瓜皮、冬瓜皮，不拘用量，煎服。可清热祛暑，适用于中暑身热汗出。

（三）简易治疗技术

1. 穴位按摩　轻症中暑，可用双侧大鱼际推前额，五指拿头、点揉太阳、指敲百会、掐合谷各2分钟。

重症中暑，掐人中、少冲各2分钟，掐十宣穴5分钟。经上述治疗后，可予清凉含盐饮料，以增强疗效。

2. 擦药 取食盐一把，揉擦双手腕、双足心、两胁、前胸后背等处，擦出红点为宜，适用于先兆中暑或中暑轻症。

（四）调理

（1）一旦出现中暑症状，应立即在阴凉处休息，同时补充水分，小口慢饮，并解开衣领、领带、皮带等，保持身体周围通风。

（2）中暑后的恢复过程中，清淡饮食，补充必要的水分、盐、热量等，忌大量食用生冷瓜果及油腻食物，以防止损伤脾胃。

（3）中暑患者忌大量饮水，应采用少量、多次的补水方法，以每次不超过300ml为宜。

六、痛经

凡经期或经行前后，出现周期性小腹部疼痛，或痛引腰骶，甚至剧痛昏厥，称为“痛经”，也称“经行腹痛”。西医诊断分为“原发性”和“继发性”，原发性痛经可参照本病治疗，继发性痛经可作为对症治疗。

（一）常见证型及主要症状

1. 气滞血瘀 每次于经前1、2天或月经期小腹胀痛，拒按，经色紫黯有血块，血块排出后痛减，经净疼痛消失。

2. 寒凝血瘀 经前数日或经期小腹冷痛，得热痛减，按之痛甚，经色黯黑有块。

3. 气血虚弱 经后1、2天或经期小腹隐痛，伴月经量少，色淡质稀。

（二）单方验方

1. 姜枣红糖水 干姜、大枣、红糖各30g，干姜切片，红枣去核，合煎，喝汤，吃大枣，适用于寒凝痛经。

2. 玫瑰花茶 玫瑰花15g，沸水冲泡代茶。可活血化瘀，理气解郁，适用于气滞血瘀所致的痛经。

3. 姜枣茶 生姜3片，大枣5枚（捣碎），以沸水冲泡代茶饮用。可散寒止痛，适用于寒凝痛经轻症。

4. 三七粉 三七研末，每次1.5g，冲服，每日2次，适用于经期痛经较甚者。

（三）简易治疗技术

1. 按摩 掐揉合谷、内关、三阴交、足三里，每穴1分钟，脾俞、肝俞、气海、关元各2分钟，肘尖点揉肾俞3分钟。

2. 刮痧 选取中极、关元、膈俞、肝俞、血海、足三里、三阴交、期门，每穴1～2分钟。

3. 拔罐 选取足太阳膀胱经第一行（棘突旁开1.5寸）、下脘，留罐10～15分钟，每日1次，一周为一疗程。

4. 外敷 葱白5～10根，捣烂，加热后热敷肚脐部，早晚各一次，适用于寒证痛经。

七、痤疮

痤疮是一种毛囊与皮脂腺的慢性炎症性皮肤病，以面、上胸、背部等处的粉刺、丘疹、脓疱等皮损为主要症状。因其初起损害多有粉刺，所以又称为粉刺。多因饮食不节，过食肥甘厚味，或感外邪等诱发。本病为皮肤科常见病、多发病，总发病率占人口的20%～24%，尤其好发于青春期男女，有30%～50%的青年都患有不同程度的痤疮，一般男性的比例略高于女性，30岁以后病情逐渐减轻或自愈。

本病主要采用刮痧疗法，选取背部、上肢、下肢刮痧治疗。

（一）背部刮痧（患者取俯卧位）

刮背腰部正中：用直线泻刮法刮拭背部正中督脉循行区域，从大椎刮至命门穴，刮拭10～20次为宜。

刮背腰部脊柱两旁：用直线刮法刮拭脊柱两旁膀胱经循行区域，从肺俞开始，经厥阴俞、心俞、膈俞、肝俞、胆俞、脾俞、胃俞刮至肾俞，每侧刮10～20次为宜。

（二）上肢刮痧（患者取仰卧位）

刮拭前臂外侧手阳明大肠经循行区域，重点刮拭曲池，可加点压、揉按手法，每侧刮拭10～20次为宜。

（三）下肢刮痧（患者取仰卧位）

刮下肢外侧：用直线刮法刮拭下肢外侧足阳明胃经循行区域，从足三里到丰隆穴，每侧刮拭20～30次。

刮下肢内侧：用直线刮法刮拭下肢内侧足太阴脾经循行区域，从阴陵泉至三阴交，每侧刮拭20～30次。

点压、揉按足阳明胃经的内庭、足太阴脾经的厉兑，每穴点压揉按3～5次。

本章小结

要点	内容
常用的中医药适宜技术	中医药适宜技术是为充分发挥中医药适宜技术在基层防治常见病、多发病的优势和作用，中央财政安排专项资金用于在农村和社区推广的项目。本章重点介绍了针法、灸法、拔罐法、刮痧法等常用操作技术的操作方法与注意事项
中医药适宜技术在常见病、多发病中的应用	国家中医药管理局已出版“基层中医药适宜技术手册”丛书，推广治疗50多个病种。本章重点介绍中医药适宜技术在感冒、咳嗽、胃痛、泄泻、中暑、痛经、痤疮中的应用

习题

一、选择题

【A1/A2型题】

1. 最早的针刺工具是

A. 砭石　　B. 骨针　　C. 青铜针　　D. 金针　　E. 银针

2. 毫针刺法常用的进针方法不包括

A. 舒张进针法　　B. 按摩进针法　　C. 指切进针法

D. 挟持进针法　　E. 提捏进针法

3. 灸法的种类不包括

A. 隔姜灸　　B. 隔盐灸　　C. 腧穴灸

D. 雀啄灸　　E. 回旋灸

4. 以下关于灸法的注意事项正确的是

A. 面部、乳头、大血管等处可使用直接灸

B. 一般空腹、过饱者应慎用灸法

C. 关节活动部位可使用化脓灸

D. 孕妇的腰骶部可施灸

E. 对灸法恐惧者应安慰后施灸

5. 拔罐根据不同的病情可选用的方法不包括

A. 留罐　　B. 走罐　　C. 闪罐

D. 留针拔罐、刺血拔罐　　E. 药罐

6. 拔罐时若需留罐，其留罐的时间一般为

A. 5~10 分钟　　B. 10~15 分钟　　C. 15~20 分钟

D. 20~25 分钟　　E. 25~30 分钟

7. 应用走罐法时多选择哪种罐

A. 竹罐　　B. 陶罐　　C. 玻璃罐　　D. 抽气罐　　E. 多功能罐

8. 下列情况中除哪一点外均属于不宜拔罐的情况

A. 皮肤过敏、溃疡　　B. 皮肤上有疮疡化脓　　C. 大血管分布部位

D. 高热抽搐者　　E. 孕妇的腹部、腰骶

9. 有关刮痧的器具，不选择的材质是

A. 檀香木　　B. 水牛角　　C. 塑料

D. 铜线　　E. 陶瓷

10. 刮痧的方向总原则不包含

A. 由上而下　　B. 由内而外　　C. 尽可能拉长距离

D. 先下肢后上肢　　E. 单方向刮拭

11. 刮痧的程度除外下列哪项

A. 一般刮至皮肤出现潮红、紫红色等颜色变化

B. 出现粟粒状、丘疹样斑点，或片状、条索状斑块等形态变化

C. 局部热感　　D. 轻微疼痛　　E. 由重到轻

12. 选大椎、大杼、肺俞等腧穴，拔罐疗法留罐 20 分钟，适用于

A. 风寒感冒　　B. 风热感冒　　C. 气虚感冒

D. 暑湿感冒　　E. 各类感冒

13. 风池、大椎、风门、肺俞、肩胛部、中府、前胸、足三里等刮痧 1~2 分钟，适用于

A. 风寒感冒　　B. 风热感冒　　C. 气虚感冒

D. 暑湿感冒　　E. 各类感冒

14. 痤疮主要采用以下什么疗法

A. 针法　　B. 灸法　　C. 拔罐法　　D. 刮痧法　　E. 熏洗法

二、思考题

1. 针法、灸法、拔罐法、刮痧法的使用注意事项是什么？

2. 灸法的种类有哪些？

3. 常用的拔罐法有哪些？

4. 王某，女性，40 岁，入夏以来，低热徘徊在 37.5～38.5℃，无汗口渴，小便短赤，大便秘结，疲倦乏力。请分析并判断证候，应采用什么治疗方法？

（张　敏）

扫码“练一练”

第十一章　社区卫生服务信息管理

扫码"学一学"

学习目标

1. **掌握**　社区卫生服务信息管理的概念、意义和特点。
2. **熟悉**　各种社区健康档案使用范畴和使用方法。
3. **了解**　信息、社区卫生服务信息的相关知识。
4. 学会健康医疗大数据的具体应用。
5. 具有卫生信息管理意识。

案例讨论

[案例]

2017年国家"十三五"规划纲要提出要全面加强人口健康信息化建设，积极推动健康医疗信息化新业态快速有序发展。促进互联网与健康融合，发展智慧健康产业。积极发展基于互联网的健康服务，促进云计算、大数据、移动互联网、物联网等信息技术与健康服务深度融合，为健康产业植入"智慧之芯"。

[讨论]

1. 什么是信息？
2. 如何理解信息是健康产业的"智慧之芯"？

第一节　社区卫生服务信息管理概述

当今信息无处不在，信息对社区卫生服务机构经营决策的重要性不言而喻，随着医疗卫生事业的快速发展，最初的手工操作获取数据难以转化成有用的信息，已经不能够满足社区卫生服务的众多需求。以云服务、物联网、大数据为技术支撑，以居民健康危险因素评估和健康状况监测为基础，以健康咨询、行为干预、生活指导、就诊导航为主要内容，提升卫生服务信息管理水平，是发展未来基层、社区卫生服务事业的关键。

一、信息的概念、特点、分类及功能

（一）信息的概念

信息是按照一定的规则组织在一起的数据的集合，这些数据是经过加工处理并按照一定规律组织在一起的。社区卫生服务信息就是对社区卫生服务各项具体活动产生影响的数据的集合，其关键是要制订数据标准。

长期以来人们经常认为信息就是数据，将其概念混淆，而实际两者相互区别又相互联系。数据表达的是真实世界的原始事实，它是信息的载体，其本身没有任何价值，但如果

按照一定的标准将数据组织起来，就成为了有价值的信息。如住院病历的年龄、性别、入院日期、入院诊断等，单看每个指标似乎没有任何意义，但如与病史结合，再从流行病学的角度调查一下，就会得到许多有益的提示，成为有用的信息。在某些数据的基础上增加新的或者不同的数据，可以更新所定义的规则和关系从而产生新的信息，这就是数据的处理和信息加工。将数据转换为信息的过程就是信息的开发过程。信息开发即是通过一定的科学方法和手段对数据和信息实施一系列的相关操作，以达到某些特定要求的过程。图 11－1 为数据转换为信息的过程。

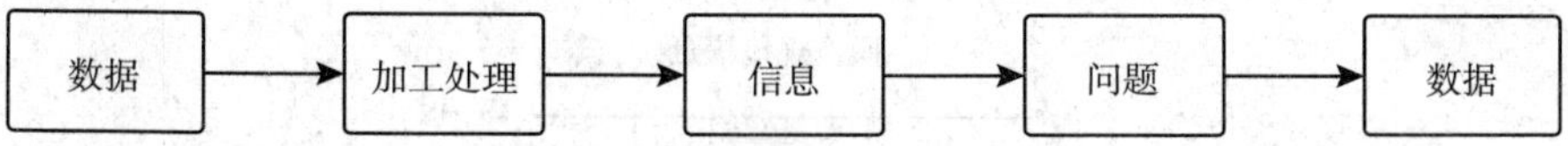

图 11－1　数据转换为信息的过程

（二）信息的特点

概括起来信息具有客观性、主观性、整体性、等级性、动态性与复杂性、经济性和可传播性七大特征。

1. 客观性　信息是客观世界中各种事物的运动和变化的反映，是客观事物之间相互联系和相互作用的表征，表现的是客观事物运动和变化的实质内容，信息的存在不依赖于人类的认识。

2. 主观性　信息是人们认识事物的来源与结果。数据是人们认识事物的基础之一，信息是分析数据的结果。人们对事物认识的不同角度、不同分析方法对信息的分析结果是不同的。通常情况下，我们在进行信息处理与分析时，需要对数据进行筛选，而数据的筛选要根据工作目的、数据条件及分析方法来确定，用所分析的信息解决或解释问题，这是一种基于知识的信息处理方法。近年来，出现了一种新的数据思维分析方法，是以出现的问题去找数据分析，用数据去解决或解释问题，成为最终的信息。如某医疗机构新迁址与居民就诊习惯的影响因素分析，通过迁址前后就诊人群的数据调查，了解其是否对其就医习惯有影响及影响程度后再分析成因。

因此，对于信息的管理需要同时清楚信息提供者和信息利用者的目的，这就是信息的主观特征。由于不同的人有不同的感受能力、不同的理解和不同的目的，从同一数据中获取到的信息各有不同，在信息传播的过程中，随着有关人员数量的增加，错误传递信息的比率也会大幅度增加。因此信息管理过程中要注意数据标准的制订。

3. 整体性和系统性　大数据时代信息作为客观事物的属性是多方面的、相互补充的，即整体性。如对某地区居民健康管理后发现患病率增高，不单纯分析为人们健康水平下降，有可能是居民健康意识提高与健康管理规范后，数据更加真实地体现人们对健康的重视程度。要使信息具有意义，只有将它作为表达客观整体完整描述的一个环节才能实现，这就是信息的整体性，要使信息发挥真正的作用只有用系统论的观点来考察信息、收集信息、整合信息，将那些零散的、孤立的、片面的信息集成，形成对客观事物的完整概念。因此，大数据的时代我们不仅需要提高将数据转化成信息的能力，更是要有建立数据模型的学习和应用能力。

4. 等级性　社区卫生服务机构内部的等级性赋予了信息相同的特性，不同等级的管理者对同一事物所需要的信息也不同。例如，决策层根据目标或模型进行决策；管理层负责处理日常具体问题而需要动态的掌握数据，灵活制订操作规范的信息；执行者基于需要事实和数据信息直接向被服务者提供服务。信息需求等级，见图 11-2、图 11-3。

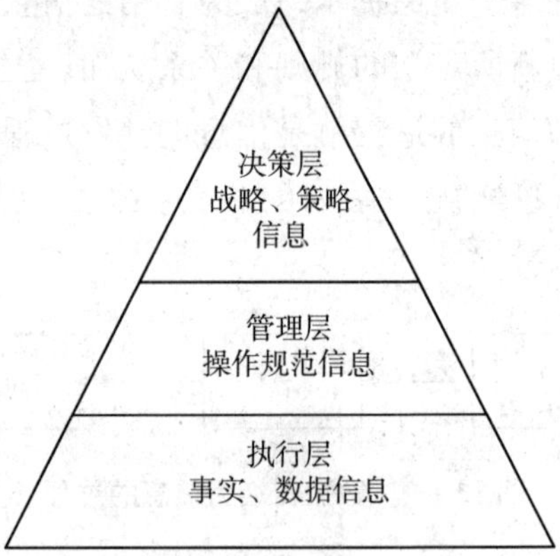

图 11-2 机构信息需求等级

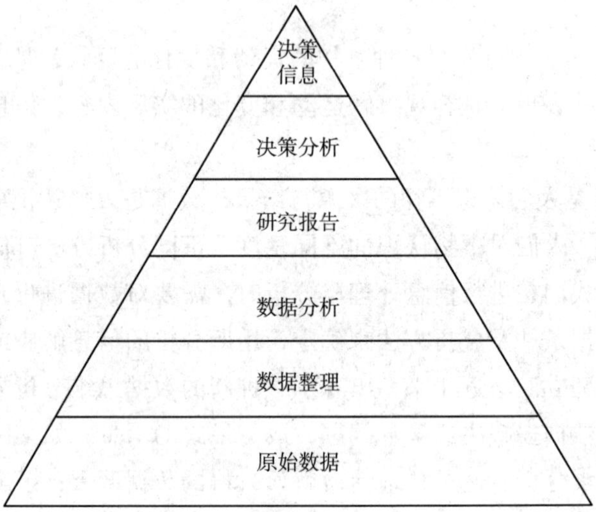

图 11-3 信息级别

5. 动态性与复杂性 社区卫生服务管理者获取信息的目的是利用信息服务进行健康管理与支持卫生决策，但是由于人们健康情况本身是在不断变化中，因此信息是动态的，要想实现信息使用价值最大就要及时把握有效的信息，而滞后的信息会降低效率甚至对工作产生负面影响。同时，面对社区公共卫生管理的日趋规范化，我们对数据的分析是为了更加准确的了解居民健康管理的信息，广泛运用基于数据的思维模式，高度重视数据间的关联度问题的前提下，开展因果分析，不同于传统思维中的发现因果的可能关系后用数据去解释和支持，因此，当社区卫生服务管理者在获取和利用信息时，必须树立信息是有时效性和复杂性的观点。

6. 经济性 信息是一种经济资源，更是一种重要的资产，和其他类型的资产一样，具有财务价值和管理意义。例如，国家二孩政策放开后，地区适龄妇女信息数量与当地妇幼保健保障条件以及其他增值条件直接相关，有很重大的经济价值。可见，信息的获取、生产、传播和利用都是有成本的，具有一定价值和使用价值，即信息可以作为一种产品被消费、作为一种商品被交易、作为资金进行投资。但个体知识素质、思维方式等都会让信息的价值和使用价值发生改变。这就要求在进行信息的开发利用时进行成本－效益分析。

7. 可传播性　信息不能独立存在和传播，它是无形的物体，必须附着于纸张、胶片、光盘等载体存在，并借助于语言、通信、网络而传播，一个信息内容可以供多个人同时使用。信息技术网络的迅猛发展和普及，使得信息的传递速度更快、成本更低，为人们快捷地共享信息提供了方便。但是信息贬值和随之而来的污染在信息传播的过程中会更加严重地干扰和破坏信息，引起信息的失真，为信息使用者带来极大困难。目前，各级地方政府加快了大数据中心的改革和建设探索，如“三医”联动，是医保体制改革、卫生体制改革与药品流通体制改革联动，简称医疗、医保、医药改革联动，是基于政府宏观层面的数据管理与分析，个别省市还在此基础上实施新的“三医”数据监管，即对医疗机构、医务人员、医疗行为进行监测与数据分析，现代信息技术的发展对促进现代医院管理带来了新的活力与挑战。

知识拓展

信息孤岛

信息孤岛是指相互之间在功能上不关联互助、信息不共享互换以及信息与业务流程和应用相互脱节的计算机应用系统。

利用医疗大数据打通医疗信息孤岛。虽然我国人口健康信息化建设取得了一定成效，但与新形势、新要求相比，仍然存在诸多亟需解决的问题，主要是：资源统筹和整合利用不足。存在重复建设、分散建设和多头管理、多头采集、多系统并立等问题，“信息孤岛”“信息烟囱”依然存在。

如何打通信息孤岛？医疗信息孤岛的存在，一方面是技术上的原因，另一方面是体制机制的原因。从技术角度看，在信息技术发展初期，受信息存储能力、传输能力等的制约，信息无法实现大规模、远程、高速、安全的存储与使用。因此，各个医疗部门只能通过各自建设的方式实现分散、孤立的数据存储与使用。即使在建设医疗机构时，面面俱到的进行信息化建设，也无法避免机构发展带来的改变，随着时间的推移，信息孤岛逐渐形成。从体制机制角度看，我国国土面积辽阔，不同区域之间存在较大差异，一开始难以在全国范围内实现医疗信息化统筹建设。假如要求在医疗信息化建设初期就强行规定信息化的全国统筹，势必会使整个国家范围的信息化建设进程减慢。从这些方面看，医疗信息孤岛的形成有其历史客观原因。

（三）信息的分类

对信息概念进一步的形象化认识就是信息分类。它对有效地进行信息管理与信息开发起着重要作用。按照不同的分类标准信息可被分为不同类型。

1. 按信息记录的内容分类

（1）管理信息是指各机构中决策和管理活动所需要的信息，包括计划、人事、工资、财务等内部信息以及整个社会的政治、经济、文化、人口等外部信息。

（2）社区卫生服务信息是指社区卫生服务机构中与“六位一体”服务相关的信息，包括重点人群情况、社区人群健康与疾病状况、预防、保健、治疗等信息，是政府对社区卫生管理进行综合考评绩效的客观手段之一。

2. 按信息的表现形式分类

（1）档案型　是以文字为主，内容结构比较清晰，反映历史事实和演变过程，生命周期相对比较长、比较稳定，按时间序列贯穿。社区卫生服务机构的人事、财务、门诊住院病历、健康管理中心的健康档案等各个方面的记录都属于此类型。

（2）文献型　主要包括医学专业相关的研究报告、论文、期刊、杂志、书籍以及它们的二次文献、三次文献。它的特点是以文字为主，有明确的专业或学术领域，可以处理成二、三次文献。

（3）统计型　这类信息是信息管理工作者接触的最重要的一类信息。其为数字型信息的集合，反映的是大量卫生服务现象的特征和规律的数据资料，包括原始数据、统计分析结果等。与其他信息的主要特点相比，统计型信息主要以数据、图表为主要表现形式。

（4）动态型　它反映的是对行情、商情、战况等瞬息万变情况或社区卫生服务中对疫情、疾病等的时效性分析。生命周期短、强调时效性是其显著特点。因为动态信息的收集、加工、存储、传播和利用与其他信息不同，它对信息接受者的要求很高，所以要求接受者具有丰富的专业知识和较强的分析判断能力，才能利用动态信息得到正确的结论。

（5）图像型　主要以影像、录像、电视等形式表达信息的类型。它所传递的信息量远远大于文字，因此这是一种十分有效的信息记录形式，其管理的方法需要适应图像信息的特点。

3. 按信息的加工深度分类

（1）一次信息　又称为原始信息，是对随机事件的第一记录，也是指现实中所发生时间的原始记录。是对信息的第一次加工，具有新颖性、创造性、具体性等特点。如入院患者的体温、血压、心率等；访谈记录、会议记录等。这些一次信息数量庞大、种类多、分布广，其中医学文献就是内容最多、应用最广、影响最大的一次信息，既是人类社会积累的宝贵财富，但也有年久老化、临床多年验证后错误的信息，甚至还有许多“垃圾”文献。因此，要了解某些知识的新进展和新动态、新趋势，以及存在的问题等，需要我们提高对信息的高度评价能力，和文献检索的收集、筛选、阅读、分析、归纳能力，这也是医学生适应未来课外、线上、“碎片化”学习扩展专业知识的重要能力之一，更是提高自主学习、促进未来综合学习能力与个人发展的关键要素。

（2）二次信息　是指对一次信息加工处理后得到的信息。例如，题录、目录、索引、文摘等。将患者入院时的一次信息数据按某种顺序排列也构成二次信息。二次信息对一次信息进行有序、有规律的进行整理，清除或减少了无关概念，加工后的二次信息，利于存储、检索、利用，其利用价值较高。

（3）三次信息　是在二次信息的基础上再次进行加工、处理、分析形成的新的信息。

（四）信息的功能

我国学者钟义信教授在《信息与信息化》一书中提出信息有八大功能，同时结合社区卫生服务工作特点，将社区卫生服务信息的基本功能概括为以下几个方面。

1. 信息是社区卫生服务组织生存的先决条件　社区卫生服务组织是在区域规划、构建组织、设计服务项目目的基础上建立的，其存在依赖于社区卫生服务的实施、医患关系的维持等。这些都离不开信息的正确引导，因此信息是社区卫生服务组织生存的最基本条件。

2. 信息是社区卫生服务管理的基础　社区卫生服务管理活动由管理主体、管理客体、管理目的、管理职能和管理环节等几个要素组成。其中，管理主体由人构成，是对人的管理，无论从它的目的、行为还是职能方面进行分析，它都是信息形态的表现，而不是物质形态的表现。管理主体对客体，如对人、财、物、时间等的指挥、指导和控制是以信息为中介的，是通过信息的输出和反馈来进行的。

3. 信息是社区卫生服务科学决策的依据　决策是管理的重要职能之一，它是指社区卫生服务机构为达到某个目标，从若干个可选择的行动方案中选择出最优方案并付诸实施的过程。社区卫生服务发展日新月异，各种相关问题也日趋复杂，这就对管理决策者的要求越来越高，以循证为基础的科学决策逐渐取代以个人经验直接决策。科学决策是一个动态过程，其程序一般包括发现问题、预期目标、制定备选方案、选择方案、实施决策、评估反馈等环节。为保证每一个决策环节的科学性，这就要求依靠一定的方法，如可行性研究、决策树法、调查研究等。信息活动贯穿于科学决策的全过程，并渗透到决策的每一个环节。因此，及时获取决策所需要的完整、准确的信息是保证决策正确的前提条件。

4. 信息是社区卫生服务可持续发展的指南针　社区卫生服务想要适应环境并在变化万千的医疗服务市场环境中生存和发展，首先要发现并观察环境的变化，从中不断取得信息，并根据信息的指南不断调整相应的策略以达到持续发展的目的。善于利用互联网、物联网技术，发展应用互联网＋项目。例如，建立家庭医生签约服务工作信息平台，向“无纸化、信息数据化、平台系统互通化”发展，有机整合基本医疗和基本公共卫生服务信息，加快区域医疗卫生信息数据中心建设，实现基层医疗机构之间、基层医疗机构与公立医院间的各社区居民总签约人数、就诊次数、就诊和转诊流向、用药情况、医保费用、公共卫生服务专项执行进度和水平等数据信息交换共享。这是未来社区卫生服务发展的方向。

5. 信息是社区卫生服务的资源　人类社会生产生活中用于创造物质和精神财富达到一定数量积累的原始材料被称为资源。当今社会，信息已经成为提高效益、决定事业成败的关键。重视信息资源开发和利用能在竞争中占有优势，现有的信息资源已经成为比物质资源更为重要、更为关键的资源，占有并正确、充分利用这些信息将会给社区卫生服务机构带来极大效益，如医联体合作社区可以利用工作日上传普通门诊和上转危急重患者信息，通过“医疗信息平台”录入患者相关信息，与上一级签约医疗机构联系，实现优先就诊、检查、交费、取药等业务。可见，信息技术不仅带来了便捷，更是和谐了医患关系。

二、社区卫生信息的概念、特点及内容

我们处在大数据时代，各种信息层出不穷，要做好社区卫生服务信息管理工作，必须充分认识和理解社区卫生信息的有关概念、特点和内容。

（一）社区卫生信息的概念

社区卫生信息是与社区卫生服务相关的各类信息的总和，包括社区基本信息、社区居民健康信息和社区卫生服务信息等。

扫码“看一看”

（二）社区卫生信息的特点

1. 个体属性　社区卫生服务的对象是全体社区居民，但这个总体是由每个具有明显差异的“个体”组成，所以它的大部分信息都来自社区的每一个居民个体或附属于社区的每一个居民个体。例如，社区家庭医生为社区的每一个居民建立健康档案，它不仅包括整个

社区全体居民的健康状况，还包括每一个居民的身体健康具体情况（姓名、疾病史等），根据每个个体的变化及时更新居民的健康档案，进行健康管理和健康宣教。

2. 群体属性 社区卫生信息是在一个社区的范围内产生的，其具有一定的自然环境、社会环境、社区资源条件的背景及影响因素。这些社区基础性信息常会产生带有社区群体属性的卫生信息。城市人口密集、流动性大，容易发生呼吸道传染病的流行。这一群体性特点要求我们在设计社区信息管理系统时，必须从宏观的公共卫生的角度去分析、综合这些信息，从而为社区卫生服务提供科学依据。

3. 共享性 社区医疗是一种初级、基础的医疗，仅为一般常见病、多发病提供诊疗、护理和为确诊的慢性病提供治疗。而对于危重症患者、疑难病患者则转入大型医院或专科医院进行治疗。如经明确诊断的高血压患者，在社区可以长期接受一般的饮食、运动、血压监测及用药等管理，一旦病情发展恶化发生脑卒中，就必须通过双向转诊的上转转到上级综合医院接受治疗，待病情好转需要进行后期康复，再根据具体情况通过双向转诊的下转转到社区卫生服务单位进行进一步的康复治疗和长期随访，是医疗机构延伸服务的一种体现，实现了医疗资源上下联动，全科医生和专科医生共同使用同一患者的信息资料，体现社区信息共享的特点。

另外，社区信息共享还体现在社区卫生信息将沿着各种纵向管理的部门逐级上传，如疾病预防控制中心、妇幼保健院、残疾人联合会等。来自不同社区的信息将被这些管理部门按照一定规则进行分类和汇总，同时进行统计分析，并提供地方和国家相关部门作为决策依据。

4. 连续性 社区卫生服务是一种连续性的服务，健康档案就是社区卫生服务工作开展的基础，一个人的出生到死亡，健康档案贯穿整个生命过程，记载分析个体存在的健康状况及某种疾病的发展变化情况，以及所接受的各项社区卫生服务记录的总和，因此说社区卫生服务信息具有连续性特点。

（三）社区卫生信息的基本内容

社区卫生信息大致由社区信息和卫生信息两部分组成。社区信息是指社区卫生服务的背景和资源信息，而卫生信息是实施医疗卫生服务中收集利用的信息。

1. 社区信息

（1）自然环境信息　多指地理、气象、气候、水文、饮用水状况、动植物分布、环境污染等。它们是地方病、传染病防治的重要信息。

（2）社区资源信息　指功能设置较为完善的医疗卫生机构、完备和质量有保证的服务网络、合理的卫生资源配置，以及居民对服务需求的可及性等。

（3）社区人文信息　多指经济水平、教育水平、宗教信仰、生活习惯、居住习惯、工作环境文化等。它们是常见的慢性非传染性疾病、职业病、孕产妇死亡、婴儿死亡的重要影响因素。

2. 卫生信息

（1）社区保健信息　国家“二孩”政策放开以及中国老龄化进程的加快，社区保健工作在社区的资源十分紧张，需要加大基础投入和建设卫生保健队伍。社区保健信息包括：①儿童保健，对儿童进行定期的体检、随访、提供生长发育评价和指导，促进每个儿童的健康生长发育；②孕产妇保健，通过对育龄妇女提供孕前保健、产前及产后保健，以促进孕产妇健康；③妇女保健，根据女性的青春期、孕产期和更年期各阶段的不同生理、心理特点及需求，通过健康咨询、妇科检查、心理指导等措施，以促进女性健康；④老年人保健，根据老年人的生理特点，提供健康体检、健康咨询、老年人健康管理服务。

（2）社区预防信息　社区预防信息主要内容包括：①儿童计划免疫，为辖区内儿童提供完整、全程的免疫接种，包括免疫疫苗信息、接种知识、儿童的建卡建册、接种计划、接种过程、副作用及免疫结果等信息及流动儿童的接种信息管理；②传染病预防，通过免疫接种、卫生宣教、改革社区卫生环境、传染病管理等预防和控制传染病的发生和发展，包括传染病流行病学调查、传染病报告、传染病的治疗及传染病管理等信息；③常见病、多发病和慢性病预防，通过社区诊断、健康普查等方式，建立居民健康档案，达到疾病的“三早”管理，同时对高危人群通过健康教育、行为干预等措施实现疾病的一级预防。

（3）康复信息　社区康复是以社区为基础的康复。广义指充分利用社区信息，帮助患者或者残疾者通过康复训练使病情好转或痊愈，恢复全部或部分生理功能，解除心理障碍，使之能够重返社会并具有一定的生活和社会能力。如慢性病患者、肢体功能障碍患者、精神病患者等的康复，社区根据这些不同群体的特征，对其建立健康档案，提供家庭病床及访视、康复指导、出诊、随诊、心理咨询等多方面康复服务。

（4）计划生育信息　计划生育是我国的基本国策，它通过生育健康知识的教育，普及已婚育龄夫妻的节育知识，落实节育措施，做到计划生育、控制人口数量、提高人口素质。这方面的信息包括：社区育龄男女的个人信息、夫妻生育和节育措施信息以及节育手术和避孕药具发放的相关信息，此外，还包括计划生育指导的宣传教育资料及优生优育及节育资料信息。

（5）健康教育信息　健康教育是通过有计划、有组织、有系统的教育活动，使人们自觉地采纳有益于健康的行为和生活方式，消除和减轻影响健康的危险因素，预防疾病，促进健康，提高生活质量，并对教育效果做出评价。其核心是教育人们树立健康意识，促使人们主动改变不健康的行为和生活方式，自觉采取有益于健康的行为和生活方式。

健康教育的方式多种多样，包括专题讲座、健康咨询、健康处方、健康教育大课堂等。健康教育方面的信息包括每个社区居民的患病或健康状况信息，社区全民健康状况的统计分析信息及医疗保健知识库等信息。

（6）社区医疗信息　社区医疗是指医疗机构向附近居民提供的以家庭为基地的医疗、保健服务。社区医疗信息包括患者的症状、体征、诊断、治疗及疾病管理综合信息，具有全科性、覆盖面较广的初级医疗服务信息的特点。

（7）其他卫生信息　除了以上所述信息以外，社区卫生信息还涉及所有与社区卫生相关的卫生信息，如卫生监督信息、疾病控制信息、突发公共事件信息等。

三、社区卫生服务信息管理的概念、意义、特点及需求

（一）社区卫生服务信息管理的概念

社区卫生服务信息管理是指科学收集、存储、评价与传递社区卫生服务活动的相关信息，以协助实现社区卫生服务组织目标的过程，包括社区基本信息、社区居民健康信息和社区卫生服务信息。社区卫生服务组织与专科医院提供的服务最大不同点在于，其为居民提供主动、联系的个性化服务，拥有较为完整的社区居民健康、疾病信息，为社区卫生服务的发展打下良好的基础。因此单纯通过人工操作的服务手段已经不能满足业务发展需要，通过信息管理能有效的解决这些问题。

（二）社区卫生服务信息管理的意义

如何了解社区过去与现在卫生工作情况的内部信息和系统外的有利和不利条件等外部信息，帮助管理者做出各种决策，这就需要充分利用社区卫生服务管理信息，其意义主要体现在以下几方面。

1. 有效开发和储存信息 零散、无序堆积的社区原始信息，必须通过有效的信息管理才能使之成为系统有序的、有利用价值的信息。社区卫生服务信息管理的主要任务就是反映社区诊疗活动并对管理规律的各种资料、数据进行加工处理，为提高社区卫生服务机构的经营管理、组织决策及业务技术提供可靠准确信息并长久储存起来。因此社区卫生服务信息管理具有开发和储存的重要意义。

2. 合理配置社区卫生资源 我国不同地区的经济、文化存在较大的差异，因此各地的卫生资源分布、居民健康状况等也不尽相同，要想使社区卫生服务资源得到合理配置就要充分运用社区卫生服务信息管理，从而最大限度地满足社区卫生服务的需要。

3. 推动社区卫生信息产业的发展 如何制定社区卫生服务的发展战略、贯彻实施社区卫生服务政策、处理社区卫生服务发展过程中出现的矛盾与问题？社区卫生信息管理将发挥重要作用。随着社区卫生信息规模不断扩大、信息技术飞速发展，社区卫生信息现象也日益复杂，因此社区卫生服务对信息管理有更高要求，使得社区卫生信息管理成为社区卫生服务一个重要的并且相对独立的组成部分，从而推动社区卫生信息产业的发展。

（三）社区卫生服务信息管理的特点

1. 数量递增 信息数量呈递进增加、过载严重态势。

2. 速度加快 处理和传递信息的速度急剧提升、加快了生活、学习和工作的步伐，如远程教学、网上医疗可以达到足不出户便可得到所需的医疗信息和服务的目的。

3. 方法复杂 信息开发方法更加科学、更加复杂，数理统计、运筹学、管理学在信息开发上的应用使科学性有了充分保障，计算机技术的应用使这些方法解决问题的速度大大提升。但是方法的复杂性也带来应用上的一些问题。

4. 领域扩大 信息管理所涉及的知识与技术领域不断扩大，因此信息管理是一项涉及多科学、多领域的工作。

（四）社区卫生服务对信息管理的需求

1. 社区卫生服务信息化管理对经济管理需求 经济运行现状是制约社区卫生服务机构生存与发展的重要因素，对经济运行状况的管理和分析需要通过信息化的手段来实现，如医疗保险、医疗成本核算等。

2. 社区卫生服务信息化是共享医疗资源的需求 为避免患者在不同医院之间转诊时的重复检验带来的不便，节约优先的医疗资源，降低看病费用。因此社区大量信息要通过信息管理实现信息共享、信息交换，最大限度地节约卫生资源。例如，家庭医生进社区签约，形成家庭健康档案，这些社区的健康档案将长期持续在不同医院和医生之间进行传输、利用和处理，而类似于这样的工作必须借助于信息化管理，即需要计算机信息化技术保障。目前我国一些社区医院使用网络信息系统，能够与大型综合医院建立远程医疗中心，并且能够相互转诊，这些都是社区卫生服务信息化共享医疗资源的具体体现。

3. 社区卫生服务信息化是质量控制的需求 社区医疗机构是我国基层医疗卫生机构的重要组成部分，在医疗设备、就医环境、技术人员水平等条件的制约下，与综合医院相比有一定差距。因此需要通过信息网络，借助城市医联体或专科联盟医院先进的医疗技术和精湛的医疗水平，以利于提高自身的医疗质量。例如“双向转诊”“远程诊疗”等方式都是通过社区卫生服务信息管理实现的。

4. 社区卫生服务信息化是科研和决策的需求　我们生活在一个大数据时代，信息众多，它是实现管理和决策的根源。循证医学的发展需要大样本、长期的准确原始数据，而社区居民医疗保健数据的信息化则有利于医学科学研究，为政府及卫生行政部门制定卫生政策提供重要理论依据。

综上所述，社区卫生服务信息管理工作就是要建立和管理社区卫生服务各级各类的信息管理系统，并保证这些系统稳定、可靠、有效地运行，进行多方面信息的开发，及时满足各级管理者、医务人员、辖区居民信息服务的需求。

知识链接

据统计，每年全世界至少发表医学论文200余万篇，如果要及时掌握医学信息，则要求临床医务人员每年至少阅读7000篇文献，按全面365天不间断阅读计算，平均每天要阅读19篇，但是医务人员的工作繁忙根本难以达到，这就需要合理运用信息管理技术，以便在短时间内掌握更多信息。

第二节　社区卫生服务信息管理过程

社区卫生服务信息管理过程是以信息技术为手段，对信息进行收集、整理、加工、传播、存贮和利用的过程，对社区卫生服务机构信息活动过程进行战略规划，以及对信息活动中的要素进行计划、组织、领导和控制的决策过程。力求社区卫生服务资源有效配置、共享管理、协调运作，以最少的消耗创造最大的效益。

一、社区卫生服务信息管理过程

社区卫生服务信息是由信息需求、信息获取、信息传播、信息利用和信息利用效果评估五个阶段组成的封闭式循环过程，如图11－4所示。

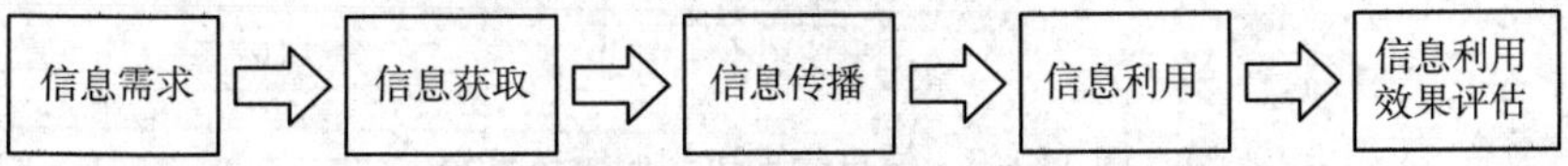

图11－4　信息管理过程

（一）信息需求

社区卫生服务机构进行管理决策面临的首要问题是信息需求。因此在设计卫生服务项目时，信息提供者要弄清楚卫生服务管理者、医生、辖区居民各有哪些信息需求，以便有针对性的提供信息。

（二）信息获取

信息的获取是一个动态的过程，当了解了各层次人员的信息需求就应致力于信息的获取，包括审查信息来源，判断信息真伪，确定信息分类、信息储存方式、信息格式标准化，以文件或数据的形式打包整理，方便信息的传播和利用。

（三）信息传播

信息传播是信息管理的第三步，将信息传递给需求者是信息管理的重要任务。

（四）信息利用

获取传播信息的最终归宿是在于信息的利用，社区卫生信息管理的目的是为了建立健康生态学模型，从个体因素、卫生服务、环境因素之间分析影响个体或群体健康的因素。

（五）信息利用效果评价

信息管理是一个动态循环过程，因此在完成信息需求、信息获取、信息传播和信息利用之后，对信息利用的效果要进行评估，总结经验教训，从而产生新的信息需求，使信息不断更新和利用。

二、信息管理过程的循环系统

信息管理过程是由信息需求分析、信息收集、信息加工、信息存储、信息检索、信息传递、信息利用和信息反馈等一系列相关的有序环节构成。这个循环系统是围绕用户信息需求的产生和满足而形成的，又称为信息管理系统，它由信息资源、信息用户、信息技术和信息管理人员组成，它的运行依赖于计划、组织、指挥、协调和控制功能实现，如图 11－5 所示。

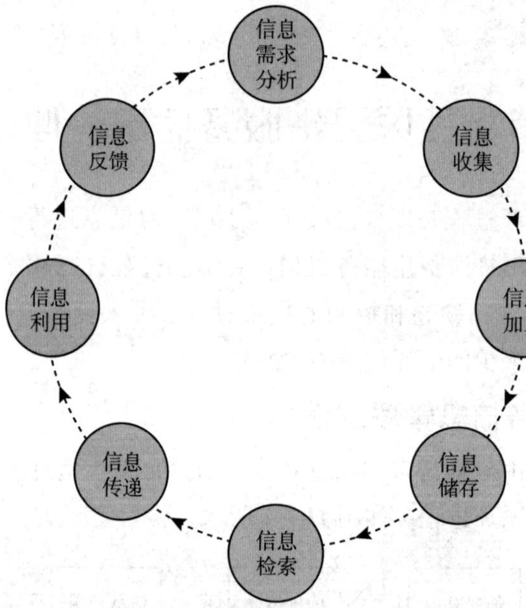

图 11－5　信息管理过程的循环系统

人们在从事社区卫生服务活动的过程中，为了解决某些不确定性的问题所产生的信息需求被称为社区卫生服务信息需求分析。每一个具有信息需求又具有信息行为的人称为信息用户。

人们对社区卫生服务的信息需求具有广泛性、社会性、发展性与多样性等特征。随着社会和社区卫生服务活动的发展，医疗现象日趋复杂，人们遇到的问题也会越来越多，信息需求也会相应增多。不同的信息用户有不同的信息需求：怎么能不患病、怎么能健康长寿等；一个人的工作性质、专业、地位、爱好等的不同，对信息的需求也会有很大的差异。

1. 各类信息用户需求的特点

（1）信息管理人员的信息需求　社区卫生服务管理人员是在各级社区卫生服务机构中负责规划、组织、指挥、协调工作的领导，他们主要是解决“做什么”的问题。对于信息管理人员而言他们往往需要具有战略性、全局性、预测性的信息，对信息数量和质量有较高要求，要求信息简明、完整、准确、客观并有较强的针对性和适用性，消息来源渠道要正规。

（2）医护人员的信息需求　从事社区卫生服务的医护人员，其任务是为社区居民提供“六位一体”的具体服务，他们主要解决“怎样做”的问题。信息应具有较强的专业性，要明确具体并经过验证的数据、公开的技术及具有法律效应的各种相关规定。医护人员所面临的大多数问题都是亟待解决的，因而对信息的提供要求及时、准确、先进、实用、经济、有效。

（3）科学研究人员的信息需求　从事社区卫生服务科学研究的人员主要任务是认识、揭示社区卫生服务活动的规律，主要解决“是什么”和“为什么”的问题。科研人员的特殊性要求其信息具有高度专业性，对信息的连续性、系统性要求更高。

2. 信息收集　信息广泛存在于社区卫生服务活动中，未经公开的信息是零散的、无序的，其使用价值有限，只有将其形成符合社区卫生服务需要的信息产品，其价值才会得到充分体现，信息开发的第一步是信息收集，而信息收集是根据特定目的和要求将分散、蕴含在不同时空领域的相关信息收集和积累起来的过程，见图 11－6。

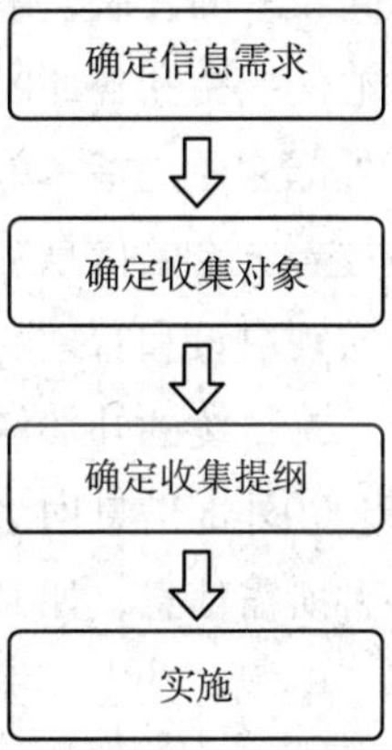

图 11－6　信息收集的程序

（1）信息收集的内容　信息收集的内容包括内部信息收集和外部信息收集。内部信息收集主要由职能部门和业务科室收集。职能部门主要收集规章制度、发展规划、人力资源配置、资金运用等方面的信息。业务科室主要收集社区医疗、预防、保健、康复等业务工作计划、计划执行情况、服务质量、指标完成情况等方面的信息。外部信息收集主要包括社区人口学信息、各级主管部门的信息及社区居民信息。社区人口学信息包括人口的年龄、性别、民族、职业、文化程度、婚姻状况、经济水平、居住状况等；各级主管部门信息包括卫生、经济、统计、政策、法令、规章制度等信息；社区居民信息包括社区居民的人口结构、家庭人口、居住环境、家庭经济状况、消费水平及结构、健康状况、卫生服务需求、主要卫生问题、两周患病情况、疾病构成、就诊情况、住院情况、生育情况、预防保健情况以及有关指标的三间分布情况等。

（2）信息收集的原则　信息收集要遵循如下原则：①针对性原则，不同的信息用户有不同的信息需求，面对庞大而繁杂的信息数据，要求信息收集要有针对性，即根据服务对象、实际需求、完成任务等多种条件选择性地收集信息。②时效性原则，时效性是信息的重要特征之一，信息收集应该及时反映事物发展的最新动态，过时的信息不仅会降低其使用价值，某种程度上还可能造成工作上的失误。③准确性原则，政策决策的正确与否取决于信息是否准确可靠。由于信息繁杂众多，信息产生错误的原因也多种多样，因此在信息收集过程中必须有严谨的工作作风，实事求是的态度，深入细致地了解各类信息源可靠性。④系统性原则，零散的信息只能成为一次性资料，解决某一方面的问题，系统、连续性的资料能对一定时期的情况作出客观的描述，可作为进行决策的依据。因此收集的信息一定保持其系统性是十分重要的。⑤计划性原则，信息收集是一项有组织、有计划的活动，既要注意现实性又要具有一定的超前性。计划内容包括：收集信息的目的、内容、方法、对象、经费预算，所以要求信息收集人员要随时掌握社区卫生服务及其科学技术的发展动向，制定满足现实需要又要面向未来的信息收集计划。

（3）信息收集的途径　信息收集的途径是指获取信息的渠道。不同类型的信息有不同的获取渠道。信息收集途径分为内部途径和外部途径。

内部途径是指组织机构内部形成的各种信息通道，主要包括：①管理部门。社区卫生服务机构管理部门主要包括业务管理、行政管理、人事管理、财务管理等，从以上部门可以收集组织管理各环节的现状信息，如财务部门的财务报表、人事部门的人事分析、行政部门的年终报告等。这些信息不仅是决策的前提，还要向上级部门报告，为上级部门和管理部门制定计划提供充分依据。②业务部门。业务部门指有关科室、信息中心、病案室等，其信息来源主要是会议资料、记录、病案、健康档案、调查报告、统计数据等。要制定合适的社区卫生服务机构工作计划，业务部门的内部资料十分重要。③内部信息网络。随着信息化技术的发展，中等规模以上的社区卫生服务机构都建立了自己的信息网络系统，并通过通信线路和各部门联系起来形成单位－本系统内部信息网络，实现信息共享。

外部途径是指本单位或者部门以外的各种信息来源，主要包括：①政府部门。政府部门掌握着丰富的信息资源，其直属的卫生信息中心汇集了全国各地卫生统计报表，掌握着用于宏观决策和管理的各种信息，发布的法规和政策性文件都是重要的外部信息。②文献部门。是传统的外部信息途径，通过文献可以获得各种公开的出版物，如图书、年鉴、文摘等。③外部信息网络。国际互联网是世界上最大的计算机网络，用户可以通过互联网获得各种所需信息，如 CNKI（知网）、维普、万方等专业信息搜索平台。④大众信息。通过广播、电视、杂志、报纸等载体可以获得各种所需信息，其报告速度较快、范围较广，而且内容丰富。⑤个人交往。主要指通过与各个领域的专家、教授、顾问或技术人员的座谈和交流，获得各种有用的信息。⑥社团组织及学术会议。通过社团组织和学术会议可以收集到本系统、本行业的内部通讯、专业简报、学会论文等非公开出版物，并在专业会议上第一时间了解本专业的最新动态和科学研究的新进展。⑦卫生服务对象。从卫生服务对象那里可以得到大量的卫生需求信息及反馈信息，不仅可以提高卫生服务水平还能进一步提升服务质量。

（4）信息收集的方法　根据信息源和信息收集途径的不同，可将信息分为静态信息和动态信息。静态信息主要是原始资料经过加工和编辑并用文字符号或代码记录在一定载体上的信息，而动态信息多指在工作过程中随时产生的信息。

通过公开渠道如期刊、图书、数据库、互联网等进行采集的方法称为静态信息采集法。静态信息采集的主要途径之一是经过有序集合而形成的数据库，如维普、万方、中国知网等集文献检索和全文提供于一体的全文数据库。而动态信息的采集方法可以通过常规数据收集、非常规数据收集等方法。常规数据收集经常是由社区卫生服务机构负责收集，一般指社区服务工作人员在完成日常工作后进行记录或录入的数据；非常规数据收集是为某种特殊目的而采用调查或实验的方法进行数据的收集，如人口普查、抽样调查等。常规数据收集和非常规数据收集是两种互为补充的方法。

（5）信息采集的方法　主要分为手工录入和机器录入。最常见的是手工录入，具体有键盘录入、鼠标录入、手写录入。机器录入常用语音识别技术和自动扫描识别技术，如就医的就诊卡、医保卡，平时用的磁卡、IC 卡、二维码等都属于自动扫描识别技术范畴，这是一种准确、快捷的录入方式。不同的录入方法可以对不同类型的数据进行录入，如数字和文字信息可以用计算机键录入，各种数字化医学仪器设备可以通过数字接口将产生的数据直接输入计算机，有些检测仪通过传感器收集信息，再运用模数转换装置输入计算机等。

（6）信息收集的工具　随着计算机时代的不断发展，传统的数据收集工具，如纸质的调查问卷、病案、上报单等将会逐渐被取代，而进入使用计算机管理医学信息的时代。数据收集输入速度和质量是实现社区卫生服务信息系统功能的重要环节。根据社区卫生服务信息系统的应用领域及不同目标所要收集的数据不同，系统应当采用哪种类型的数据、用什么方法输入、用什么工具输入，都是一项重要的功能设计。

对信息采集要求：①所有原始的数据和信息都应在它最初出现的时间、最初的地点一次性采集，如患者姓名、性别、住址等。②采集必须方便、准确、及时。

3. 信息加工　对采集到的信息进行加工整理的过程就是信息加工。由于许多原始信息中包含着大量虚假的、错误的、不完整的成分，因此必须对其进行认真审核，加工筛选。例如，在日常社区卫生服务工作中，经常出现各种填写错误，如女性患有前列腺炎等错误，这就要求在填写调查表时要认真查找缺项和错误并及时修改，使之成为有一定意义和价值的信息。

（1）信息筛选　使零散、杂乱无章的信息条理化、标准化是信息筛选的目的，为进一步分析、利用提供方便。而筛选的重点是要剔除虚构信息、夸张信息、残缺信息、拼凑信息、添加信息和模糊信息等。其方法有感官判断、集体讨论、分析比较、现场检查、数据核算、专家决策等。

（2）数据分类排序　随着信息时代的发展，从各方面收集到的信息纷繁复杂，因此要对其进行分类整理。把初始信息，按照一定的标准，以相关门类，将其排序。目前信息分类排序的方法很多，我们应当选择适当的方法，目前的主要方法有地区分类法、内容分类法、主题分类法、时间分类法和综合分类法等。然后对信息进行分拣，将收集分类后的信息资料按照分类方式要求进行堆积，把信息分门别类放置。最后进行信息排序。信息排序是将分类后的信息按同一类信息资料顺序排列，使信息成为条理性很强的信息体系。

（3）信息著录与标引著录　是在编辑文献时，对文献内容和形式特征进行分析、选择和记录的过程，而标引是指按照文献内容的属性及相关外表属性，用有特点的语言表达，从而赋予文献标识的过程。

（4）信息编录与组织　不同的编目形式可以按照不同的顺序排列，一般常见的信息编目形式有内容编目、主题编目、标题编目、作者编目等。内容编目可以按照大写的 26 个字母顺序排列，作者编目可以按照笔画或汉语拼音等顺序排列。

（5）信息利用　社区卫生服务信息系统中保留了大量的信息，充分利用这些信息可以为更好地开展社区卫生服务提供依据。如门诊诊疗信息，如门诊的检查、诊断、治疗等记录；住院诊疗信息，可以了解患者的疾病构成、疾病的严重程度等；健康档案信息，如社区健康档案、家庭健康档案、个人健康档案等；专题调查信息，如社区卫生问题调查、医疗费用调查、医疗质量调查等；疾病监测信息，传染病、慢性病监测。

4. 信息存储　信息存储的过程就是将信息寄附在载体上的过程。信息存储形式有传统的纸质记录、手工档案系统和现代化的便携式储存设备、计算机硬盘、光盘等，信息存储应该遵循统一、有序、先进等原则。信息存储形式应与国内或者国际保持一致，尽量采用先进技术、新兴材料作为信息载体。社区卫生服务各项服务每天产生大量的信息，因此要做好筛选、信息储存工作能够为以后工作提供参考性和借鉴性服务。

5. 信息检索 信息检索是根据用户的要求，按照一定的途径和方法，借助一定检索工具对信息进行查找和调取的工作。它和信息存储是事物的两个方面，信息存储是信息的“输入”和“存放”，而信息检索是信息的“输出”和“使用”。根据信息检索的方式可以分为手工检索和机器检索两类（图 11－7）。

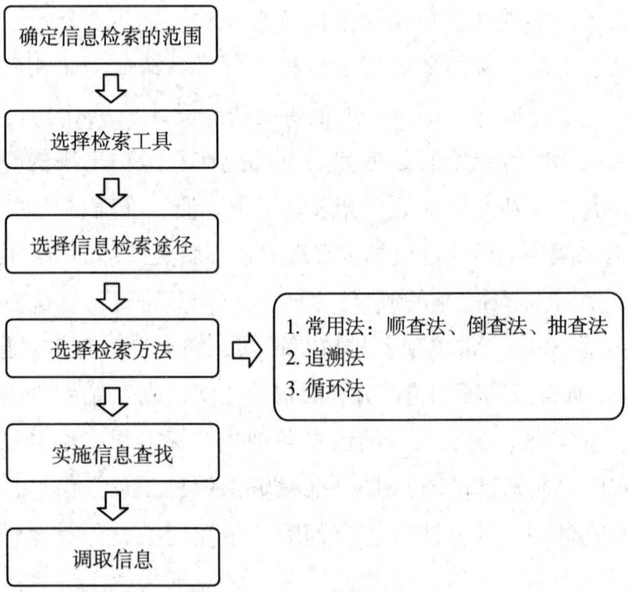

图 11－7 信息检索的程序和方法

6. 信息利用 将经过收集、加工、存储、检索、传递的信息提供给相关组织和个人，以满足其信息要求的过程被称为信息利用。信息被利用才会有价值，才能实现其增值和共享，才能有利于提高组织决策的成功率。对信息的利用是一个极其复杂的过程，使信息得到充分的利用也是信息管理工作的最终目标。

7. 信息反馈 信息传递的目的是信息发送者希望采取正确的行动。信息反馈即信息接受者把接受信息的情况反馈给信息发送者，以提供检查、确定成功或纠正偏差的过程。信息反馈有正反馈、负反馈和前馈三种方式：正反馈是指将信息管理支持决策的正面经验、做法和效果反馈给决策机构；负反馈是指将信息管理在支持决策时出现的问题、造成的不良后果反馈给决策机构；前馈是指将决策实施过程中可能出现偏差的信息反馈给决策机构。

在执行反馈信息时要注意：一是反馈信息的真实性和准确性；二是信息传递必须及时；三是合理控制信息反馈数量；四是做好二次反馈。将集中与分流结合起来。集中是指集中某类事物的各个方面，并反映给决策系统，而分流是指将反馈信息根据内容的不同使其分别流向不同的方向。

8. 信息传递 信息传递是以提供者为起点，以各种传播媒介为载体，通过信息发送、传递、接收等跨越空间、时间的过程，将信息传递给信息接受者的活动。信息传递由信源、信道、信宿三个要素组成（图11－8）。社区卫生服务信息管理中常用的信息传递工具有语言、报刊、图书、广播、电视、电报、电话、计算机网络等。

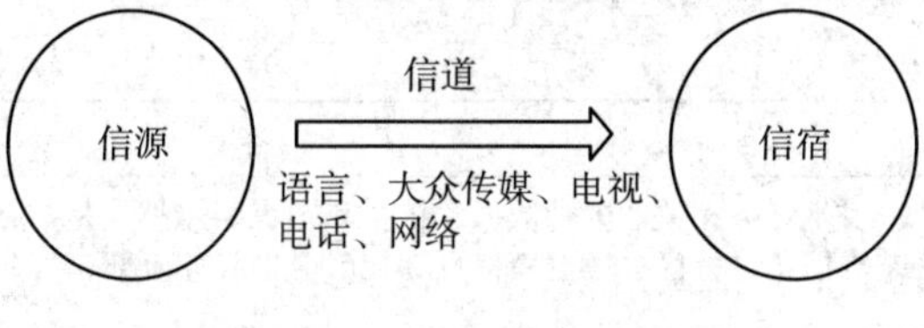

图11－8　信息传递三要素

（1）常见的信息传递方式　按照信息的流向划分为单向传递、多向传递、相向传递、反馈传递；按照信息的传递范围划分为内部传递、外部传递；按照信息的传递载体划分为语言传递、文字传递、直观传递、网络传递。

（2）社区卫生信息传递的基本原则　①及时性原则，要求信息从信息源以最快的速度传递到信宿。②经济性原则，要求信息从信息源以最低的费用传递到信宿；③大全性原则，要求信息传递的负载量尽可能最大，信息的内容尽可能完整；④科学性原则，要求信息传递的质量高且科学完整，不能在传递过程中出现失真、畸变等现象；⑤安全性原则，要求信息传递做到保密，信息传递者要采取恰当的传递方式和保密措施，严格控制传递方位，确保信息传递的安全。

知识拓展

信息检索方法

信息检索方法：常用法、追溯法和循环法。

1. 常用法：可分为顺查法、逆查法和抽查法。顺查法又称正查法，是指按会计核算程序，从检查会计凭证开始，按顺序核对记账凭证、账簿、报表的一种检查方法。顺查法的优点是可以比较系统地了解法人和其他组织核算的全过程，漏查的可能性较小。倒查法是由近及远，从新到旧，逆着时间的顺序利用检索工具进行文献检索的方法，此法的重点是放在近期文献上，使用这种方法可以最快地获得最新资料。抽查法是指针对项目的特点，选择有关该项目的文献信息最可能出现或最多出现的时间段，利用检索工具进行重点检索的方法。

2. 追溯法：是指不利用一般的检索系统，而是利用文献后面所列的参考文献，逐一追查原文（被引用文献），然后再从这些原文后所列的参考文献目录逐一扩大文献信息范围，一环扣一环地追查下去的方法。它可以像滚雪球一样，依据文献间的引用关系，获得更好的检索结果。

3. 循环法：又称分段法或综合法。它是把上述两种方法加以综合运用的方法。循环法既要利用检索工具进行常规检索，又要利用文献后所附参考文献进行追溯检索，分期分段地交替使用这两种方法，即先利用检索工具（系统）检索到一批文献，再以这些文献末尾的参考目录为线索进行查找，如此循环进行，直到满足要求为止。

本章小结

要点	内容
社区卫生信息概念	是与社区卫生服务相关的各种数据、指令和知识的总称，是与社区卫生相关的各类信息，包括社区基本信息、社区居民健康信息和社区卫生服务信息
社区卫生信息的特点	个性属性、群体属性、共享性和连续性；社区卫生信息的内容包括：①社区信息（自然环境信息、社区资源信息、社区人文信息）；②卫生信息（社区预防信息、社区保健信息、康复信息、计划生育信息、健康教育信息和社区医疗信息）
社区卫生服务信息管理概念	是通过制定完善的信息管理制度，采用现代化信息技术，对社区卫生服务活动的相关信息进行科学地收集、存储、评价与传递，以协助实现社区卫生服务组织目标的过程
社区卫生服务	①有效开发和储存信息；②合理配置社区卫生资源。信息管理的意义是推动社区卫生信息产业的发展
社区卫生服务信息管理的特点	①数量增加；②速度加快；③方法复杂；④领域扩大
社区卫生服务信息管理过程	①信息需求；②信息获取；③信息传播；④信息利用；⑤信息利用效果评价

习题

一、选择题

【A1/A2 型题】

1. 有关“信息”的含义错误的是
   A. 信息是按一定的规则组织在一起的文字的集合
   B. 信息中的数据是经过加工处理的
   C. 数据是信息的最初始状态
   D. 信息是有价值的
   E. 信息的丰富产生注意力匮乏

2. 按信息的加工深度分类，文摘、索引属于哪类信息
   A. 一次信息　　B. 二类信息　　C. 档案型
   D. 统计型　　E. 文献型

3. 从本地区的实际情况出发，收集那些特定时期内适用于本机构的信息，这是信息收集的哪个原则
   A. 计划性　　B. 准确性　　C. 时效性
   D. 系统性　　E. 针对性

4. 下面哪项是我们最常利用的社区卫生服务信息
   B. 住院诊疗信息　　C. 专题调查信息
   D. 健康档案信息　　E. 疾病监测信息

5. 下列哪一项不属于信息管理的过程

A. 信息获取　　B. 信息需求　　C. 信息传播
D. 信息利用　　E. 效果传递

6. 根据信息的表现形式，下列哪一选项不属于档案型信息
A. 人事信息　　B. 财务信息　　C. 住院病历
D. 健康档案　　E. 医院期刊

7. 以作者本人的成果为依据而创作的论文、报告等，并经公开发表或出版的各种文献属于
A. 零次文献　　B. 一次文献　　C. 二次文献
D. 三次文献　　E. 以上都不对

8. 个人医疗健康信息以什么为主要载体
A. 电子病历　　B. 健康档案　　C. 电子处方
D. 住院病历　　E. 以上都对

9. 某地政府要新修一所社区卫生服务中心，前期要求工作人员根据实际情况对新建社区卫生服务中心进行选址调研、经费预算等，这体现了信息收集的哪个原则
A. 针对性原则　　B. 计划性原则　　C. 系统性原则
D. 准确性原则　　E. 以上都对

10. 下列哪一项属于动态信息收集方法
A. 图书查找　　B. 全文数据库查找　　C. 互联网查找
D. 抽样调查　　E. 以上都对

二、思考题

1. 试述社区卫生服务信息管理的过程。
2. 简述社区卫生服务信息管理的概念和特点。
3. 说出健康档案的基本类型及一种具有代表性的收集资料的表格。

（姚永萍）

扫码“练一练”

扫码“学一学”

第十二章　社区卫生的相关法律法规制度

学习目标

1. **掌握**　医师、护士、执业药师、全科医生等相关专业人员的法律法规。

2. **熟悉**　社区卫生标准。

3. **了解**　医疗损害的相关法律法规；医疗机构药事、处方、医疗废物、医院感染等管理制度。

4. 学会运用并遵循社区卫生服务相关法律法规开展社区卫生服务工作，为居民提供适宜的社区卫生服务。

5. 具有社区卫生法律意识。

卫生法是指由国家制定或认可，并由国家强制力保证实施的旨在调整保护人体健康活动中形成的各种社会关系的法律规范的总称。与社区卫生服务相关的法律制度涉及医疗机构管理法律制度、卫生技术人员法律制度、医疗技术临床应用法律制度、医疗损害责任法律制度、职业病传染病防治法律制度、妇幼卫生法律制度、精神卫生法律法规、中医药法律制度、人口与计划生育法律制度等。

案例讨论

［案例］

某社区卫生服务中心值班医生，因家中有事，让一位刚刚从医学专科院校毕业的学生顶替自己上夜班。晚上，该社区收治了一名发热的患者，该学生遂给予其输液治疗。

［讨论］

1. 该案例中医生和学生做法是否正确？

2. 该社区卫生服务机构的管理是否存在问题？

第一节　卫生法规

一、卫生技术人员管理法律制度

新中国成立后，中央人民政府颁布了一系列法规和规章，为加强卫生技术人员管理，全国人大常委会于1998年6月颁布了《执业医师法》，国务院于2008年1月发布了《护士条例》，原卫生部先出台了《卫生技术人员职务试行条例》《医务人员医德规范及实施办法》等规章，2010年原卫生部医管司对《医院工作制度》《医院工作人员职责》和《医院工作制度的补充规定（试行）》进行修订，形成并发布了《全国医院工作制度与人员岗位职责》，2011 年国务院出台了《关于建立全科医生制度的指导意见》；2014 年国家卫生计生委发布了《关于推进和规范医师多点执业的若干意见》，2017 年国家卫生计生委发布了《医师执业管理办法》。

2017 年党的十九大报告关于健康中国战略的论述：实施健康中国战略。要完善国民健康政策，为人民群众提供全方位全周期健康服务。深化医药卫生体制改革，全面建立中国特色基本医疗卫生制度、医疗保障制度和优质高效的医疗卫生服务体系，健全现代医院管理制度。加强基层医疗卫生服务体系和全科医生队伍建设。全面取消以药养医，健全药品供应保障制度。坚持预防为主，深入开展爱国卫生运动，倡导健康文明生活方式，预防控制重大疾病。实施食品安全战略，让人民吃得放心。坚持中西医并重，传承发展中医药事业。支持社会办医，发展健康产业。促进生育政策和相关经济社会政策配套衔接，加强人口发展战略研究。积极应对人口老龄化，构建养老、孝老、敬老政策体系和社会环境，推进医养结合，加快老龄事业和产业发展。

（一）医师

扫码“看一看”

医师资格考试分为执业医师资格考试和执业助理医师资格考试，医师资格统一考试办法由国务院卫生计生行政部门制定，省级人民政府卫生计生行政部门组织实施。

1. 考试类别　医师资格考试分为临床医师、中医（含中医、民族医、中西医结合）师、口腔医师、公共卫生医师 4 类。考试方式分为实践技能考试和医学综合笔试，国家统一考试，每年举行一次。

2. 考试条件　执业医师资格考试条件：具有高等学校医学专业本科以上学历，在执业医师指导下，在医疗、预防、保健机构中试用期满 1 年；具有高等学校医学专科学历，取得执业助理医师执业证书后，在医疗、预防、保健机构中工作满 2 年；具有中等专业学校医学专业学历，在医疗、预防、保健机构中工作满 5 年。

执业助理医师资格考试条件：具有高等学校医学专科学历或者中等专业学校医学专业学历，在执业医师指导下，在医疗、预防、保健机构中试用期满 1 年。

3. 执业注册　按照《执业医师法》规定，国家实行医师执业注册制度。国家建立医师管理信息系统，实行医师电子注册管理。取得执业（助理）医师资格的人员，可向所在地县级以上人民政府卫生行政部门申请医师执业注册。县级以上地方卫生计生行政部门是医师执业注册的主管部门，负责本行政区域内的医师执业注册监督管理工作。

4. 准予注册　申请医师注册，应当提交下列材料：医师执业注册申请审核表；2 寸免冠正面半身照片 2 张；《医师资格证书》；注册主管部门指定的医疗机构出具的申请人 6 个月内的健康体检表；申请人申请证明；医疗、预防、保健机构的拟聘用证明；省级以上卫生计生行政部门规定的其他材料。获得执业（助理）医师资格后 2 年未注册者，申请注册时，还应提交在省级以上卫生计生行政部门制定的机构接受 3 ~ 6 个月的培训，并经考核合格的证明。

不予注册：有下列情形之一的，不予注册：不具有完全民事行为能力的；因受刑事处罚，自刑罚执行完毕之日起至申请注册之日止不满 2 年的；受吊销《医师资格证书》的行政处罚，自处罚之日起至申请注册之日不满 2 年的；甲类、乙类传染病期、精神病发病期以及身体残疾等健康状况不适宜或不能胜任医疗、预防、保健业务工作的；重新申请注册，经卫生计生行政部门制定机构或组织考核不合格的；国务院卫生计生行政部门规定不适宜从事医疗、预防、保健业务的其他情形。

重新注册：医师有下列情形之一的，应当重新申请注册。终止医师执业活动2年以上的；法定的不予注册的情形消失的。重新申请注册的人员，应到县级以上卫生行政计生部门制定的医疗、预防、保健机构或组织接受3~6个月的培训，并经考核合格，方可依照法律规定重新申请注册。

注销注册：医师注册后有下列情形之一者，其所在医疗、预防、保健机构应当报告注册主管部门办理注销注册。死亡或被宣告失踪的；受刑事处罚的；受吊销《医师资格证书》行政处罚的；因考核不合格，暂停执业活动期满，经培训后再次考核不合格的；终止医师执业活动满2年的；身体健康状况不适宜继续执业的；有出借、出租、抵押、转让、涂改《医师资格证书》行为的；卫生计生委规定不宜从事医疗、预防、保健业务的其他情形的。

变更注册：医师变更执业地点、执业类别、执业范围等注册事项的，应当到注册主管部门办理变更注册手续，并提交医师变更执业注册申请审核表、《医师资格证书》、《医师执业证书》以及省级以上卫生计生行政部门规定提交的其他材料，但经医疗、预防、保健机构批准的卫生支农、会诊、进修、学术交流、承担政府交办的任务和卫生计生行政部门批准的义诊等除外。

多点执业：根据《关于推进和规范医师多点执业的若干意见》，允许临床、口腔和中医类别医师多点执业。在同一执业地点多个机构执业的医师，应当确定一个机构作为其主要执业机构，并向批准该机构执业的卫生计生行政部门申请注册；对于拟执业的其他机构，应当向批准该机构执业的卫生计生行政部门分别申请备案，注明所在执业机构的名称。医师跨执业地点增加执业机构，应当向批准该机构执业的卫生计生行政部门申请增加注册。多点执业的医师应当具有中级及以上专业技术职务任职资格，从事同一专业工作满5年；身体健康，能够胜任医师多点执业工作；最近连续两个周期的医师定期考核无不合格记录。医师在第一执业地点医疗机构外的其他医疗机构执业，执业类别应当与第一执业地点医疗机构一致，执业范围涉及的专业应当与第一执业地点医疗机构二级诊疗科目相同。经全科医师培训合格的医师到基层医疗卫生机构多点执业的，在执业类别不变情况下，可增加注册全科医学专业。医师变更执业类别、执业范围，以及变更第一执业地点医疗机构的，应当按照《医师执业注册管理办法》的规定办理，变更后原多点执业注册同时失效。

医师定期考核：县级以上地方人民政府卫生行政部门主管其负责注册的医师定期考核管理工作。医师定期考核每两年为一个周期。

（二）护士

护士，是指经执业注册取得护士执业证书，依照规定从事护理活动，履行保护生命、减轻痛苦、增进健康职责的卫生技术人员。

1. 资格考试 护士资格考试是评价申请护士资格者是否具备执业所必需的护理专业知识与工作能力的考试。根据《护士执业资格考试办法》规定，具有护理、助产专业中专和大专学历的人员，参加护士执业资格考试并成绩合格，可取得《护理初级（士）专业技术资格证书》。

（1）考试原则和科目　护士执业资格考试包括专业实务和实践能力两个科目，一次考试通过两个科目的为考试成绩合格。在中职学校、高等学校完成国务院教育主管部门和国务院卫生计生主管部门规定的普通全日制3年以上的护理、助产专业课程学习，包括在教学、综合医院完成8个月以上护理临床实习，并取得相应学历证书的，可以申请参加护士执业资格考试。

（2）考试申请　申请参加考试的人员，应在规定期限内报名，并提交以下材料：护士执业资格考试报名表；申请人身份证明；近6个月2寸免冠正面半身照3张；毕业证书；报考所需要的其他材料。

2. 执业注册　护士经执业注册取得《护士执业证书》后，方可按照注册的执业地点从事护理工作。

（1）注册条件　具有完全民事行为能力；在中等职业学校、高等学校完成国务院教育和卫生计生主管部门规定的普通全日制3年以上的护理、助产专业课程学校，包括在教学、综合医院完成8个月以上护理临床实习，并取得相应学历证书；通过卫生部组织的护士执业资格考试；符合国务院卫生计生主管部门规定的健康标准。

（2）健康标准　无精神病史；无色盲、色弱、双耳听力障碍；无影响履行护理职责的疾病、残疾或者功能障碍。

（3）提交材料　护士执业注册申请表；申请人身份证明；申请人学历证书及专业学习中的临床实习证明；护士执业资格考试成绩合格证明；省、自治州、直辖市人民政府卫生计生行政部门制定的医疗机构出具的申请人6个月内健康体检证明；医疗机构拟聘用的相关材料。

（4）护士执业注册的变更、延续和注销　护士在其执业注册有效期内变更执业地点的，应向拟执业地省、自治区、直辖市人民政府卫生计生主管部门报告。护士执业注册有效期届满前30日向执业地省、自治区、直辖市人民政府卫生计生主管部门申请延续注册，收到申请的卫生计生主管部门对具备《护士条例》规定条件的，准予延续，延续执业注册有效期为5年，对不具备规定条件的，不予延续，并书面说明理由。护士有行政许可法规定的应当予以注销执业注册情形的，原注册部门应当依照行政许可法的规定注销其执业注册。

（三）执业药师

执业药师是指经全国统一考试合格，取得《执业药师资格证书》并经注册登记，在药品生产、经营、使用单位中执业的药学技术人员。包括药学和中药学两个类别，统称为执业药师。

1. 资格考试　参加执业药师考试必须具备以下条件：中华人民共和国公民和获准在我国境内就业的其他国籍人员；取得药学、中药学或相关专业博士学位者；取得药学、中药学或者相关专业第二学士学位、研究生班毕业或取得硕士学位，从事药学、中药学或相关专业工作满1年；取得药学、中药学或相关专业大学本科学历，从事药学或中药学专业工作满3年；取得药学、中药学或相关专业大专学历，从事药学或中药学专业工作满5年；取得药学、中药学或相关专业中专学历，从事药学或中药学专业工作满7年者。

2. 注册　执业药师只能在一个省、自治区、直辖市注册，注册有效期为3年，有效期满前3个月，须到注册机构办理再次注册手续。变更执业地点、范围应及时办理变更注册手续。有下列情形之一的，由所在单位向注册机构办理注销手续：死亡或被宣告失踪的；受刑事处罚的；受取消执业资格处分的；因健康或其他原因不能或不宜从事执业药师业务的。

（四）全科医生

全科医生是综合程度较高的医学人才，主要在基层承担预防保健、常见病多发病诊疗和转诊、患者康复和慢性病管理、健康管理等一体化服务，被称为居民健康的“守门人”。党的十九大报告明确提出：加强基层医疗卫生服务体系和全科医生队伍建设。

1. 准入条件 在全科医生规范化培养阶段，参加培养人员在导师指导下可从事医学诊查、疾病调查、医学处置等临床工作和参加医院值班，并可按规定参加国家医师资格考试。注册全科医师必须经过3年全科医生规范化培训取得合格证书，并通过国家医师资格考试取得医师资格。

2. 培养模式 将全科医生培养逐步规范为“5+3”模式，即先接受5年的临床医学（含中医学）本科教育，再接受3年的全科医生规范化培养。在过渡期内，3年的全科医生规范化培养可以实行“毕业后规范化培训”和“临床医学研究生教育”两种方式。

二、医疗损害责任法律制度

医疗损害责任是指医疗机构及其医务人员在诊疗活动中，因医疗过错对患者造成了损害，从而需要由医疗机构对患者及其家属承担的损害赔偿责任。医疗损害侵权的定性与处理已经成为维护医患双方合法权益和正常医疗秩序，以改善民生为重点的社会建设的重要内容和构建社会主义和谐社会的需要。2009年12月26日，第十一届全国人大常委会第12次会议通过了《中华人民共和国侵权责任法》，其中第七章“医疗损害责任”在继承和发展《医疗事故处理条例》民事赔偿部分的基础上，确立了医疗损害责任的基本构成、归责原则、过错责任及附条件的过错推定，对医疗服务过程中涉及患者权益受到侵犯的事项如患者隐私、医疗产品和血液、过度检查等，都做了明确规定，为统一我国医疗纠纷处理法律必将发挥重要作用。

（一）医疗损害责任的归责原则

归责是指行为人因其行为和物件致使他人损害的事实发生后，应依据何种根据或标准依据使其承担责任，即法律应以行为人的过错还是应以已发生的损害结果为价值判断标准，而使行为人承担责任。归责原则的规则，是确定行为人的侵权民事责任的根据和标准。

1. 医疗损害责任的构成要件 主体必须是医疗机构及其医务人员，包括医师、护士、药师、技师、医疗机构管理人员，非法行医造成患者身体健康损害的，不属于医疗损害；必须发生在诊疗活动中，是医疗损害责任发生的时空条件，如果损害行为不是发生在诊疗活动过程中，就不能构成医疗损害责任；必须存在违法行为，如违反医疗卫生管理法律、行政法规、部门规章和诊疗护理规范、常规的行为；必须对患者造成损害后果，这些损害后果必须是法律明确规定的后果，必须是侵害了患者受法律保护的合法权益，如生命权、健康权、姓名权、名誉权、荣誉权、肖像权、隐私权、婚姻自主权、监护权、用益权、担保物权、著作权、专利权、商标专用权、发现权、股权、继承权等人身、财产权益；违法行为和损害后果之间存在因果关系，这是医疗损害责任构成中的一个重要要件，反映患者医疗损害的后果是由医疗机构及其医务人员的违法行为直接造成的；医疗机构及其医务人员必须主观上存在过错，包括医疗故意和医疗过失。

2. 医疗损害的情形

（1）未履行医疗告知义务　医务人员在诊疗活动中应当向患者说明病情和医疗错失、医疗风险、替代医疗方案等情况，并取得其书面同意，不宜向患者说明的，应当向患者的近亲属说明，并取得书面同意。对于知情同意的特殊情况处理，如危重患者的抢救，不能取得患者或其近亲属意见的，经医疗机构负责人或授权的负责人批准，可以立即实施相应的医疗措施。

（2）未尽诊疗义务　医务人员在诊疗活动中未尽到与当时的医疗水平相应的诊疗义务，造成患者损害的，医疗机构应当承担赔偿责任。

（3）医疗物品致患者损害　因药品、消毒药剂、医疗器械的缺陷，或输入不合格的血液造成患者损害的，患者可以向生产或者血液提供机构请求赔偿，也可以向医疗机构请求赔偿。

（4）泄露患者隐私　包括患者的疾病诊断信息、治疗信息、身体器官遗传学信息、就诊经历及与生活相关方面的信息。

（5）过度检查侵权　主要表现为过分追求高档的检查手段和检查设备，过度使用多种辅助性的检查方法和检查措施。

3. 医疗侵权免责事由　《侵权责任法》中规定了医疗侵权免责事由，即患者有损害，因下列情形之一的，医疗机构不承担赔偿责任。患者或其近亲属不配合医疗机构进行符合诊疗规范的诊疗；医务人员在抢救生命垂危的患者等紧急情况下已经尽到合理的诊疗义务；限于当时的医疗水平难以诊疗。其中患者或其近亲属不配合医疗机构进行符合诊疗规范的诊疗，医疗机构及其医务人员也有过错的，应当承担相应的赔偿责任。

《医疗事故处理条例》规定，下列情形不属于医疗事故：在紧急情况下为抢救垂危患者生命而采取医学紧急措施造成不良后果的；在诊疗活动中由于患者病情异常或者患者体质特殊而发生医疗意外情形的；在现有医学科学技术条件下，发生无法预料或者不能防范的不良后果的；无过错输血感染造成不良后果的；因患方原因延误诊疗导致不良后果的；因不可抗力造成不良后果的。

（二）医疗损害的处置

1. 医疗过失行为的报告

（1）医疗机构内部报告　医务人员在医疗活动中有下列情形之一的，应当立即向所在科室负责人报告：发生或者发现医疗损害；可能引起医疗损害的医疗过失行为；发生医疗损害争议。

（2）医疗机构向卫生行政部门报告　发生医疗损害后，医疗机构应当按照规定向所在地卫生行政部门报告，发生下列重大过失行为的，医疗机构应在 12 小时内向所在地卫生行政部门报告：导致患者死亡或者可能造成患者中毒残疾、器官组织损伤导致严重功能障碍的损害后果；导致 3 人以上医疗损害后果；国务院卫生行政部门和省、自治区、直辖市人民政府卫生行政部门规定的其他情形。

2. 病历资料和现场实物封存　发生医疗损害争议时，死亡病例讨论记录、疑难病例讨论记录、上级医师查房记录、会诊意见、病程记录等应在医患双方在场的情况下封存和启封。封存的病历资料由医疗机构保管，任何单位和个人都不得涂改、伪造、隐匿、销毁或者抢夺病历资料。当事人以伪造、篡改、销毁或其他不当方式改变病历资料内容，致使无法认定医疗行为与损害后果之间是否存在因果关系及有无过错的，应当承担相应不利的后果。

3. 尸检 尸检时限：患者死亡，医患双方当事人不能确定死因或者对死因有异议的，应当在患者死亡后48小时内进行尸检，具备尸体冻存条件的，可以延长至7日。尸检应当经死者近亲属同意并签字。

尸检机构和人员：承担尸检的机构，尸检应当由按照国家有关规定取得相应资格的机构和病理解剖专业技术人员进行。承担尸检任务的机构和病历解剖专业技术人员有进行尸检的义务，医疗损害争议双方当事人可以请法医病理学人员参加尸检，也可委派代表观察尸检过程。

拒绝尸检的责任：拒绝或者拖延尸检，超过规定尸检，影响对死因判定的，由拒绝或者拖延尸检的一方承担责任。

尸体的存放和处理：患者在医疗机构死亡的，尸体应当立即移放至太平间，尸体存放时间一般不得超过2周，逾期不处理的尸体，经医疗机构所在地卫生行政部门批准，并报经公安部门备案后，由医疗机构按照规定进行处理。

（三）医疗损害的法律责任

1. 行政责任 卫生行政部门的工作人员在处理医疗事故过程中违反《医疗事故处理条例》的规定，利用职务上的便利收受他人财物或者其他利益，滥用职权，玩忽职守，或发现违法行为不予查出，尚不构成刑事处罚的，依法给予降级或撤职的行政处分。

卫生行政部门违反《医疗事故处理条例》的规定，有下列情形之一的，由上级卫生行政部门给予警告并责令限期改正，情节严重的，对负有责任的主管人员和其他直接责任人依法给予行政处分：接到医疗机构关于重大医疗过失行为的报告后，未及时组织调查的；接到医疗事故争议处理申请后，未在规定时间内审查或者移送上一级人民政府卫生行政部门处理的；未将应当进行医疗事故技术鉴定的重大医疗过失行为或者医疗事故争议移交医学会组织鉴定的；未按照规定逐级将当地发生的医疗事故以及依法对发生医疗事故的医疗机构和医务人员的处理情况上报的；未按照本条例规定审核医疗事故技术鉴定书的。

医疗机构发生医疗事故的，由卫生行政部门根据医疗事故等级和情节，给予警告，情节严重的，责令限期整顿直至由原发证部门吊销执业许可证。

参加医疗事故技术鉴定工作的人员违反《医疗事故处理条例》的规定，接受申请鉴定双方或者一方当事人的财务或者其他利益，出具虚假医疗事故技术鉴定书，尚不构成刑事处罚的，由原发证部门吊销其执业证书或者资格证书。

医疗机构及其医务人员的合法权益受法律保护，干扰医疗秩序，妨害医务人员工作、生活的，应当依法承担法律责任。

2. 刑事责任 医疗机构发生医疗事故，情节严重的，对负有责任的医务人员依照刑法关于医疗事故的规定，依法追究刑事责任，可处以3年以下有期徒刑或者拘役。

医疗机构及其医务人员泄露患者隐私，造成患者损害，情节严重的，处3年以下有期徒刑或者拘役，并处或单处罚金。

以医疗事故为由，寻衅滋事、抢夺病历资料，扰乱医疗机构正常医疗秩序和医疗事故技术鉴定工作，依照刑法关于扰乱社会秩序罪的规定，依法追究刑事责任。

第二节　卫生标准

一、城市社区卫生服务中心基本标准

（一）床位

（1）根据服务范围和人口合理配置。至少设观察床5张。根据当地医疗机构设置规划，可设一定数量的以护理康复为主要功能的病床。原则上不超过50张。

（2）设置护理康复床位的社区卫生服务中心，其规模应根据当地医疗机构设置规划，考虑服务人口数量、当地经济发展水平、服务半径、交通条件等因素合理确定，每千服务人口（指常住人口）宜设置0.3~0.6张床位。

（二）科室设置

至少设有以下科室：临床科室（全科诊室、中医诊室、康复治疗室、抢救室、预检分诊室）、预防保健科室（预防接种室、儿童保健室、妇女保健与计划生育指导室、健康教育室）、医技及其他科室（检验室、B超室、心电图室、药房、消毒间、治疗室、处置室、观察室、健康信息管理室、办公用房等）。

（三）人员

（1）社区卫生服务机构应根据服务功能、服务人口、居民的服务需要，按照精干、效能的原则设置卫生专业技术岗位，配备适宜学历与职称层次的从事全科医学、公共卫生、中医（含中西医结合、民族医）等专业的执业医师和护士，药剂、检验等其他有关卫生技术人员根据需要合理配置。

（2）按辖区人口每万人配备2~3名全科医生。

（3）至少有1名副高级以上任职资格的执业医师；至少1名中级以上任职资格的中医类别执业医师；至少有1名公共卫生执业医师。

（4）医护比例为1:1，其中至少具有1名中级以上任职资格职称的注册护士。

（5）设病床的，每5张病床至少配备1名执业医师、1名注册护士。

（6）其他人员按需配备，不超过社区卫生服务中心编制总数的5%。

（四）房屋

1. 建筑面积　建筑面积不少于1000m²，布局合理，充分体现保护患者隐私、无障碍设计要求，并符合国家卫生学标准。设病床的，每设一床位至少增加30m²建筑面积。

2. 按服务人口数量确定建设规模　社区卫生服务中心服务人口小于5万人（含5万人），建筑面积为1400m²；服务人口5万~7万人（含7万人），建筑面积为1700m²；服务人口大于7万人，建筑面积为2000m²。

（五）设备

1. 诊疗设备　诊断床、听诊器、血压计、体温计、观片灯、体重身高计、出诊箱、治疗推车、供氧设备、电动吸引器、简易手术设备、可调式输液椅、手推式抢救车及抢救设备、脉枕、针灸器具、火罐。

2. 辅助检查设备　心电图机、B超、显微镜、离心机、血细胞计数仪、尿常规分析仪、生化分析仪、血糖仪、电冰箱、恒温箱、药品柜、中药饮片调剂设备、高压蒸汽消毒器等必要的消毒灭菌设施。

3. 预防保健设备 妇科检查床、妇科常规检查设备、身长（高）和体重测查设备、听（视）力测查工具、电冰箱、疫苗标牌、紫外线灯、冷藏包、运动治疗和功能测评类等基本康复训练和理疗设备。

4. 健康教育及其他设备 健康教育影像设备、计算机及打印设备、电话等通讯设备，健康档案、医疗保险信息管理与费用结算有关设备等。

设病床的，配备与之相应的病床单元设施。

根据发展需要，增加康复理疗、儿童保健、妇女保健等相应的设备。

二、城市社区卫生服务站基本标准

（一）床位

至少设观察床3张。不设病床。

（二）科室

至少设有以下科室：全科诊室、治疗室、处置室、观察室、预防保健室、健康信息管理室等。

（三）人员

（1）至少配备2名执业范围为全科医学专业的临床类别、中医类别执业医师。

（2）至少有1名中级以上任职资格的执业医师；至少有1名能够提供中医药服务的执业医师。

（3）每名执业医师至少配备1名注册护士。

（4）其他人员按需配备。

（四）房屋

服务人口0.8万~1万人为宜。建筑面积不少于150m²，布局合理，充分体现保护患者隐私、无障碍设计要求，并符合国家卫生学标准。

（五）设备

（1）基本设备，如诊断床、听诊器、血压计、体温计、心电图机、观片灯、体重身高计、血糖仪、出诊箱、治疗推车、急救箱、供氧设备、电冰箱、脉枕、针灸器具、火罐、必要的消毒灭菌设施、药品柜、档案柜、电脑及打印设备、电话等通讯设备、健康教育影像设备。

（2）有与开展的工作相关的其他设备。

（六）规章制度

制定人员岗位责任制、在职教育培训制度，有国家制定或认可的各项卫生技术操作规程，并成册可用。

三、管理制度

（一）药事管理

药事管理是以医院药学为基础，以临床药学为核心，促进临床科学、合理用药的药学技术服务和相关的药品管理工作。根据《医疗机构药事管理办法》规定，应设立药事管理组织，并设置相应的药学部门，在负责人领导下，负责本机构药事管理。

（二）处方管理

处方是由注册的执业医师和执业助理医师在诊疗活动中为患者开具的、取得药学专业技术职务任职资格的药学专业技术人员审核、调配、核对，并作为患者用药凭证的医疗文书。处方包括医疗机构病区用药医嘱单。

1. 开具处方的条件　医师应在注册的医疗机构签名留样或者加盖专用签章备案后，方可开具处方；经注册的执业助理医师在医疗机构开具的处方，应经所在执业地点执业医师签名或加盖专用签章后方有效；医师取得麻醉药品和第一类精神药品处方权后，方可在本医疗机构开具麻醉药品和第一类精神药品处方，但不得为自己开具该类药品处方，药师取得麻醉药品和第一类精神药品调剂资格后，方可在本医疗机构调剂麻醉药品和第一类精神药品；试用期人员开具处方，应经所在医疗机构有处方权的职业医师审核，并签名或加盖专用签章后方生效。

2. 处方管理　医疗机构应妥善保存处方。普通处方、急诊处方、儿科处方保存期限为1年，医疗用毒性药品、第二类精神药品处方保存期限为2年，麻醉药品和第一类精神药品处方保存期限为3年，处方保存期满后，经医疗机构主要负责人批准、登记备案，方可销毁。

3. 病历管理　病历是指医务人员在医疗活动过程中形成的文字、符号、图标。

（1）保管　门（急）诊病历档案的保存时间自患者最后一次就诊之日起不少于15年。影像、切片等资料的综合，包括门（急）诊病历。严禁任何人涂改、伪造、隐匿、销毁、抢夺、窃取病历。

（2）查阅　除涉及对患者实施医疗活动的医务人员及医疗服务质量监控人员外，其他任何机构和个人不得擅自查阅该患者的病历，因科研、教学需查阅病历的，需经患者就诊的医疗机构有关部门同意后查阅，不得泄露患者隐私。

（3）复印　医疗机构应当受理下列人员和机构复印或复制病历资料的申请：患者本人或其代理人；死亡患者近亲属或其代理人；保险机构。复印、复制病历资料的内容包括门（急）诊病历和住院病历中的住院志、体温单、医嘱单、化验单、医学影像检查资料、特殊检查同意书、手术同意书、手术及麻醉记录单、病理报告、护理记录、出院记录。

（4）封存　发生医疗事故争议时，医疗机构负责医疗服务质量监控的部门应在患者或其代理人在场的情况下封存病历，封存的病历由医疗机构负责医疗服务质量监控的部门保管，封存的病历可以是复印件。

（三）医疗废物管理

医疗废物是指医疗机构在医疗、预防、保健以及其他相关医疗活动中产生的直接或者间接感染性、毒性以及其他危害性的废物。根据医疗废物的类别，分置于符合《医疗废物盛装专用包装物、容器的标准和警示标识的规定》的包装物或者容器内；在盛装医疗废物前，应当对医疗废物包装物或者容器进行认真检查，确保无破损、渗漏和其他缺陷；感染性废物、病理性废物、损伤性废物、药物性废物及化学性废物不能混合收集；废弃的麻醉、精神、放射、毒性等药品及其相关的废物的管理，依照有关法律、行政法规和国家有关规定执行；化学性废物中批量的废化学试剂、废消毒剂应当交由专门机构处置；批量的含有汞的体温计、血压计等医疗器具报废时，应当交由专门机构处置；医疗废物中病原体的培养基、标本和菌种、毒种保存液等高危险废物，应当首先在产生地点进行压力蒸汽灭菌或者化学消毒处理，然后按照感染性废物收集处理；隔离的传染病患者或者疑似传染病患者产生的具有传染性的排泄物，应当按照国家规定严格消毒，达到国家规定的排放标准后方可排入污水处理系统；隔离的传染病患者或者疑似传染病患者产生的医疗废物应当使用双层包装物，并及时密封；放入包装物或者容器内的感染性废物、病理性废物、损伤性废物不得取出。

（四）医院感染管理

医院感染管理是各级卫生行政部门、医疗机构及医务人员针对诊疗活动中存在的医院感染、医源性感染及相关的危险因素进行的预防、诊断和控制活动。医疗机构发生的医院感染属于法定传染病的，应当按照《中华人民共和国传染病防治法》和《国家突发公共卫生事件应急预案》的规定进行报告和处理。

1. 医院感染　指住院患者在医院内获得的感染，包括在住院期间发生的感染和在医院内获得出院后发生的感染，但不包括入院前已开始或者入院时已处于潜伏期的感染。医院工作人员在医院内获得的感染也属医院感染。

2. 医源性感染　指在医学服务中，因病原体传播引起的感染。

3. 医院感染暴发　是指在医疗机构或其科室的患者中，短时间内发生 3 例以上同种同源感染病例的现象。

4. 消毒　指用化学、物理、生物的方法杀灭或者消除环境中的病原微生物。

5. 灭菌　杀灭或者消除传播媒介上的一切微生物，包括致病微生物和非致病微生物，也包括细菌芽孢和真菌孢子。

> **考点提示**
> 医疗机构的药事、处方、医疗废物、医院感染等管理制度。

第三节　卫生监督

一、卫生监督管理机构及职责

国务院卫生行政部门负责全国医疗机构的监督管理工作，县级以上地方人民政府卫生行政部门负责本行政区域内医疗机构的监督管理工作。县级以上人民政府卫生行政部门行使下列监督管理职权。

（1）负责医疗机构的设置审批、执业登记和校验。

（2）对医疗机构的执业活动进行检查指导。

（3）负责组织对医疗机构的评审。

（4）对违反医疗机构管理的行为给予处罚。

> **考点提示**
> 卫生行政主管部门对社区卫生机构有监督义务。

二、违反医疗机构管理法规的法律责任

（1）未取得《医疗机构执业许可证》擅自执业的，责令其停止执业活动，没收非法所得和药品、器械，并根据情节处以 1 万元以下的罚款。逾期不校验《医疗机构执业许可证》仍从事诊疗活动的，责令其限期补办校验手续；拒不校验的，吊销其《医疗机构执业许可证》。

（2）出卖、转让、出借《医疗机构执业许可证》的，没收非法所得，并可处以 5000

元以下罚款，情节严重的，吊销其《医疗机构执业许可证》。

（3）诊疗活动超出登记范围的，予以警告，并责令其改正，并可视情节处以 3000 元以下的罚款；情节严重的，吊销其《医疗机构执业许可证》。

（4）使用非卫生技术人员从事医疗卫生技术工作的，责令限期改正，并可处以 5000 元以下的罚款；情节严重的，吊销其《医疗机构执业许可证》。

（5）出具虚假证明文件的，予以警告；对造成危害后果的，可处以 1000 元以下的罚款，对直接责任人员由所在单位或者上级机关给予行政处分。

（6）违反《医疗广告管理办法》发布医疗广告的，责令改正，给予警告；情节严重的，可以责令其停业整顿、吊销有关诊疗科目，直至吊销《医疗机构执业许可证》。篡改《医疗广告审查证明》内容发布医疗广告的，吊销《医疗广告审查证明》，并在 1 年内不受理该医疗机构的广告审查申请。

本章小结

要点	内容
卫生法	由国家制定或认可，并由国家强制力保证实施的旨在调整保护人体健康活动中形成的各种社会关系的法律规范的总称
医疗损害的处理	医务人员必须按照相关程序进行正确的处理

习　题

一、选择题

【A1/A2 型题】

1. 执业医师法规定医师除正当治疗外，不得使用以下药品，除了

A. 麻醉药品　　B. 医疗用毒性药品　　C. 副作用大的药品
D. 精神药品　　E. 放射性药品

2. 医生白某因挪用公款用于个人经营，被判有期徒刑一年。白某被判刑后其执业

A. 可以不受限制
B. 在监管部门规定范围内执业
C. 注销注册
D. 服刑期间不允许执业，服刑期满可再执业
E. 终止医师执业活动

3. 医师在执业活动中违反技术操作规范，造成严重后果的，给予警告或者责令暂停执业活动

A. 三个月至六个月　　B. 六个月至一年　　C. 六个月至一年半
D. 一年至一年半　　E. 一年至两年

4. 发生医疗纠纷，可提请医疗事故技术鉴定委员会鉴定，由卫生行政部门处理。对鉴

定结论或卫生行政部门处理不服的

A. 只能申请上一级鉴定委员会重新鉴定

B. 只能申请上一级卫生行政部门复议

C. 只能向人民法院起诉

D. 不能进行任何申请或起诉

E. 可以提出重新鉴定或行政复议申请，也可以起诉

5. 被甲类传染病病原体污染的污水、污物、粪便，有关单位必须按照以下规定进行处理

A. 在卫生防疫机构的指导监督下进行严格消毒后处理

B. 在卫生防疫机构的指导监督下进行消毒后处理

C. 在卫生防疫机构的指导下进行消毒后处理

D. 由卫生防疫机构进行消毒后处理

E. 由卫生防疫机构进行严格消毒后处理

6. 输血时，由两名医护人员带病历共同到患者床旁

A. 核对用血申请单、血袋标签、交叉配血试验记录

B. 核对患者姓名、性别、年龄、病室、床号、血型等

C. 核对患者症状、体征、治疗过程

D. 逐项填写患者输血反应回报单，并返还输血科保存，输血科每日统计上报医务处

E. 逐项填写患者输血反应回报单，并上报院长室

7. 医疗事故的违法性是指行为人在诊疗护理中违反

A. 法律　　B. 行政法规　　C. 技术操作规程

D. 和院方的约定　　E. 和患者的约定

8. 对医疗机构的执业要求规定，医疗机构必须将以下项目悬挂于明显处，除了

A. 医疗机构执业许可证　　B. 诊疗科目　　C. 诊疗医生

D. 收费标准　　E. 诊疗时间

9. 公共场所的卫生标准和要求的制定部门是

A. 国务院　　B. 卫生健康委员会

C. 县级以上卫生行政部门　　D. 县级以上卫生防疫机构

E. 以上都不是

10. 公共场所卫生监督员的证书应由哪一部门签发

A. 同级人民政府　　B. 同级卫生行政部门

C. 上一级人民政府　　D. 上一级卫生行政部门

E. 卫生健康委员会

二、思考题

1. 执业（助理）医师资格考试的条件有哪些？如何注册？

2. 护士资格考试的条件有哪些？如何注册？

3. 执业药师资格考试的条件有哪些？如何注册？

4. 全科医生是什么？如何准入？培养模式是什么？

5. 医疗损害的归责原则和处理程序有哪些？

6. 医疗废物是什么？

7. 医院感染管理是什么？医院感染应当按照什么规定进行报告和处理？

（唐远航）

扫码“练一练”

扫码“学一学”

第十三章　卫生监督协管

学习目标

1. 掌握　卫生监督协管的内容。
2. 熟悉　卫生监督协管的流程、方法。
3. 了解　卫生监督协管人员的考核方法。
4. 学会卫生监督协管的方法。
5. 具备卫生监督协管的理论及实践知识。

案例讨论

［案例］

某县组织卫生监督所卫生监督员及疾病预防控制中心检验人员对某自来水厂的水质进行常规抽样检测，采集出厂水样本1个，当场制作了水质采样单，现场检测游离余氯为0.15mg/L，其他指标送实验室检测，结果显示出厂水中砷含量为0.039mg/L。

［讨论］

1. 该厂出厂水按国家《生活饮用水标准》，是否达标？
2. 卫生监督员应进一步开展什么工作？
3. 社区卫生服务机构在卫生监督协管工作中可以发挥什么作用？

第一节　概　述

一、概念

（一）卫生监督

卫生监督指卫生行政部门执行国家法律、法规，维护公共卫生和医疗服务秩序，保护人民群众健康及其相关权益，对特定的公民、法人和其他组织所采取的能直接产生法律效果的卫生行政执法行为。

（二）卫生监督协管

卫生监督协管服务是政府免费提供的公共卫生产品，主要任务是由各城乡基层医疗卫生机构协助基层卫生监督机构开展食品安全、职业卫生、饮用水卫生、学校卫生、非法行医和非法采供血等方面的巡查、信息收集、信息报告并协助调查。

二、卫生监督协管的意义

卫生监督协管服务是卫生监督网络体系建设的重要补充，是保证卫生监督工作任务落实的重要力量；是实现医药卫生体制改革目标的基本保障，必须从基本、基础、基层抓起，要把改革和发展的重心放在基层，进一步强化基层的责任和作用。在各乡镇、社区建立卫生监督协管制度，解决基层卫生监督相对薄弱的问题，使医疗救治、防病保健和卫生监督三大块业务都得到加强，实现信息共享、医疗资源共享和相互服务的良性互动局面，完善三级卫生网络建设，惠及广大人民群众。

第二节　服务对象与服务要求

一、服务对象

辖区内居民以及学校学生人群、职业危害接触人群等特殊人群。

二、服务要求

（一）卫生监督协管服务职能定位

在基层医疗卫生机构开展卫生监督协管服务，充分利用三级公共卫生网络和基层医疗卫生机构的前哨作用，解决基层卫生监督相对薄弱的问题，从而进一步建成横向到边、纵向到底，覆盖城乡的卫生监督网络体系，及时发现违反卫生法律法规的行为，保障广大群众公共卫生安全。

（二）卫生监督协管服务工作要求

（1）各级卫生行政部门要建立健全卫生监督协管工作制度和管理规定，加强考核评估，要配备相应的人员，组织开展相关的培训，为基层医疗卫生机构开展卫生监督协管工作创造良好条件。

（2）各卫生监督机构要采用在乡镇、社区设派出机构或派出人员等多种方式，加强对基层医疗卫生机构开展卫生监督协管的指导、培训并参与考核评估。

（3）乡镇卫生院、社区卫生服务中心要建立健全和落实卫生监督协管服务有关工作制度，配备专（兼）职人员负责卫生监督协管服务工作，明确责任分工，有条件的地区可以实行零报告制度。

（4）开展协管工作中，要按照国家法律、法规及有关管理规范的要求提供卫生监督协管服务，及时做好相关记录，记录内容应齐全完整、真实准确、书写规范。

（5）卫生监督协管服务机构档案管理。卫生监督站应对卫生监督协管本地资料、监督检查情况、群众投诉举报记录、工作记录和相关文件等信息进行收集、整理、保管。卫生监督协管档案资料应按上级文件、计划总结、会议记录、投诉举报、转交案件、宣传培训、年度报表、被监督单位本底资料、管理相对人监督档案等项目进行分类，并装订成册，内容如下。

1）上级卫生监督机构下发的文件、工作计划、检查安排等。

2）卫生监督协管工作安排、计划、总结、汇报、宣传资料、日常检查执法文书及其他相关工作小结、图片资料等。

3）对县以上卫生监督机构转交的案件、文字性材料以及处理结果。

4）管理相对人基础档案，做到一户一档，内容应包含被监管单位的名称、地址、负责人、卫生知识培训、从业人员健康证、日常监督检查情况及存在的主要问题等。

5）群众投诉举报的受理登记记录及处理结果。

（6）卫生监督协管机构制度建设。卫生监督协管机构应建立健全以下制度。

1）卫生监督协管工作制度。

2）卫生监督协管员岗位责任制度。

3）卫生监督协管员工作职责。

4）卫生监督协管员廉洁自律规定。

5）卫生监督协管投诉接待制度。

6）卫生监督协管案件交接制度。

7）卫生监督协管档案管理制度。

8）卫生监督协管学习培训制度。

9）卫生监督协管检查考核及奖惩制度。

10）卫生监督信息员工作职责。

11）卫生监督协管信息报告制度。

12）卫生监督协管人员例会制度。

13）卫生监督协管人员轮岗、转岗制度。

三、协管机构设置、人员配备与管理

（一）卫生监督协管机构设置

（1）按照划片设置、垂直管理的原则，依托乡镇卫生院、社区卫生服务中心设置卫生监督协管机构。在其工作地点，按照“XX 乡卫生监督站、XX 社区卫生监督站”命名原则，悬挂卫生监督协管机构牌子。

（2）卫生监督站可以在村卫生所（室）、社区卫生服务站聘任卫生监督信息员。

（二）卫生监督协管机构职责

1. 食品安全信息报告　发现或怀疑有食物中毒、食源性疾病、食品污染等对人体健康造成危害或可能造成危害的线索和事件，及时报告卫生监督机构并协助调查。

2. 职业卫生咨询指导　在医疗服务过程中，发现从事接触或可能接触职业危害因素的服务对象，对其开展针对性的职业病防治咨询、指导，对发现的可疑职业病患者向职业病诊断机构报告。

3. 饮用水卫生安全巡查　协助卫生监督机构对农村集中式供水、城市二次供水和学校供水进行巡查，协助开展饮用水水质抽检服务，发现异常情况及时报告；协助有关专业机构对供水单位从业人员开展业务培训。

4. 学校卫生服务　协助卫生监督机构定期对学校传染病防控开展巡访，发现问题隐患及时报告；指导学校设立卫生宣传栏，协助开展学生健康教育。协助有关专业机构对校医（保健教师）开展业务培训。

5. 非法行医和非法采供血信息反馈报告　定期对辖区内非法行医、非法采供血开展巡访，发现相关信息及时向卫生监督机构报告。

6. 公共场所卫生协管　定期开展辖区内公共场所（理发店、美容店、旅店、宾馆、公共浴室、足浴店等）卫生监督检查。

7. 完成上级卫生监督机构指定或交办的其他工作任务。

（三）卫生监督协管人员配置与管理

（1）人员配备：根据辖区人口、工作量、服务范围和经济水平等因素，综合考虑、科学规划，合理配置。其工作职责是全面掌握辖区日常协管工作的基本情况，组织力量落实各项协管任务，解决和反馈日常协管工作中出现的问题，对辖区的日常协管工作进行督促、检查和考核。

（2）每个卫生监督站至少设置2～5名卫生监督协管人员，其中专职卫生监督协管人员至少1人。

（3）卫生监督协管人员从乡镇卫生院（社区卫生服务中心）现有在编专业技术人员中选聘，对符合条件的公共卫生相关岗位上的工作人员可优先聘用，如防保医生、妇幼医生和业务骨干等。

（4）卫生监督信息员一般由村卫生所（室）、社区卫生服务站负责人担任。

第三节　卫生监督协管内容

一、食品安全信息报告

（一）流程图及说明

1. 食品安全事故信息报告流程　见图13－1。

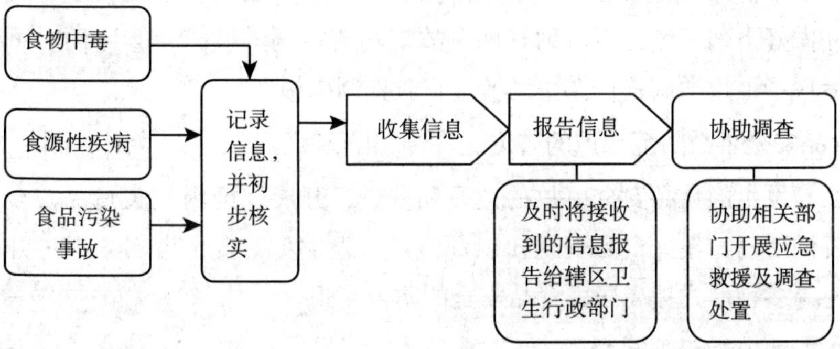

图13－1　食品安全事故信息报告流程

2. 流程内容说明

（1）收集信息　收集已确诊或可疑食物中毒、食源性疾病、食品污染事故，及时做好事故相关信息记录，并初步核实事故相关信息。

（2）报告信息　在对食品安全事故进行初步核实后应立即将事故信息通过电话等方式报告给属地的卫生行政部门。

（3）协助调查　协助相关部门开展应急救援及事故调查处理工作。

（二）内容、方法和步骤

1. 收集食品安全事故或疑似食品安全事故信息

（1）信息来源　①诊疗医生接诊报告的信息：要求初诊医生在诊疗过程中询问进食情

况，发现食源性疾病患者或疑似患者后，通报卫生监督协管员；②食品安全事故发生单位与引发食品安全事故的食品生产经营单位报告的信息；③公众举报信息。

（2）信息收集方式与内容　①发生食品安全事故的单位、地址；②事故发生或中毒患者发病时间、中毒人数、死亡人数；③可疑中毒食品及进食时间、进食人数；④患者中毒表现、就诊或所处地点、救治措施及患者情况；⑤通讯的联系方式。

2. 对公众举报信息和媒体披露与报道信息进行现场核实

（三）食品安全事故或疑似食品安全事故报告

对事故进行初步核实后，应在 2 小时内将事故信息通过电话等方式报告给属地的卫生行政部门，同时填写《卫生监督协管信息报告登记表》。

《卫生监督协管信息报告登记表》的要求如下：

1. 信息报告范围、标准及方式

（1）凡中毒人数超过 30 人及以上或死亡 1 人及以上的。

（2）凡中毒事件发生在学校、幼儿园、建筑工地等集体单位及地区性或全国性重要活动期间且一次中毒人数超过 5 人以上的。

2. 信息报告的方式及时限　在对事件初步核实后，立即采用电话和传真形式报告辖区卫生监督机构。

3. 信息报告内容　发生时间、发生地点、暴露人数、发病人数、死亡人数、主要的临床症状及严重程度、可能原因、已采取的措施、报告单位、报告人员及联系方式等。

（四）协助调查

帮助食品安全事故调查处理部门查找涉及食品安全事故的相关人员及可疑肇事单位的地理位置，并做好下列工作：①协助开展事故现场流行病学调查；②协助对可疑食品生产经营情况开展现场卫生学调查；③协助实施临时控制措施。

（五）食品安全事故防范知识的咨询、宣传和培训

根据辖区易发生的食品安全事故的性质和特点，开展辖区内相关食品安全知识、法律法规的宣传咨询活动，建立食品安全知识宣传点，提供免费宣传资料，通过开展食品安全宣传教育讲座等多种形式提高居民食品安全的防范意识。

二、职业卫生咨询指导

（一）职业卫生监督协管服务流程图及说明

1. 职业卫生监督协管服务流程　见图 13－2。

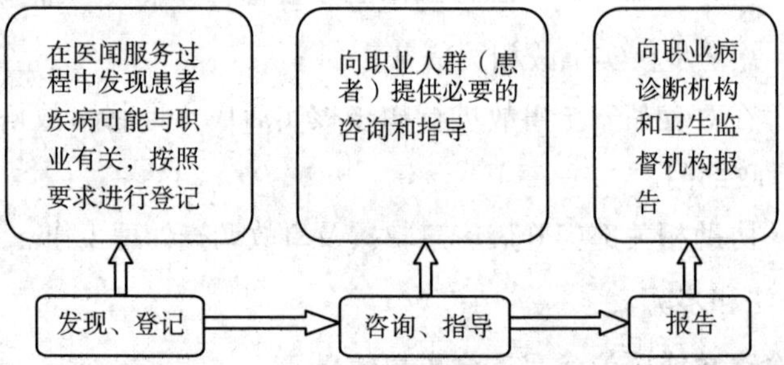

图 13－2　职业卫生监督协管服务流程

2. 流程内容说明　职业卫生监督协管主要职责：开展对社区居民和就诊人员的职业病防治宣传教育、咨询、指导；在医疗服务过程中，发现可疑职业病患者，做好信息登记，并向辖区卫生监督机构报告。

（二）内容、方法和步骤

1. 可疑职业病患者的登记和报告

（1）可疑职业病患者登记、报告的内容　建立“登记报告记录表”，如实记录姓名、性别、年龄、身份证号、工作单位、工种、接触职业危害时间、可疑职业病名称、个人及工作单位联系方式（表13－1）。

表13－1　可疑职业病患者登记与报告记录表

姓名	性别	年龄	身份证号	工作单位	工种	可疑职业病（职业危害）名称	工作单位电话	患者电话	接报方单位、接报人姓名、电话	报告人	报告日期

（2）可疑职业病患者报告的方法　采用电话报告或书面报告形式。

（3）可疑职业病患者报告的程序

第一步：发现可疑职业病患者后，做好登记，并向辖区卫生监督机构报告。

第二步：告知患者到有职业健康检查资质或职业病诊断资质的医疗卫生机构进行规范体检，以确定是否为疑似职业病。

2. 职业病防治宣传教育、咨询、指导　在社区卫生服务中心、乡镇卫生院开展职业卫生法律法规宣传和职业病防治知识的宣传教育，以提高居民和企业工人的职业病防治法律意识和自我保护意识，普及职业病防治知识。

（1）医务人员职业健康教育、咨询、指导

1）工作内容：门诊职业健康教育、咨询、指导主要指由医务人员开展的针对就诊者的个体化职业健康教育、咨询、指导。

2）方法和程序：针对每个就诊者的职业健康教育，结合本次就诊者的目的，指导时间不少于5分钟；职业健康教育或指导的主要内容，均应记录在就诊者的诊疗记录中，如应记录职业健康教育题目和重点讲解的内容小标题。

（2）门诊职业卫生宣传　充分利用社区卫生服务机构内设置的卫生宣传栏，包括卫生墙报、宣传橱窗和流动宣传展板等宣传辖区内存在的常见职业病危害知识，内容要精炼、通俗易懂，可请当地卫生监督机构提供业务支持。

职业卫生宣传应当由专人负责管理。每期宣传内容都应当存档，便于工作总结时自查和工作检查。

（3）社区职业卫生宣传　结合每年《职业病防治法》宣传周及法制宣传日活动，配合辖区卫生监督机构采取向社区职业人群发放宣传传单、小册子、小折页，张贴宣传画等形式，集中开展2次职业病防治知识宣传。在有条件的地方，还可以利用触摸式电子屏幕、闭路电视、宽带网等现代媒体开展职业健康知识的普及活动。

（4）职业卫生宣传教育、咨询、指导工作总结与评估　通过开展抽查和汇总有关“职业卫生宣传教育、咨询、指导记录表”进行效果分析，撰写评估总结，针对存在问题，提出改进措施，修改下一年度工作计划和方案（表13－2）。

表 13－2　职业卫生服务宣传教育、咨询、指导记录表

时间：	地点：
形式：	主办单位：
合作单位：	参与人数：
宣传品发放种类及数量：	
宣传主题：	
宣传小结：	
宣传活动评价： 负责人（签字）：　　　　　　填表时间：　年　月　日	
存档材料附后：书面材料、图片材料、印刷材料、影音材料、签到表、其他材料	

三、饮用水卫生安全巡查

（一）饮用水卫生监督协管流程及说明

1. 饮用水卫生监督协管流程　见图 13－3。

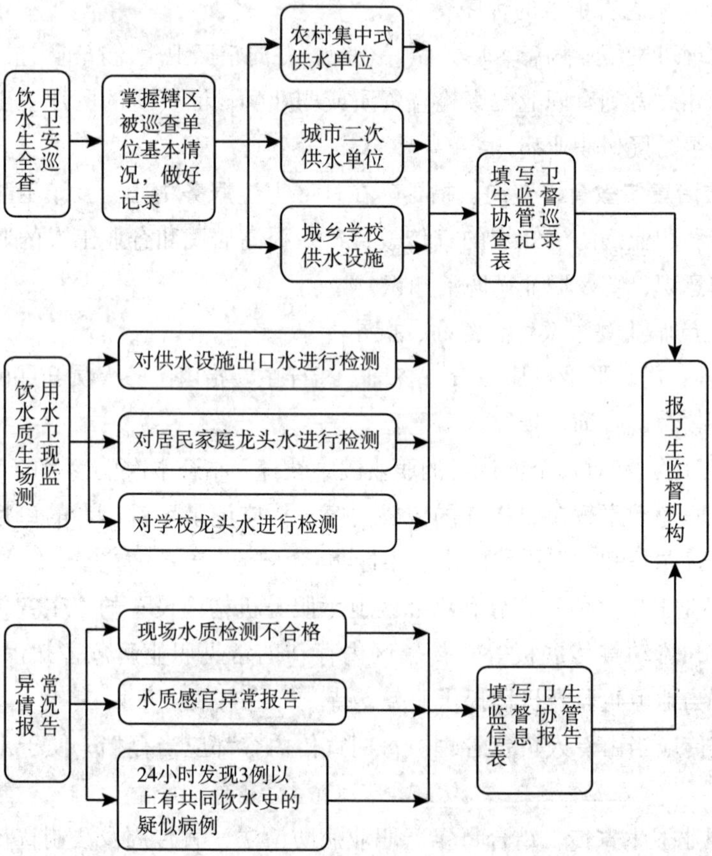

图 13－3　饮用水卫生监督协管流程

2. 流程内容说明

（1）了解掌握辖区内农村集中式供水单位、城市二次供水单位和城乡学校基本情况（数量、位置、许可情况），做好登记。在需要时可协助卫生监督员迅速到达现场、联系各单位负责人或管水责任人。

（2）每年按照辖区卫生监督机构的巡查安排，协助卫生监督机构对辖区内农村集中式

供水单位、城市二次供水单位和城乡学校供水设施开展巡查，同时对设施出口水和学校龙头水水质进行现场检测，每个供水设施检测。现场检测项目包括感官性状（臭和味、肉眼可见物）、pH、消毒剂余氯测定。

（3）每个机构每季对社区居民家庭龙头水水质进行现场抽样检测。现场检测项目包括感官性状（臭和味、肉眼可见物）、pH、消毒剂余氯测定。

（4）将巡查结果和检测结果填写在《卫生监督协管巡查记录表》（其中现场快速检测结果填写在“巡查地点与内容”栏）中，定期上报卫生监督机构。

（5）发现现场水质检测不合格、接到水质异常反映、发现24小时内出现3例以上有共同饮水史的疑似病例，填写《卫生监督协管信息报告登记表》，立即报告卫生监督机构。

（二）内容、方法和步骤

1. 农村集中式供水单位

（1）定义　农村集中式供水是指农村地区自水源集中取水，通过输配水管网送到用户或公共取水点的供水方式。为用户提供日常饮用水的供水站和为公共场所、居民社区提供分质供水也属于集中式供水。农村集中式供水单位主要有乡镇水厂、单或联村供水设施，企事业单位建设的公共供水设施。

（2）巡查内容

1）查看自水源（备井井口、河流、湖泊的取水口）周围100m内是否有旱厕、渗水坑和畜禽养殖厂、垃圾堆、化粪池、废渣和污水渠道。

2）查看水泵房、蓄水池、沉淀池周围30m内是否有旱厕、渗水坑和畜禽养殖厂，垃圾堆、化粪池、废渣和污水渠道。

3）检查是否有水质消毒设施、消毒设施是否运转。消毒设施主要有次氯酸钠、二氧化氯加药器、紫外线消毒器、臭氧消毒器等三类。其中对次氯酸钠、二氧化氯类消毒器查看消毒剂加药器是否工作，对紫外线消毒器查看灯管是否全部点亮，对臭氧消毒器查看流量计是否有臭氧流过。

4）查看供水设施近期是否有施工（管线改造、粉刷油漆等）。

5）查看是否具有卫生许可证，许可证是否在有效期内。

6）查看是否有水质检测报告。

2. 城市二次供水单位

（1）定义　二次供水是指集中式供水在入户前经再度存储、加压和消毒或深度处理，通过管道或容器输送给用户的供水方式。

（2）巡查内容

1）是否有明确的责任单位和管理人员。

2）查看水池周围2m内是否有渗水坑、化粪池、垃圾堆等污染源，水箱周围2m内是否有污水管线及污染物。

3）查看是否有水箱定期清洗消毒记录。

4）查看供水设施近期是否有施工（管线改造、粉刷油漆等）。

5）查看是否有水质检测报告。

3. 城乡学校供水设施

（1）学校内自建集中式供水设施巡查内容

1）查看水源（自备井井口、河流、湖泊的取水口）周围100m内是否有旱厕、渗水坑和畜禽养殖场、垃圾堆、化粪池、废渣。

2）查看水泵房、蓄水池、沉淀池周围30m内是否有旱厕、渗水坑和畜禽养殖场、垃圾堆、化粪池、废渣。

3）检查是否有水质消毒设施、消毒设施是否运转。消毒设施主要有次氯酸钠、二氧化氯加药器、紫外线消毒器、臭氧消毒器等三类。其中对次氯酸钠、二氧化氯类消毒器查看消毒剂加药器是否工作，对紫外线消毒器查看灯管是否亮，对臭氧消毒器查看流量计是否有臭氧流过。

4）查看供水设施近期是否有施工（管线改造、粉刷油漆等）。

5）查看是否具有卫生许可证，许可证是否在有效期内。

6）查看是否有水质检测报告。

（2）学校内二次供水单位巡查内容

1）是否有明确的管理人员。

2）查看水池周围2m内是否有渗水坑、化粪池、垃圾堆等污染源，水箱周围2m内是否有污水管线及污染物。

3）查看是否有水质消毒设施，消毒设施是否运转。

4）查看供水设施近期是否有施工（管线改造、粉刷油漆等）。

5）查看是否有水箱定期清洗消毒记录。

6）查看是否有水质检测报告。

4. 水质检测

（1）采样要求

1）供水设施出口水：集中式供水单位的设施出口水采集位置是，水处理完成后进入输送管道前的取水口处；二次供水的设施出口水应当为蓄水池或水箱出水口处；采样时应先打开取水口（水龙头）放水5分钟。

2）居民家庭龙头水：采集位置是居民家中厨房的水龙头处（不要选择安装家用水质处理器后的水样），采样时应先打开龙头放水5分钟（放水过程可让居民自备容器接水，避免浪费）。

3）学校龙头水：采集位置是学校水房的水龙头处，采样时应先打开龙头放水5分钟。

（2）检测项目及方法

1）肉眼可见物

方法：直接观察法。

步骤：将水样摇匀在光亮处迎光直接观察，查看水中是否有泥沙、悬浮颗粒、藻类、线虫等可见物。

2）臭和味

方法：嗅气和尝味法。

仪器：250ml锥形瓶。

步骤：取100ml水样，倒入250ml锥形瓶，振摇后直接从瓶口闻水的气味。用适当文字描述（如无异味、腥味、土臭味等）。取少量水放入口中（此水样应对人体无害），不要下咽，用文字描述。没有锥形瓶的可用其他洁净容器代替。

3）pH

方法一：玻璃电极法。

仪器：精密酸度计，测量范围 0～14pH 单位，读数精度小于等于 0.02pH 单位。

步骤：用洁净的广口容器接取适量水样，将电极放入水样中通过仪器读数。检测仪器由设备厂家或当地卫生监督机构定期协助校准、清洗。

方法二：试纸法。

仪器：pH 试纸。

步骤：使用试纸法时，用试纸蘸取水样，显色后用比色卡比色读数。

4）游离氯

方法：DPD 分光光度法。

仪器：分光光度计（配比色管）。

试剂：DPD 试剂（销售余氯检测仪配套此试剂）。

步骤：取 10ml 水样置于比色管中，加入 DPD 试剂，反应充分后放入分光光度计中比色读数。（实际操作步骤以仪器所配说明书为准）。

对农村集中式供水单位监测时，检测此项目，且只在供水单位使用次氯酸钠消毒时测量游离余氯含量，其他消毒方式不检测此项。

（3）结果判定

1）肉眼可见物：不得有肉眼可见物。

2）臭和味：不得有异味。

3）pH：6.5～8.5。

4）游离氯：集中式供水设施出口水≥0.3mg/L；龙头水≥0.05mg/L。

（三）异常情况报告

（1）现场水质检测过程中，发现任意 1 件水样的任何指标出现不合格，及时报告卫生监督机构报告。报告内容包括检测单位名称、地点，检测水样种类，检测不合格项目。

（2）发现或接到群众反映，水质感官出现异常（异色、异味、异物、温度异常）的报告时，应立即电话报告卫生监督机构。对群众反映的水质异常，应在报告后前往现场进行核实。报告内容包括出现水质异常的单位名称、地址、水质异常的表现，影响范围，有无人员发病。

（3）社区卫生服务中心、乡镇卫生院接诊在 24 小时内 3 例以上有共同饮水史的集中病例时，立即电话卫生监督机构。

四、学校卫生协管服务

（一）学校卫生协管服务流程及说明

1. 学校卫生协管服务流程　见图 13－4。

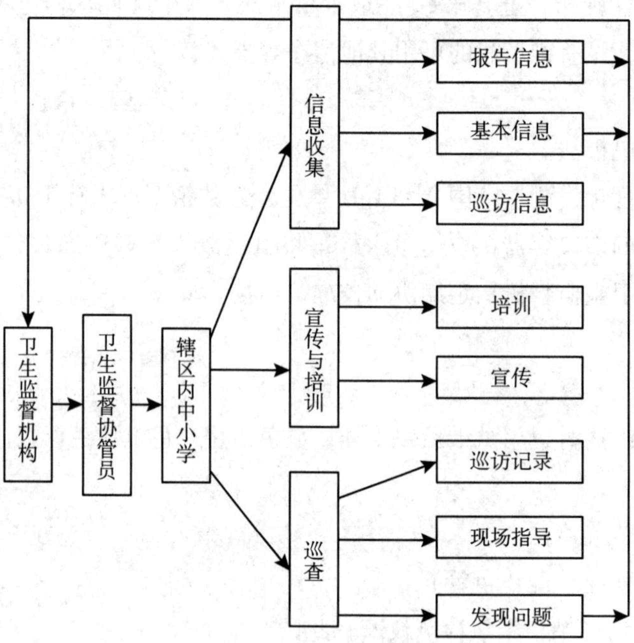

图 13－4　学校卫生协管服务流程

2. 服务流程内容说明

（1）巡访　对学校饮用水卫生和传染病防控措施落实情况开展巡访，指导学校建立健全各项学校卫生制度并督促学校落实。

（2）信息收集　掌握辖区内学校基本情况，根据巡访内容填写《卫生监督协管巡查登记表》及《卫生监督协管信息报告登记表》，协助卫生监督机构做好其他信息报告工作。

（3）宣传、培训　确定宣传内容；准备宣传资料；组织实施宣传工作；整理宣传记录；开展定期培训。

（二）内容、方法和步骤

1. 巡访工作

（1）学校生活饮用水主要巡访内容　参照饮用水卫生协管技术规范。

（2）学校传染病防控工作主要巡访内容　①卫生防病管理组织；②指定专人负责本单位传染病疫情等突发公共卫生事件工作；③突发公共卫生事件应急预案；④传染病管理制度；⑤学生病假与患病情况登记；⑥晨检情况登记；⑦小学新生入学预防接种证（卡）查验登记；⑧疫情信息上报情况。

（3）方法　第一次巡访联系辖区卫生监督机构，巡访人员在监督员带领下共同开展巡访工作，以后每年春季、秋季开学第一个月由巡防人员对本辖区内中小学学校卫生工作开展巡访。

现场询问、查看，查阅相关资料并填写巡查登记表。针对巡访中发现的问题及时告知校方、指导改正，做好记录并定期回访，同时将相关情况上报卫生监督机构。

2. 信息收集工作

（1）基本信息　基本情况：学校名称、地址、学校卫生负责人员、联系方式、学生总数、医务室设置等。

校内教学环境及卫生设施：教室、宿舍间数等。

饮用水：供水方式，如集中式供水、二次供水、分质供水、分散式供水等。

（2）现场巡访信息　巡访中要做好记录，针对发现的问题要填写《卫生监督协管巡查登记表》。

（3）方法

1）初次巡访时，由巡访人员携带属地卫生监督机构提供的《学校基本信息登记表》，交于学校相关负责人，并由学校以邮寄方式寄回属地卫生监督机构；以后的巡访工作中每年询问一次学校基本信息是否有变化，如有变化督促学校及时重新填写该表并寄回属地卫生监督机构。

2）卫生监督协管员巡访时收集、核实学校基本信息，并填写《卫生监督协管巡查登记表》，发现问题填写《卫生监督协管信息报告登记表》，及时报告卫生监督机构（表13－3）。

表13－3　学校基本信息登记表

一、基本情况
法定代表人（负责人）：　　　　身份证件号：
学生总数__________　　　　教职员工数__________
学校卫生负责人员：______________　　　　联系方式：______________
学校医务室（有医疗机构执业许可证）：　　　　许可项目：______________
专职校医____名　（医师____名　护士____名）
兼职校医____名　（是否为专业技术人员　是□　否□）
学校保健室（无医疗机构执业许可证）：
保健老师____名　（是否为专业技术人员　是□　否□）
学生宿舍：有□　无□
住宿学生：__________
二、学校类别
1. 初等教育□　2. 中等教育□　3. 职业技术教育□　4. 其他教育□
三、办学性质
1. 公办□　　2. 民办□　　3. 其他□
四、校内教学环境及卫生设施
1. 教室间数________
2. 宿舍间数________　　男生宿舍数________　　女生宿舍数________
3. 教学环境监测（专业技术部门出具的检测报告）：有□（次/年）　　无□
五、饮用水
1. 集中式供水□　　供水单位名称：
2. 二次供水□　　供水设施的卫生许可证号：
3. 分质供水□　　供水设施的卫生许可证号：
4. 分散式供水□　　取水点：　　　　消毒方式：
5. 其他□　　取水点：　　　　消毒方式：

3. 学校卫生工作宣传与培训工作

（1）内容　①协助学校每学期至少开展一次学校传染病防控、饮用水安全等学校卫生相关知识宣传；②协助卫生监督机构，学校发放学校卫生相关知识宣传品；③在传染病高发季节协助卫生监督机构及学校开展有针对性的传染病预防知识宣传；④协助学校开设学校卫生相关知识宣传栏；⑤协助卫生监督机构开展学校卫生工作培训。

（2）方法　①通过校园广播、知识竞赛、健康教育课、讲座、多媒体播放、健康咨询、板报设立和发放宣传品等方式开展宣传教育工作；②组织辖区内学校相关工作人员参加卫生监督机构举办的学校卫生工作培训。

五、非法行医和非法采供血

（一）流程及说明

1. 非法行医和非法采供血信息报告服务流程 见图13－5。

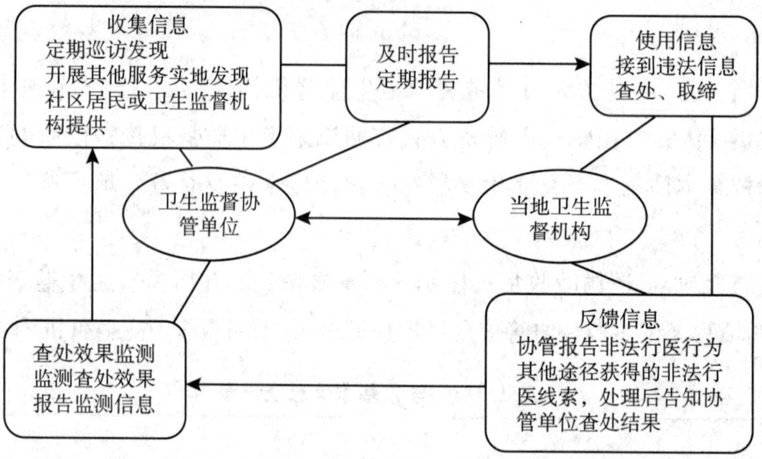

图13－5 非法行医和非法采供血信息报告服务流程

2. 服务流程内容说明

（1）非法行医和非法采供血信息报告

1）定期对辖区非法行医、非法采供血开展巡访，了解责任区内非法行医情况，发现相关信息，向辖区卫生监督部门报告非法行医行为；协助卫生监督部门查处非法行医行为。

2）卫生监督机构接报告后，组织查处非法行为，并向协管单位通报查处结果，进行查处效果监测。

3）卫生监督协管单位根据卫生监督机构通报情况，对责任区内被查处的非法行医点进行监测，向辖区卫生监督部门反馈监测结果。

4）向辖区内居民宣传非法行医的危害，提高群众就医安全防范意识和举报意识。

5）卫生监督协管单位定期向辖区卫生监督机构进行报告阶段性监测信息，卫生监督单位对卫生监督协管单位进行工作指导。

（2）非法行医和非法采供血信息报告登记工作

1）报告监测信息、卫生监督机构接报均要做好工作记录，存档备查。

2）非法行医监测信息按非法行医点（人）计算。一个非法行医点（人）计为一个监测信息，一次报告多个非法行医点（人），计为相应个数的非法行医监测信息。

3）《卫生监督协管信息报告登记表》《卫生监督协管巡查登记表》中“信息内容”项目要明确非法行医地点、开诊时间段、是否有诊疗行为、是否有诊疗标识等信息。

（二）内容、方法和步骤

1. 收集信息

（1）通过向就诊患者询问就诊经历获得非法行医线索并予以初步核实（非法行医主要核实明确非法行医地点、人员、开诊时间段、涉嫌非法行医行为、是否有诊疗标识等信息）。

（2）根据卫生监督部门通报情况，对服务责任区内被查处的非法行医点和人员进行监测巡查，发现非法行医行为。

（3）开展其他公共卫生服务时发现的涉嫌非法行医、非法采供血行为，如实随访。

（4）社区及社区居民提供或举报非法行医或非法采供血线索予以初步核实（主要核实明确非法行医及非法采供血地点、人员、开诊时间段、涉嫌非法行医及非法采供血行为、是否有诊疗标识等信息）。

面向辖区居民开展医疗卫生法规普法和打击非法行医、非法采供血相关宣传，提高患者举报意识。

（5）定期巡访。

2. 信息报告　发现非法行医和非法采供血行为要向卫生监督机构报告。

（1）信息报告途径

社区卫生服务站、村卫生所发现非法行医行为，可以向上级社区卫生服务中心或乡镇卫生院报告，也可以直接向辖区卫生监督机构报告，直接报告的要向上级社区卫生服务中心或乡镇卫生院报告备案，报告后做好登记记录工作。

社区卫生服务中心、乡镇卫生院发现非法行医行为，或接到下属社区卫生服务站、村卫生所报告的非法行医信息线索，直接向辖区卫生监督机构报告，报告后做好记录工作。

社区卫生服务中心（站）、乡镇卫生院、村卫生所定期汇总、整理报告信息，向辖区卫生监督机构报告，报告后做好统计记录。

（2）信息报告方式

即时报告，指发现非法行医行为后立即报告，采用电话等即时报告方式。

定期报告，指一段时期（每季或半年）内的汇总式报告，可以采用电话报告和书面报告方式。

3. 查处效果监测　根据卫生监督机构通报情况，对服务责任区内被查处的非法行医点和人员进行监测，并向交办的卫生监督机构反馈监测结果。效果监测报告适用于即时报告。

4. 巡访　定期对辖区内非法行医、非法采供血开展巡访。

（1）服务区域内巡访是否有挂医疗服务招牌、字号涉嫌无证行医的场所。

（2）对经查处依旧出现非法行医的地点进行巡访。

（3）对就诊患者进行巡访，收集非法行医线索。

（4）协助卫生监督机构对乡镇公安、流动人口管理机构等相关机构通报信息予以初步核实。

5. 宣传方式　通过卫生宣传栏或向社区居民发放传单、小册子、小折页，张贴宣传画等方式，宣传有关打击非法行医的目的，向群众普及必要的医疗卫生法律法规知识，帮助广大人民群众充分认识无证行医的社会危害性，引导正确就医、择医行为，提高识别无证行医的能力，强化举报无证行医行为的意识。

六、公共场所卫生

公共场所是人群聚集的场所，国家对公共场所实行“卫生许可”制度，经营单位须取得“卫生许可证”后，方可向工商行政管理部门申请登记，办理营业执照，公共场所经营单位应严格执行《公共场所卫生管理条例》。

扫码“看一看”

（一）公共场所卫生监督协管服务流程及说明

1. 公共场所卫生信息报告服务流程　见图 13－6。

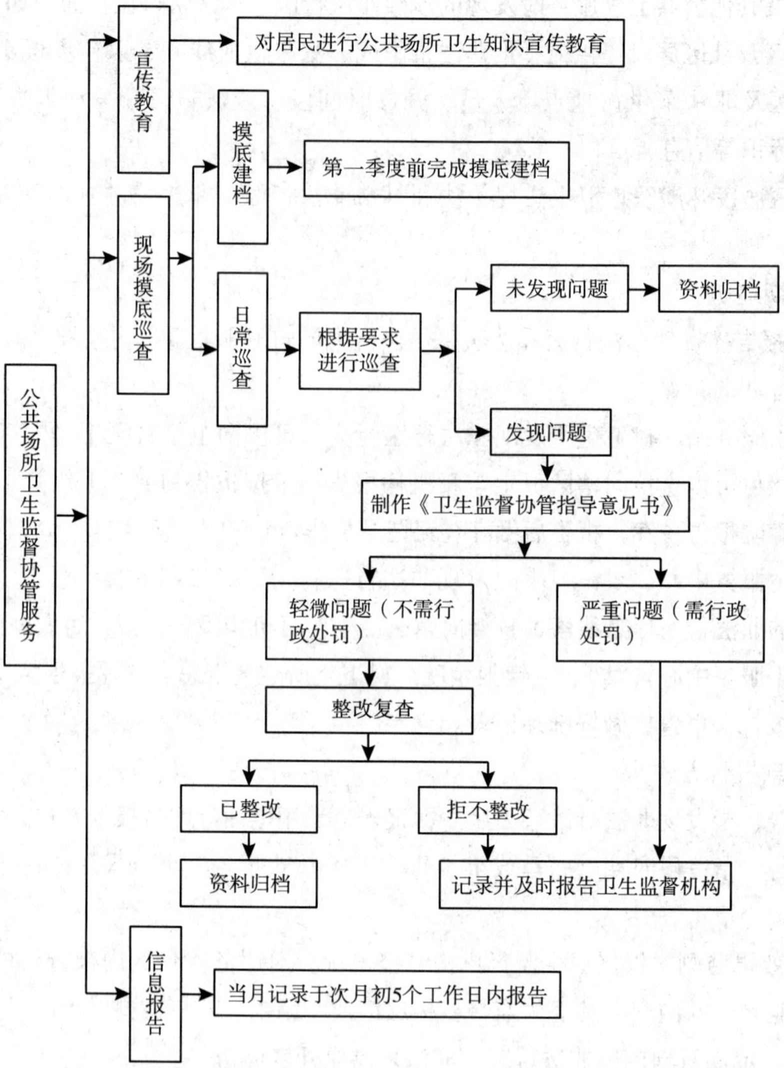

图 13－6　公共场所卫生信息报告服务流程

2. 服务流程内容说明

（1）宣传　通过卫生宣传栏或向居民发放传单、小册子、小折页，张贴宣传画等方式，宣传公共场所卫生相关法律法规及卫生知识。

（2）巡查　每季度由协管员对本辖区内公共场所单位开展巡查。对巡查中发现的问题，制作《卫生监督协管指导意见书》，及时告知被检查方、指导改正，做好记录，下次巡查时对整改情况进行回访。

（3）信息报告　收集并核实公共场所卫生相关信息，发现严重问题需行政处罚的，立即报告卫生监督机构。

当月记录于次月初5个工作日内报告卫生监督机构。

（二）内容、方法和步骤

1. 主要检查内容

（1）公共场所单位卫生许可证、从业人员有效健康证明。

（2）公共场所单位是否有公共用具，专用消毒间和消毒设施是否符合量化要求。

（3）公共场所单位通风、采光情况是否符合量化要求。

（4）宾馆、旅店等是否设有合格的布草间，是否符合量化要求。

（5）公共场所单位卫生间是否符合量化要求。

（6）公共场所单位顾客用茶饮具否符合量化要求等。

2. 检查方法及步骤　必须及时开展辖区内公共场所（理发店、美容店、旅店、宾馆、公共浴室、足浴店等）卫生监督检查，检查程序如下。

（1）必须携带“现场检查笔录”“卫生监督指导意见书”“公共场所单位摸底一览表”“照相机”等。

（2）对每户检查时必须有影像材料，检查后必须书写“现场检查笔录”。

（3）对存在问题单位必须下达“卫生监督指导意见书”。

（4）对新开业单位必须准确填写该单位“公共场所单位摸底一览表”中各项内容。

（5）回单位后及时在“公共场所单位摸底一览表”中增加该单位信息。

（6）每天工作情况，存在问题，如何解决等必须在“工作日志”中记录。

（7）全年必须将辖区内公共场所单位检查覆盖4次。

七、卫生监督协管人员的考核与评估

（一）指标

（1）协管范围内学校、公共场所、供水单位及医疗机构基本情况的建档数。

（2）开展食品安全、职业病防治知识宣传教育、咨询、指导人次和参加人数。

（3）卫生监督协管信息报告率 = 报告的事件或线索次数/发现的事件或线索次数 × 100%（报告事件或线索包括食品安全、饮用水卫生安全、学校卫生、非法行医和非法采供血）。

（4）开展饮用水卫生安全、学校卫生、非法行医和非法采供血实地巡查次数。

（二）考核方法

（1）县（区）卫生监督机构每季度对基层医疗卫生机构，开展卫生监督协管服务情况进行考核，考核结果定期报告同级卫生行政部门。

（2）市级卫生监督机构对各县（区）卫生监督协管工作落实情况每年进行考核。

（3）省级卫生行政部门对各地市卫生监督协管工作落实情况每年进行抽查。

本章小结

要点	内容
卫生监督	以“卫生监督功能下沉，执法监督关口前移，保障公共卫生安全”为目标，按照统一规划、整合资源的原则，依托基本公共卫生服务体系，横向到边、纵向到底地覆盖城乡的卫生监督网络体系
卫生监督协管的意义	卫生监督网络体系建设的重要补充，协助基层卫生监督机构开展巡查、信息收集、信息报告、协助违法行为调查，接受基层卫生监督机构的指导
卫生监督协管的内容	食品安全信息报告、职业卫生咨询指导、饮用水卫生安全巡查、学校卫生协管服务、非法行医和非法采供血信息报告、公共场所卫生

习 题

一、选择题

【A1/A2 型题】

1. 下列不属于卫生监督协管职能范畴的是
   A. 医疗机构管理　B. 非法采供血
   C. 学校卫生巡查　D. 职业体检机构执业行为
   E. 药品安全
2. 从事医疗执业活动的单位或个人必须办理
   A. 医疗机构执业许可证　B. 餐饮服务许可证
   C. 卫生许可证　D. 食品从业人员健康证
   E. 以上均不是
3. 公共场所从业人员必须持何种证上岗
   A. 执业医师证　B. 健康证　C. 卫生许可证
   D. 护士证　E. 药师证
4. 卫生行政执法主体是
   A. 卫生行政部门　B. 卫生监督机构
   C. 人民政府　D. 疾病预防控制机构
   E. 医院
5. 卫生监督协管员发现严重违法问题应制作《现场协管协查记录》，并及时上报
   A. 卫生局公卫科　B. 卫生监督所　C. 院长
   D. 疾控中心　E. 上级领导
6. 卫生监督协管巡查的工作内容是
   A. 从业单位依法规范经营情况
   B. 从业单位履行监督、协管整改意见的情况
   C. 主动收集从业单位违法、违规、安全隐患信息并及时上报
   D. 以上三项
   E. 均不正确
7. 食物中毒与其他急性传染病最重要的区别是
   A. 多人同时发病　B. 时间相对集中
   C. 吃过同一种食物　D. 以急性肠胃炎症状为主
   E. 不会产生较严重后果

二、思考题

1. 试述卫生监督协管的概念及协管对象。
2. 试述卫生监督协管的要求。
3. 试述卫生监督协管的主要内容包括哪些？

扫码“练一练”

（谭　涛）

第十四章　社区卫生服务绩效评价

扫码“学一学”

学习目标

1. **掌握**　社区卫生服务绩效评价的内容。
2. **熟悉**　社区卫生服务绩效评价的有关概念。
3. **了解**　社区卫生服务绩效评价的指标筛选方法。
4. 学会开展社区卫生服务绩效评价。
5. 具有将社区卫生服务绩效评价的意识贯穿于社区卫生服务全过程。

“绩效”一词，原意是指性能、效果、工作成绩，最早用于工商企业。简单地说，就是成绩与效果，是衡量实践活动的有效尺度和客观标准。2010 年出台的《社区卫生服务机构绩效考核办法（试行）》中指出：社区卫生服务的绩效就是以保障群众享有安全、高效、便捷、经济的社区公共卫生和基本医疗服务为中心，利用各种社会资源有效改善居民健康的程度，具体体现在居民的满意度、资源绩效、运行或过程绩效以及机构内部治理和社会责任绩效等。

案例讨论

[案例]

某区共有 3 家社区卫生服务中心（A、B、C），现区卫计委要对 3 家社区卫生服务中心 2017 年工作开展情况进行比较及评价，通过调研得到以下数据：

社区卫生服务中心	电子档案建档率(%)	重点传染病管理率(%)	儿童健康管理率(%)	孕产妇健康管理率(%)	严重精神障碍患者管理率(%)
A	19.96	30.56	83.51	79.17	47.38
B	46.49	100.00	76.82	95.75	21.09
C	32.78	100.00	53.32	75.17	21.19

[讨论]

1. 试分别比较电子档案建档率、重点传染病管理率、儿童健康管理率、孕产妇健康管理率、严重精神障碍患者管理率，A、B、C 三家社区卫生服务中心哪家分别在以上五个方面工作开展的更好？

2. 总体来看，A、B、C 三家社区卫生服务中心哪家工作开展的更好？

扫码“看一看”

第一节　社区卫生服务绩效评价概述

社区卫生服务机构绩效评价是指卫生行政部门依据绩效考核指标体系，运用科学适宜的方法，对社区卫生服务机构的运行管理、功能实现、服务模式和服务效果等进行客观、公正的综合评价。

社区卫生服务绩效考核是要对机构、部门或员工在一定时期内的服务质量、工作效率和服务对象满意度等方面进行考核分析，对其做出客观、公正和准确的综合评价，从而引导管理者和员工将工作的着眼点放在提高服务质量和效率、努力创造良好的社会效益上。因此，绩效考核评估是社区卫生服务机构规范社区卫生服务机构管理，完善服务功能，充分调动工作人员积极性，提高服务质量和工作效率，体现社区卫生服务公益性质，切实使群众受益的科学管理的重要手段。

知识链接

WHO 系统绩效评价的 5 个指标

2000 年 6 月，WHO 发布了《2000 年世界卫生报告——卫生系统改进绩效》，提出了卫生系统绩效评价的基本理论和评价体系。根据卫生系统的三个总体目标，WHO 形成以下 5 个指标：①人群总体健康水平；②不同人群健康水平差异；③卫生系统总体反应性；④不同人群中卫生系统的反应性差异；⑤不同人群医疗费用的分担情况。

第二节　社区卫生服务绩效评价指标的筛选

一、社区卫生服务绩效评价内容

（一）机构管理

机构管理包括机构环境、人力资源管理、财务资产管理、药品管理、文化建设、信息管理和服务模式等。

（二）公共卫生服务

公共卫生服务包括居民健康档案管理、健康教育、预防接种，妇女、儿童和老年人健康管理，高血压、2 型糖尿病和重性精神疾病患者管理，传染病和突发公共卫生事件报告和处理、卫生监督协管，计划生育技术指导等。参考《国家基本公共卫生服务规范（第三版）》。

（三）基本医疗服务

基本医疗服务包括医疗工作效率、医疗质量、合理用药、医疗费用、康复服务等。

（四）中医药服务

中医药服务包括中医治未病、中医医疗服务。

（五）满意度

满意度包括服务对象和卫生技术人员满意度。

二、社区卫生服务绩效评价指标筛选原则

（一）客观性

指标体系的设计应该客观的评价总体目标，要求每项指标都与总体目标保持一致，使

每项都能够反映客体的本质。

（二）综合性

社区卫生机构提供的卫生服务具有综合性的特点，除了提供常见的医疗服务外，还要提供预防、保健、康复、健康教育和计划生育技术等服务，因此评价指标应充分反映现代医学模式的要求，体现综合性特点。在选用指标时要更多地考虑社区人群的健康状况，而不仅仅是疾病指标。

（三）独立性

要求指标体系中同一层次的指标是相互独立，不互相包含，也不存在因果关系。并且指标之间互相没有矛盾的地方。指标独立性的要求可以避免指标的重复，提高指标评价的科学性。

（四）导向性

社区服务指标一定程度上是社区卫生服务质量标准，是为规范社区卫生服务的组织、管理提供的依据，指标应具有一定的导向性。在对各指标赋值时，应充分考虑我国的国情，既不能过高也不能过低，确定的指标值是大多数社区经过一定的努力能够实现的。

（五）可比性

社区卫生服务评价是对客体的判断，要做出正确判断，就必须保证质的一致性。因此，当设计指标时，应该注意从客体选择具有质的一致性的内容，以保证具有可比性。

（六）易操作

为了信息收集的方便，应尽量简化测量的指标体系，保证信息的准确可靠。指标在概念上清楚明了，容易理解，计算过程简单，不涉及复杂的统计学方法等。

（七）时间性

指标要有时间的限制。很多的指标随着时间的变化而变化，如果没有明确指标收集或分析的时间，往往就会得出错误的结论。如就诊率，从 2017 年 1 月 1 日起，截至 2017 年 12 月 20 日的就诊率与截至 2017 年 12 月 21 日的就诊率不相同的可能性较大。

另外，还应注意，首先，在资料收集时要充分利用日常社区卫生服务过程中所累积的资料，如现有的各种报表、登记报告、日常工作纪录以及社区健康档案等，不主张进行规模太大的社区调查。健康档案应成为评价指标数据的理想来源。其次，反映社区重点人群特征：虽然社区卫生服务的对象是社区中的全体居民，但最需要卫生服务的是那些重点人群，如老人、儿童、妇女、慢性病患者、残疾人等。因此，在评价指标中应该反映这些人群的卫生服务需求、健康状况的变化和生活能力状况等。

三、社区卫生服务绩效评价指标筛选方法

（一）文献研究法

查阅现有的有关社区卫生服务评价的研究文献，收集相关指标，进行整理、汇总和分析，在此基础上形成指标体系备选库。

（二）系统分析法

系统分析法是一种常见的凭经验挑选指标的方法，这种方法是从整体出发，将与评价有关的各种指标按属性或类别分类，在对各项指标进行分析的基础上，通过座谈或填写调查表的方法获得每个指标的专家评分，确定其主次，再从各系统挑选主要的指标作为评价

指标。

（三）座谈讨论法

座谈讨论法是建立在指标库的基础上，以召开座谈会的形式，组织专家拟定指标体系的框架和备选指标。一般以 10 ~ 12 人为宜，以便到会专家能充分发表自己的见解和意见。该方法的最大特点是效率较高，在较短时间内，可收集到多位专家的意见和建议，其次是专家之间可以相互交换意见，相互启发；其明显的缺点是易受别人影响，如屈从于权威或大多数人的意见，不愿公开修改已发表的见解等。

（四）现场调查法

现场调查法是针对从日常报表中无法收集的资料深入社区卫生服务机构、社区居民开展调查，收集资料，核实指标。一般步骤为设计调查表、专家组考核、入户调查、统计分析等。

（五）专家评判法

专家评判法是采用较多的一种方法，其核心是通过 2 ~ 3 轮函询征求专家们的意见，并对每一轮的意见进行汇总整理，作为参考资料再寄给每位专家，供专家们分析判断，提出新的意见，如此多次反复，意见逐步趋于一致，从而得到一个较为可靠的结论。一般参加的专家以15 ~ 50 人为宜。该法的主要优点是参加评判的专家不受外界的影响，没有心理压力，可以最大限度地发挥个人创造能力；主要缺点在于凭个人判断，难免带有片面性。

（六）数理统计法

数理统计法是将现场采集到指标信息从不同的角度进行数理统计处理，筛选出合格的指标。常用的数理统计方法有离散趋势法、相关系数法、因子分析法等。在实际工作中，经常综合使用多种方法进行指标筛选，在获得较为满意的专业解释的基础上，优先考虑那些被多种方法同时选入的指标。

四、社区卫生服务绩效评价指标权重确定

确定指标权重的方法分为两大类：主观赋权法和客观赋权法。在社区卫生服务评价中普遍应用的是专家咨询法，通过 Fussy 模糊综合评判矩阵法来计算指标的权重值。

（一）主观赋权法

主观赋权法包括专家评分法（Delphi 法）和层次分析法（Satyr 权重法）。主观赋权法主要是根据专家的评价，通过数理计算来确定权值的大小。在赋权时主要是根据专家对指标特性的了解来对指标赋予权重，虽在赋权过程中采用了不同的技术，在一定程度上减少了赋权的主观性，但这样的权重对专家仍存在不同程度的依赖。

1. 专家评分法（Delphi 法） 德尔菲法也称专家调查法，是一种采用通讯方式分别将所需解决的问题单独发送到各专家手中征询意见，然后回收汇总全部专家的意见，并整理出综合意见。随后将该综合意见和预测问题再分别反馈给专家，再次征询意见，各专家依据综合意见修改自己原有的意见，然后再汇总。德尔菲法是通过这样多次的反复，逐步取得比较一致的预测结果的决策方法。

2. 层次分析法 是将决策问题按总目标、各层子目标、评价准则直至具体的备投方案的顺序分解为不同的层次结构，然后用求解判断矩阵特征向量的办法，求得每一层次的各元素对上一层次某元素的优先权重，最后再通过加权和的方法递阶归并各备择方案对总目

标的最终权重，此最终权重最大者即为最优方案。这里所谓“优先权重”是一种相对的量度，它表明各备择方案在某一特点的评价准则或子目标，标下优越程度的相对量度，以及各子目标对上一层目标而言重要程度的相对量度。

（二）客观赋权法

客观赋权法包括聚类分析法、秩和比法（RSR法）、相关系数法、主成分分析法和因子分析法、多元回归分析法及逐步回归分析法等。客观赋权法虽然避免了人为因素和主观因素的影响，但赋权结果没能客观反映指标的实际重要程度，有时其赋权结果与客观实际存在一定的差距。

聚类分析法为较为常用的方法，依据研究对象的特征，对其进行分类，从而减少研究对象的数量。根据研究对象的不同，聚类分析法有两种类型，一是对样品聚类（Q型聚类），一是对变量聚类（R型聚类）。其原理是，首先将 n 个变量看成 n 类（一类包含且只包含一个变量），然后将性质最接近的两类合并为一个新类，得到 $n-1$ 类，再从中找出最接近的两类加以合并变成了 $n-2$ 类，如此下去，最后将所有的变量合为一类。将上述聚类过程画成一张图（聚类图）便可决定分多少类，每类有哪些变量。

（三）评价方法

1. Topsis法　是系统工程中有限方案多目标决策分析的一种常用方法。通过对原始数据进行归一化处理，找出有限方案中的最优和最劣方案，然后分别计算各评价对象与最优和最劣方案的距离，获得各评价对象与最优方案的相对接近程度，以此作为评价优劣的依据。由于对原始数据进行同趋势和归一化处理，消除了不同指标对量纲的影响，排序结果充分利用原始数据信息，能定量反映不同评价单元的优劣程度，直观、可靠。

2. 加权评分法　是根据考核的内容，制定考核标准，以百分值确定每部分考评内容的分值和扣分标准，由考核小组实地考察，然后依据考核标准进行打分。各部分得分乘以权重，再累计相加得到总评分。

3. 系统综合集成法　主要用于管理中的科学决策、最优方案的确定及重要问题优先排序，其实质是专家体系（专家的经验、知识、智慧和创造力）、统计数据和信息资料、计算技术三者的有机结合。主要是原始数据进行归一化处理时，将指标同趋势化，然后再无量纲化处理。考核单位优劣的排序是根据灰色关联分析、计算关联度后而确定，关联度反映了各考核单位指标值与最优数列的亲疏程度。

第三节　社区卫生服务绩效评价指标的内容

一、卫生资源指标

1. 政策资源　政府重视，将社区卫生服务列入政府工作目标，制定发展规划和年度计划，有具体落实措施，每年有专题工作会议，社区医疗保健服务纳入职工医疗保险，有主管部门下发的社区卫生服务工作文件，有合理的收费标准。

2. 经费投入　社区卫生服务的专项经费，人均社区卫生服务经费，社区卫生服务纳入职工基本医疗保险的比例。各项医疗机构财务管理制度健全，经费使用得当。

3. 人力资源　工作人员经过省级认可的全科医学岗位培训，医护比例、医生与社区人口数比例合适，医护人员学历水平合适，人员结构配备合理，有相应的用人机制和绩效考核机制，并执行到位。

4. 机构性质 社区卫生服务站隶属关系、本站的经营运作方式。

5. 服务设施 服务设备齐全，业务用房面积足够，内部布局适合开展社区卫生服务，适宜的通讯设备，至少120种以上的基本药品和常用急救药品，社区卫生服务便利可及。

6. 组织健全 管理网络和服务网络健全，有关机构和人员配置符合要求，有相应健全的工作机制，职责明确。

7. 管理有序 有社区卫生服务发展计划，各科室职能明确，有相关的工作规范、工作人员培训计划，有专人负责药品进站、发放和记录，完善药品管理制度，完善财务管理制度，专人负责财物签发、记录及财务工作；环境整洁温馨，医务人员着装整齐，佩戴上岗证件；有上级医师带教指导，合理的收费制度。

二、服务内容指标

（一）社区诊断

进行社区需求及社区主要卫生问题调查；依据社区诊断有计划地采取干预措施；定期更新社区需求及主要健康问题的调查。

（二）健康教育

针对社区居民进行健康教育，开展健康教育和健康咨询，建立社区健康促进组织网络、开展健康危险因素评价和干预。

（三）疾病诊治及慢性病管理

具备院前现场急救应急能力，常见病的处置能力，运用中医技术诊治疾病，对慢性病患者进行规范化专案管理，对重点慢性病患者进行系统指导，对有需求的患者建立家庭病床。

（四）全科医疗服务

建立全科医生首诊制、双向转诊制度，尊重患者的隐私权，为患者提供心理咨询，服务对象包括患者及健康人群，让患者参与疾病管理。

（五）妇幼保健

孕产妇管理系统良好，儿童保健系统管理良好，计划生育服务与管理良好。

（六）老年保健

掌握社区60岁以上人口动态数据并填写登记册，掌握社区60岁以上老年人的健康问题，对社区老年人提供保健服务，对社区60岁以上老年人定期进行健康检查。

（七）残疾人群管理

伤残康复期患者管理、精神病患者管理等。

（八）预防服务

开展计划免疫工作；开展社区传染病管理；指导社区学校卫生保健并开展健康行为监测；了解社区环境状况，并实施健康干预。

（九）社区护理

开展站内基础护理工作，具备社区急救护理技能。

（十）社区营养

开展营养知识健康教育、咨询和指导，开展疾病营养治疗工作。

（十一）健康档案

建立个人健康卡、家庭健康档案，建立全科医疗病历、社区健康档案，充分使用健康档案，健康档案实行计算机规范管理。

三、服务满意度指标

（一）患者满意度

对服务技术的满意度，对服务态度的满意度，对服务价格的满意度。

（二）社区卫生技术人员满意度

对本人收入的满意度，对本人工作内容的满意度，对本人业务能力的满意度。

四、效果效益指标

（一）健康促进指标

健康教育普及率、健康知识知晓率等，一般通过调查问卷获得。

$$\text{健康教育普及率} = \frac{\text{健康教育被普及人数}}{\text{调查人数}} \times k(k = 100\% \text{或} 1000‰)$$

（二）妇幼保健指标

儿童保健系统管理率、孕产妇系统管理率。

$$\text{儿童保健系统管理率} = \frac{\text{某地 7 岁以下儿童完成系统管理人数}}{\text{某年某地 7 岁以下儿童数}} \times k(k = 100\% \text{或} 1000‰)$$

（三）卫生防疫指标

甲乙两类法定报告传染病总发病率、免疫接种率、单苗接种率。

$$\text{免疫接种率} = \frac{\text{实际接种人数}}{\text{应接种人数}} \times k(k = 100\% \text{或} 1000‰)$$

（四）慢性病管理指标

慢性病管理病种数、高血压管理率、脑卒中后遗症患者管理率、已管理高血压患者血压控制率、已管理糖尿病患者血糖控制率。

$$\text{高血压管理率} = \frac{\text{某时某社区内高血压人数}}{\text{某时某社区内高血压患者人数}} \times k$$

$$\text{高血压患者血压控制率} = \frac{\text{最近一次随访血压达标人数}}{\text{已管理的高血压人数}} \times k$$

$$(k = 100\% \text{或} 1000‰)$$

（五）健康档案指标

健康档案建档率、健康档案合格率。

$$\text{健康档案建档率} = \frac{\text{已建档居民健康档案数}}{\text{年内社区内常住人口数}} \times k$$

$$\text{健康档案合格率} = \frac{\text{填写合格的健康档案份数}}{\text{健康档案总数}} \times k$$

$$(k = 100\% \text{或} 1000‰)$$

（六）疾病诊治指标

人均年诊疗人次数、两周就诊率、两周患者就诊率、两周患者未就诊率。详见第二章第三节相关内容。

五、服务费用指标

药费占总费用的百分比、患者次均诊疗费用、平均单处方费用、年家庭保健合同费收入、年家庭床费收入、年固定资产增长值、年人员培训费用支出。

六、公共卫生信息收集和报告指标

（一）信息网络运转情况

配备必备的信息报告系统，安排专兼职人员，确保系统安全运转；确保信息系统账户安全，建立健全疫情查询、使用制度，做好信息备份。

（二）突发性公共卫生事件调查处理和上报

对传染病和突发公卫事件信息报告定期自查。

（三）收集和报告传染病信息

建立健全传染病诊断、报告和登记制度；对突发事件及时核实并上报；进行传染病等信息报告培训。

第四节　社区卫生服务绩效评价体系的建立

构建科学可行的考核指标体系是一项复杂的工作，也是社区卫生服务绩效考核的重要前提与实施基础。社区卫生服务考核指标体系的框架应涵盖效率、质量、功能体现以及居民满意度与反应性四个方面。在指标体系制定中，应逐项明确指标名称、指标含义与计算方法、指标标准值、分值、考核方法与数据来源以及评分规则等，而对于绩效值的计算方法以及评估方法也要明确说明。

一、建立社区卫生服务绩效评价体系遵循的原则

（1）遵循科学性、重要性和可获得性原则，制订绩效考核指标体系。

（2）考核指标分为一级指标、二级指标和三级指标，明确考核指标内容、权重、标准以及评分办法。

（3）地方卫生行政部门可对指标体系进行适当调整，并根据当地实际情况确定指标标准及评分办法。

（4）社区卫生服务站的考核指标体系由地方卫生行政部门根据当地实际情况进行调整。

二、建立社区卫生服务绩效评价体系的步骤

简要地说，指标体系构建就是一个确定目标、设计结构、拟定指标、设定权重的过程。

（一）确定目标

对社区卫生服务机构绩效的评价，就是以其既定的目标为准来衡量其结果是否达到预定目标的活动，指标体系的建立就是通过各种手段把这些绩效目标转化为需要完成的、可操作的、具体的指标或任务。

（二）设计结构

指标体系是指为实现评估目标，按照系统方法建构的一系列反映被评估对象各个侧面的相关指标组成的系统结构，指标系统的结构就是构成这一系统的框架、维度和边界。社区卫生服务机构的绩效结构框架：服务质量、服务效果、运行效率、人才培养、综合满意

度、综合创新。

（三）拟定指标

维度是评估对象、评估行为的类型区分，规定了评估的基本面，指标则是评估的具体手段，评估指标的设计和选择是整个评估过程中最为重要也最为困难的工作。通常我们将社区卫生服务中心的绩效指标分为一级指标、两级指标、三级指标（表14－1）。

表14－1　社区卫生服务机构绩效考核指标体系

一级指标	二级指标	三级指标
一、机构管理	1.1　机构环境	1. 机构布局；2. 服务环境
	1.2　人力资源管理	1. 人员配置；2. 人员绩效考核；3. 人员培训
	1.3　财务资产管理	1. 会计核算；2. 预算管理；3. 资产管理；4. 收支管理
	1.4　药品管理	1. 一般药品管理；2. 特殊药品管理；3. 基本药物配备
	1.5　文化建设	1. 工作制度；2. 医德医风
	1.6　信息管理	1. 信息公开；2. 信息化建设
	1.7 服务模式	1. 社区参与；2. 协同服务；3. 主动服务；4. 责任制服务
二、公共卫生服务	2.1　居民健康档案管理	1. 健康档案建档率；2. 电子健康档案建档率；3. 健康档案合格率
	2.2　健康教育	1. 健康教育计划和总结；2. 健康教育活动
	2.3　预防接种	1. 建证率；2. 疫苗接种率
	2.4　0～6岁儿童健康管理	1. 新生儿访视率；2. 儿童健康管理率；3. 儿童系统管理率
	2.5　孕产妇健康管理	1. 早孕建册率；2. 产前健康管理率；3. 产后访视率
	2.6　老年人健康管理	1. 老年人健康管理率；2. 健康体检表完整率
	2.7　高血压患者健康管理	1. 高血压患者健康管理率；2. 高血压患者规范管理率；3. 管理人群血压控制率
	2.8　2型糖尿病患者健康管理	1. 糖尿病患者健康管理率；2. 糖尿病患者规范健康管理率；3. 管理人群血糖控制率
	2.9　重性精神疾病患者管理	1. 重性精神疾病患者管理率；2. 重性精神疾病患者规范管理率；3. 重性精神疾病患者稳定率
	2.10　传染病报告和处理	1. 传染病疫情报告；2. 传染病疫情处理
	2.11　突发公共卫生事件报告和处理	1. 突发公共卫生事件相关信息报告率；2. 突发公共卫生事件处理
	2.12　卫生监督协管服务	1. 卫生监督协管信息报告率；2. 卫生监督协管
	2.13　计划生育技术指导服务	计划生育技术指导与咨询
三、基本医疗服务	3.1　医疗工作效率	机构工作人员年均门/急诊人次数
	3.2　医疗质量	1. 医疗文书合格率；2. 护理质量；3. 检验质量；4. 院内感染管理
	3.3　合理用药	1. 抗生素处方比例；2. 静脉滴注处方比例
	3.4　医疗费用	门诊次均诊疗费用
	3.5 康复服务	康复服务

续表

一级指标	二级指标	三级指标
四、中医药服务	4.1 中医治未病	1. 中医药健康教育；2. 重点人群中医药健康管理
	4.2 中医医疗服务	1. 中医药适宜技术服务；2. 中医连续性管理服务；3. 中医药康复服务
五、满意度	5.1 服务对象综合满意度 5.2 卫生技术人员综合满意度	

评估指标确定之后的任务就是为指标设定评估标准，绩效评估的指标好比一把尺子，评估标准就是尺子上的刻度。尺子上没有刻度，就不能度量长短，而评估指标没有评估标准作为参照，得出的结果是空洞的，无法转化为可比较的分数，也就失去了意义。评估标准主要有三个方面：一是数量标准，二是行为标准，即实现的程度，判断行政效能的高低，三是功能标准，具体见表 14－2。

表 14－2 社区卫生服务中心服务评估指标和评分标准

一级指标	两级指标	三级指标	评分标准
服务效果	社区卫生服务基础	建立全科团队数	查看团队人员相关资料：如未建，－0.5 分；如未全覆盖辖区，－0.25 分
		全科医生数	查看相关证书，如，无，－0.5 分；未达 100%，－0.05 分/↓10%
……	……	签约家庭户数	查看计算机数据库：记录不计分
		…………	…… …… …………
		当年区级以上科技成果奖	查看获奖资料，如有，+2 分/项，总 + ≤2

在实际工作中，需要把握好以下几个环节：一是要把社区卫生服务机构的目标列出来，做什么事情，达到什么程度；二是要根据实际确定具体的指标，比如有的社区老年人多，有的社区则出租屋比较多，人员流动性大，针对不同的情况，健康档案的建档率指标要有所区别；三是考核方法要具体，不能含糊不清，少用“宣传达到预期效果”“医生服务得到社区群众认可”之类的词汇，尽量细化到“发放宣传资料多少份”“投诉率小于百分之多少”等；四是考核的形式要明确，比如是检查资料、发放问卷，还是走访群众，都要有具体的规定，以便于考核者操作和执行。

（四）设定权重

社区卫生服务绩效评价中，权重是用来表示各项绩效指标相对重要性的百分比。权重系数的确定是否合理对建立评价模型十分重要，是保证指标体系在实际评价中切实可行的关键。同样是评价指标，但对评价对象的影响是不同的，根据评价指标对评价对象影响程度的大小，应该对每项指标的权重进行设定。具体而言，对评价体系中的各项定量指标，应该根据指标各项因素进行排序，通过回归分析确定其权值，而对于大多数定性指标，可以采用专家直观判断确定其权值。社区卫生服务评价表一般使用百分制，明确框定各个维度的权重系数后，就可以对整个评价表进行加总计算了。

> **考点提示**
>
> 1. 卫生绩效评价指标。
>
> 2. 卫生绩效权重设定的方法。

表 14－3　绩效评价体系的主要类别和权重值

评价分类	项目分类	权重值
服务质量	基本项目	51（城区）；51 +6（郊区）
	公共卫生和社区保健质量	
	临床医疗质量	
服务效果	社区卫生服务基础	24
	医疗服务数量	
	护理服务数量	
	社区服务数量	
	家庭保健责任	
运行效率	医保执行指标	10
	经济完成指标	
	服务效率指标	
综合满意度	社会人群、门诊和住院患者满意度	15
创新项目	改革创新试点和自选项目	加分项目
总计	（城区）社区卫生服务中心	100
	（郊区）社区卫生服务中心	106

知识拓展

2017 年国家社区卫生服务绩效评价内容

1. 项目资金管理情况　重点评价省、市、县落实配套资金、及时拨付资金等情况；县级制定各项服务补助或购买服务支付标准，并按照服务数量和质量拨付资金情况；保障村卫生室补助资金落实情况。

2. 项目组织管理情况　包括各级卫生计生行政部门开展基本公共卫生服务项目政策、国家基本公共卫生服务规范等培训情况；开展基本公共卫生服务项目宣传，包括基本医疗卫生机构醒目位置张贴国家统一制定的基本公共卫生宣传壁报、播放公益广告等；开展绩效评价，实行评价结果与经费拨付挂钩。

3. 重点绩效评价项目与内容　主要有慢性病患者健康管理、预防接种，包括服务数量完成情况，服务规范性、服务效果等；基本公共卫生服务入户服务项目内容落实情况，包括新生儿家庭访视、孕产妇产后访视、结核病入户随访；基本公共卫生服务项目数据上报情况等。

4. 问题整改情况　包括既往历史中央对本地区开展基本公共卫生服务项目绩效评价发现的问题整改情况。

5. 加分项　将电子健康档案向居民开放，激活电子健康档案的日常使用；长期向社会公布提供基本公共卫生服务的机构名称、地址、联系方式等情况。

6. 一票否决项　对绩效评价中发现有弄虚作假的，实行一票否决。

三、构建绩效评价体系应注意的问题

（一）社区卫生服务绩效考核评价要坚持的基本原则

在考核主体上，应积极发挥社区居民在考核中的重要作用，突出多部门协同参与的政府行为特点；在考核导向上，应将过去以经济效益为主的考核指标转变为以服务数量、服务质量和满意度为主的考核指标，突出社区卫生服务的公益性；在考核方法上，应尽量将指标量化，坚持以质量和效率为导向，按岗考核；在考核回报上，应体现按劳分配、促进效率优先，以绩效工资为主，兼顾岗位工资，并采取各种激励措施。总之，绩效考评要有利于卫生事业发展和卫生改革的深化，有利于人民日益增长的多样化、多层次的卫生需求，有利于调动社区医疗机构和医务人员的积极性、主动性，引导卫生资源合理利用。

（二）考评指标“软硬结合”

既要考评“六位一体”业务水平等硬实力，更要考评其团队精神、创新精神以及员工的精神面貌、进取心、工作状态等软实力。

（三）逐步纠正现有绩效评价指标的不足

（1）社区卫生服务机构的功能定位和社会作用不一致，其社会公益性特征没有被反映。

（2）缺乏动态评价的指标，只注重结果评价，忽视过程评价和考核。

（3）缺乏必要的效率指标，如对每种设备的利用程度即使用效率缺乏评价。

（4）缺乏员工对社区医疗机构领导的评价。这种评价即使不影响当前的绩效，也会影响长远的绩效，而且社区卫生服务活动是一种特殊的服务活动，存在事实上的供方主导现象。

（5）患者和属地居民的满意度失真。长期以来这种评价由服务机构自身调查，除取样等统计方法欠缺外，本能地存在报喜不报忧的现象。

（四）绩效考核应将长、短期考核相结合

目前的绩效考核大多局限于当年的工作量，容易导致为应付考核而忽略工作质量，特别是公共卫生服务。公共卫生服务可能若干年后才见到成效，这给绩效考核带来了难度。对此，应该在绩效考核体系中将短期服务量的指标与长期健康结果的指标相结合，不但要考核群众是否得到了符合质量规范的服务，也要考核群众得到服务后其健康状况是否有所改进。通过阶段性考核和结果性考核相结合的方式，不断完善指标体系的构建，使社区的公共卫生服务真正落到实处。

本章小结

本章简要说明了社区卫生服务绩效评价的有关概念、理论和基本方法，重点介绍了社区卫生服务评估体系的设计和建立，旨在教会学生运用绩效评估这一工具更好地工作。

1. 社区卫生服务绩效评价指标筛选方法　文献研究法、系统分析法、座谈讨论法、现场调查法、专家评判法、数理统计法。

2. 社区卫生服务绩效评价指标权重确定方法　主观赋权法和客观赋权法。

3. 社区卫生服务绩效评价基本内容：①机构管理；②公共卫生服务；③基本医疗服务；④中医药服务；满意度。

习　题

一、选择题

【A1/A2 型题】

1. 下列不属于卫生绩效权重设定方法的是

A. 卫生需求法　B. 德尔菲法　C. 相关系数法
D. 主成分分析法　E. 专家访谈法

2. 孕产妇系统管理率，儿童保健系统管理率是用于评价
A. 老年人管理　B. 老年人保健　C. 妇幼保健管理
D. 社区护理　E. 医院绩效

3. 高血压管理率反映的是
A. 老年人管理　B. 慢性病管理　C. 妇幼保健管理
D. 社区护理　E. 儿童保健

4. 脑卒中后遗症患者管理率用于评价
A. 老年人管理　B. 慢性病管理　C. 妇幼保健管理
D. 社区护理　E. 老年人健康状况

5. 老年人管理率用于评价
A. 老年人管理　B. 慢性病管理　C. 妇幼保健管理
D. 社区护理　E. 社区卫生需求

6. 健康档案合格率用于评价
A. 老年人管理　B. 慢性病管理　C. 妇幼保健管理
D. 健康管理　E. 社区保健

7. 甲乙两类法定报告传染病总发病率、健康档案合格率用于评价
A. 儿童管理　B. 疾病管理　C. 传染病管理
D. 健康管理　E. 社区健康教育情况

8. 下列不属于满意度指标的是
A. 儿童管理率　B. 对服务技术的满意
C. 对服务态度的满意度　D. 对服务价格的满意度
E. 老年人建档率

9. 建立在指标库的基础上，以召开座谈会的形式，组织专家拟定指标体系的框架和备选指标。一般以 10 ~ 12 人为宜属于
A. 专家评判法　B. 现场调查法　C. 数理统计法
D. 座谈讨论法　E. 个人访谈法

10. 服务健康指标包括
A. 人均年诊疗人次数　B. 两周就诊率
C. 两周患者就诊率　D. 以上都是
E. 以上均不是

二、思考题

1. 什么是社区卫生服务绩效评价，其作用是什么？
2. 简述社区卫生服务绩效考核指标体系的内容。
3. 简要介绍建立社区卫生服务绩效指标体系的过程。

扫码“练一练”

（周建军）

参考答案

第一章

1. C　2. C　3. A　4. C　5. D　6. C　7. D　8. B　9. D　10. B
11. D　12. A　13. A　14. D　15. C　16. A　17. D　18. D　19. A　20. A

第二章

1. B　2. D　3. A　4. D　5. C　6. B　7. A　8. C　9. C　10. A
11. D　12. A　13. B　14. D　15. E　16. D　17. B　18. E　19. C　20. C

第三章

1. A　2. E　3. E　4. D　5. E　6. D　7. E　8. E　9. ABCDE
10. ABCDE　11. E　12. ABCE

第四章

1. C　2. E　3. E　4. C　5. A　6. A　7. A　8. A　9. D　10. E
11. E　12. A　13. B　14. A　15. A　16. B　17. D　18. D　19. A　20. E

第五章

1. A　2. C　3. B　4. C　5. A　6. E　7. C　8. D　9. B　10. B
11. D　12. E　13. C　14. A　15. D　16. B　17. D　18. B　19. B　20. C

第六章

1. D　2. B　3. D　4. B　5. B　6. C　7. A　8. D　9. E　10. C
11. B　12. E　13. C　14. E　15. C　16. B　17. C　18. C　19. D　20. D
21. A　22. D　23. C

第七章

1. C　2. B　3. D　4. E　5. C　6. D　7. D　8. D　9. A　10. A
11. E　12. A　13. E　14. C　15. A　16. B　17. C　18. C　19. B

第八章

1. C　2. D　3. E　4. E　5. D　6. C　7. E　8. E

第九章

1. B　2. B　3. C　4. C　5. C　6. D　7. D　8. D　9. C　10. B
11. E　12. D　13. C　14. A　15. D　16. B　17. C　18. D　19. B　20. B

第十章

1. A　2. B　3. C　4. B　5. E　6. B　7. C　8. B　9. C　10. D
11. E　12. A　13. B　14. D

第十一章

1. A　2. B　3. E　4. D　5. E　6. E　7. B　8. E　9. E　10. D

第十二章

1. C　2. C　3. A　4. E　5. E　6. B　7. A　8. E　9. B　10. A

第十三章

1. D　2. A　3. B　4. A　5. B　6. D　7. C

第十四章

1. A　2. C　3. B　4. B　5. A　6. D　7. C　8. A　9. D　10. D

参考文献

[1] 周建军. 社区卫生服务 [M]. 北京：高等教育出版社，2013.
[2] 崔树起. 社区卫生服务管理 [M]. 2 版. 北京：人民卫生出版社，2008.
[3] 黄顺玲. 社区卫生服务基本知识 [M]. 长沙：湖南人民出版社，2010.
[4] 陈正英. 社区护理学 [M]. 长沙：中南大学出版社，2011.
[5] 泮昱钦. 社区护理 [M]. 杭州：浙江大学出版社，2011.
[6] 张开金. 社区卫生服务信息化管理 [M]. 南京：东南大学出版社，2010.
[7] 张爱珍. 临床营养学 [M]. 北京：高等教育出版社，2009.
[8] 刘士生. 内科学 [M]. 北京：高等教育出版社，2005.
[9] 黄秋学. 外科护理学 [M]. 北京：高等教育出版社，2011.
[10] 孙国杰. 针灸学 [M]. 上海：上海科学技术出版社，1997.
[11] 李飞. 方剂学 [M]. 北京：人民卫生出版社，2002.
[12] 傅华. 社区卫生服务管理 [M] . 北京：北京大学医学出版社，2010.
[13] 达庆东，田侃. 卫生法学纲要 [M]. 上海：复旦大学出版社，2011.
[14] 樊立华. 卫生监督学 [M]. 2 版. 北京：人民卫生出版社，2013.
[15] 陈锐. 卫生计生综合监督执法技术指南 [M]. 北京：中国协和医科大学出版社，2016.
[16] 刘子民. 社区卫生服务规范管理 [M]. 北京：人民卫生出版社，2009.
[17] 赵春惠. 社区预防保健人员实用手册 [M]. 北京：中国协和医科大学出版社，2009.
[18] 李志新. 社区卫生服务管理与实践 [M]. 北京：人民军医出版社，2009.
[19] 崔学光. 卫生服务管理培训指导手册 [M]. 北京：中国协和医科大学出版社，2010.
[20] 夏宪照. 使用预防接种手册 [M]. 北京：人民卫生出版社，2010.
[21] 杨秉辉. 全科医学概论 [M]. 北京：人民卫生出版社，2004.
[22] 吴争鸣. 国家基本公共卫生服务知识与技能 [M]. 北京：军事医学科学出版社，2012.
[23] 黎海芪. 儿童保健学 [M]. 北京：人民卫生出版社，2009.
[24] 王镭. 生活方式疾病防治 [M]. 北京：北京大学出版社，2004.
[25] 中国医学会精神科分会编. CCMD－3 中国精神障碍分类与诊断标准 [M]. 3 版，济南：山东科学技术出版社，2001.
[26] 余振球. 社区高血压防治 [M]. 北京：科学出版社，2010.
[27] 顾美皎. 妇女保健学 [M]. 北京：科学出版社. 2004.
[28] 刘尊永. 糖尿病综合防治指南 [M]. 北京：人民卫生出版社，2004.
[29] 李惠玲. 生命周期管理 [M]. 上海：上海科学技术出版社，2016.